Afecciones del cuerpo, dolencias del alma.
Medicina y religión en la Antigüedad

EDITORIAL
UNIVERSIDAD DE SEVILLA

Calidad en Edición Académica
Academic Publishing Quality
COLECCIONES

Avalado por ANECA FECYT
Promovido por une

Colección SPAL Monografías Arqueología

Eduardo Ferrer Albelda
Pablo Andrés Guija Rodríguez
(coordinadores)

Afecciones del cuerpo, dolencias del alma. Medicina y religión en la Antigüedad

SPAL MONOGRAFÍAS ARQUEOLOGÍA
N.º LIX

EDITORIAL UNIVERSIDAD DE SEVILLA

Sevilla 2025

Colección: Spal Monografías Arqueología
Núm.: LIX

Edición financiada por la Pastoral Universitaria
Archidiócesis de Sevilla.

Motivo de cubierta: Bajorrelieve de Gula y su perro en un kudurru de época de Nabucodonosor I (1124-1103 a. C.).

Impreso en España-Printed in Spain
Impreso en papel ecológico

ISBN: 978-84-472-2663-4
Depósito Legal: SE 1155-2025

Maquetación: Intergraf
Impresión: Podiprint

ÍNDICE

Presentación

Afecciones del cuerpo, dolencias del alma. Medicina y religión en la Antigüedad es, como otros títulos de la colección Spal Monografías Arqueología, un compendio de aportaciones con tres ingredientes básicos: la historia de las religiones como eje temático y metodológico, la Antigüedad como marco temporal y un tema genérico como hilo conductor, en este caso la enfermedad y los remedios que determinadas religiones ofertaron para la curación, reparación o consuelo de los males físicos y espirituales. La libertad de análisis en el tema propuesto ha permitido a cada autor enfocar sus aportaciones de la manera que hayan considerado más idónea, bien hacia aspectos particulares en una religión concreta, como en los casos de Egipto, Ugarit o Roma, o, en otras contribuciones, integrados en una perspectiva general, como los capítulos dedicados a Mesopotamia, al culto a Asclepio, a las curaciones de Jesús de Nazaret o a la salud física y espiritual en el cristianismo antiguo.

Se trata de la decimoquinta contribución en esta exitosa línea de la colección de la Editorial Universidad de Sevilla, después de *Ex Oriente Lux. Las religiones orientales antiguas en la Península Ibérica* (2002), *Entre Dios y los hombres. El sacerdocio en la Antigüedad* (2006), *De dioses y bestias. Animales y religión en el mundo antiguo* (2008), *Salvación, Infierno, Olvido. Escatología en el mundo antiguo* (2009), *La religión del mar. Dioses y ritos de navegación en el Mediterráneo Antiguo* (2012), *Hijas de Eva. Mujeres y religión en la Antigüedad* (2015), *El alimento de los dioses. Sacrificio y consumo de alimentos en las religiones antiguas* (2016), *Los dioses y el problema del mal en el Mundo Antiguo* (2016), *Profecías y adivinación en las religiones de la Antigüedad* (2017), *Los negocios de Plutón. Economía de los santuarios y templos en la Antigüedad* (2018), *Compitiendo para los dioses. Rituales agonísticos en el mundo antiguo* (2022), Sacra Artificialia. *Liturgia y parafernalia en las religiones antiguas* (2022), *«Y líbranos del mal, amén». La protección contra el mal en la historia* (2023), y *Apoteosis, de lo humano a lo divino. La figura del héroe* (2023).

El interés del libro, y de esta línea editorial en general, reside (o esa es nuestra intención como director de la colección y coordinador de algunos números) en que el lector pueda encontrar entre las páginas de estas monografías estudios generales o concretos realizados por reconocidos especialistas en la materia, así como síntesis de las temáticas propuestas, con una bibliografía completa y actualizada y, por tanto, de gran utilidad para los investigadores, estudiantes universitarios y el público en general interesado en historia de las religiones.

En este caso la monografía se estructura en siete capítulos centrados en un problema que sigue siendo tan actual como en la Antigüedad, no tanto la preocupación sobre el origen de las enfermedades, que de eso se ocupa hoy la Medicina moderna, muy avanzada en los métodos de detección, diagnóstico y tratamientos quirúrgicos, terapéuticos y farmacológicos, como en las curaciones inexplicables o, si queremos, milagrosas. Los santuarios de Lourdes y de Fátima, por poner dos ejemplos cercanos del culto cristiano, son lugares de peregrinación de enfermos y familiares que esperan la sanación o la mejoría de las enfermedades a través la intercesión de la Virgen María, como en la Antigüedad se buscaba el favor de Asclepio o de Gula para recuperar la salud perdida. Así mismo, muchos males «espirituales» que se consideraban fruto de los pecados o de infracciones de los enfermos, de sus familiares o de sus antepasados, o de la poca atención a los difuntos y la consecuente venganza de los muertos contra los vivos, en la actualidad tienen una explicación científica, y pueden ser tratados convenientemente desde disciplinas como la Psicología y Psiquiatría. Sin embargo, y a pesar de la racionalización de estos trastornos como enfermedades mentales o del comportamiento y de la erradicación de muchas supersticiones, siguen existiendo exorcistas cuya misión es la de expulsar al demonio que presuntamente ha poseído a una persona. En los hospitales, centros de tratamiento y curación que en la actualidad sustituyen a los antiguos santuarios de Asclepio y Esculapio, siguen existiendo capillas o espacios dedicados al culto, y en las habitaciones, en nuestro entorno cultural, los crucifijos y estampitas de santos, Vírgenes y Cristos, pueblan la cabecera de las camas. Los persistentes y reiterados intentos de secularización y prohibición de estas arraigadas costumbres en los hospitales públicos han colisionado con la resistencia de los enfermos y las creencias de muchos de los pacientes que, en los momentos de dolor, de incertidumbre o de cercanía a la muerte, prefieren abrazar el misterio, sin que haya contradicción en la aceptación de la enfermedad y la creencia en la posibilidad de una curación externa a la práctica médica. Por último, en muchos de los santuarios, iglesias y ermitas que pueblan nuestras latitudes, se siguen depositando exvotos por un favor concedido o como medio para solicitar la salud o la curación de los fieles, como ocurría en los santuarios ibéricos, griegos y romanos. En definitiva, en todos estos casos se solicita la intervención divina o la intercesión de aquellos que ya gozan de la vida eterna.

Los ejemplos analizados en la monografía son buena muestra de lo que comentamos. En Mesopotamia, Daniel Justel Vicente analiza la relación entre religión y medicina, y cómo esta última pretendía minimizar los efectos de la enfermedad, adquirida por causas naturales (picaduras de reptiles e insectos, clima adverso) o sobrenaturales (castigo de los dioses). La medicina mesopotámica recurrió casi siempre a remedios fitoterapeúticos, es decir, basados en plantas medicinales mezcladas con otras pócimas que se ingerían o se aplicaban sobre la piel. Entre los agentes «médicos» que la aplicaban se encontraban los *asû*, capacitados igualmente para hace conjuros como para aplicar los tratamientos terapéuticos convencionales, y los *āsipû*, encargados de tratar enfermedades de carácter «sobrenatural», en ocasiones ayudados por los adivinos (*bārû*). En este contexto, destaca la diosa Gula, que concentra la mayoría de los epítetos relacionados con la salud, como «la gran médica» o «la que cuida la vida». Su origen data de mediados del III milenio a. C., y desde esa época y hasta el I milenio a. C., acompañada siempre por un perro, tuvo un papel específico en la salud femenina, en los embarazos, partos, neonatos, o en la fertilidad, y podía contrarrestar, al ser invocada, los poderes maléficos de Lamaštu.

Un caso singular del Egipto faraónico es estudiado por José Miguel Serrano Delgado. Se trata de una historia de sanación descrita en la llamada «estela de Bentresh», descubierta a principios del siglo XIX en Tebas, en el llamado Templo C. En ella se narra cómo la enfermedad de la princesa Bentresh, hija del rey de Bakhtan, un país asiático desconocido, obligó a recurrir a Ramsés II a través de un emisario para que le enviase un «experto» u «hombre sabio». La enfermedad que aquejaba a la princesa la provocaba un enemigo contra el que no se podía luchar, es decir, era acosada por un espíritu de origen no aclarado. La mediación del hombre sabio y la intervención del dios Khonsu, hijo de Amón y de Mut, enviado a Bakhtan en forma de estatua, obró el milagro y la princesa fue sanada. Sin embargo, la estatua del dios tebano fue retenida por el rey de Bakhtan dados sus poderes mágicos, pero el dios se manifestó en sueños al soberano asiático y finalmente viajó con el emisario a Tebas, donde se reintegraría a su santuario.

El tercer capítulo es obra de Juan Antonio Belmonte Marín y se titula «Conjuros, prescripciones médicas y hierbas medicinales en el reino de Ugarit». Se trata de una síntesis de la documentación textual cuneiforme sobre experiencias médicas y de sanación procedente de los archivos de esta ciudad-estado del Bronce Final, localizada en la actual Siria. Relatos como la epopeya del rey *Kirta*, la ebriedad del dios *Ỉlu*, conjuros contra picaduras de serpientes y escorpiones o determinadas prescripciones médicas permiten conocer aspectos como síntomas de enfermedades, causas de estas y remedios, que se centran sobre todo en la farmacopea, en el conocimiento de las plantas y sus cualidades médicas.

Adolfo J. Domínguez Monedero se centra en Asclepio como figura divina representativa de la relación entre medicina y religión en el mundo griego. Realiza un estudio completo sobre los orígenes del culto, sobre los relatos míticos de su lugar de nacimiento, que lo vinculan a Tesalia o al Peloponeso (Epidauro, donde tuvo uno de sus santuarios más célebres), o sobre su genealogía, pues sería hijo de Apolo y de una mortal, Arsione o Corónide. Los Asclepíadas, los hijos del dios, requieren una mención especial como encargados de practicar las artes curativas enseñadas por el dios y transmitidas por sus sucesores, que adquirieron una importancia notable en Grecia. El autor no deja atrás la compleja relación entre la medicina «racional», representada por la figura de Hipócrates, y el culto a Asclepio, en la que no solía haber interferencias, sino que se constituyeron en líneas paralelas, sin aparente hostilidad entre ellas, que perseguían la curación del paciente o el fiel. Finalmente, se hace una útil y completa relación de los principales santuarios de Asclepio: Epidauro, Pérgamo, Cos, Lebena, Corinto, El Pireo y Atenas.

«La farmacia de *Bona Dea*: Medicina femenina y sabiduría ancestral en el corazón de la Roma imperial» es el capítulo firmado por Mercedes Oria Segura dedicado a la relación entre medicina y religión en Roma, centrado en la figura poco conocida de *Bona Dea*, la Buena Diosa. Se trata de una divinidad de nombre y origen discutido pero vinculada a la naturaleza agreste y de carácter oracular, con un culto protagonizado por mujeres romanas, con sacerdotisas encargadas de gestionar su devoción. Su principal atribución era el poder curativo que provenía de los medicamentos preparados en las cocinas de sus templos, el principal de los cuales se ubicaba al pie del Aventino, en Roma, del que apenas quedan huellas arqueológicas. Otros templos, concretamente dos, se hallaban en Ostia, y permiten hacernos una idea de las instalaciones con las que contaban estos modestos santuarios, entre ellas la cocina, un lugar especialmente importante porque allí se cocinaban las recetas ancestrales para la sanación de los fieles.

Ianire Angulo Ordorika aporta un estudio sobre las curaciones de Jesús de Nazaret, con un análisis previo del tema de la salud y la enfermedad en el contexto del judaísmo antiguo. Las peculiaridades de la cultura hebrea, como la prohibición de diseccionar cadáveres humanos y de animales, que provocaba la impureza, o que la enfermedad se entendiese como una ruptura de la alianza con Dios, interpretando la salud como una consecuencia positiva del proyecto divino, se manifestaron lógicamente en las prácticas de sanación realizadas por mediación de médicos populares, exorcistas o personajes religiosos, aunque existía entre los hebreos la prohibición expresa de las artes mágicas. En este contexto, la figura de Jesús de Nazaret es estudiada como sanador, si bien no hallamos en los relatos evangélicos el uso de técnicas médicas, ni de fórmulas mágicas, ni conjuros ni pócimas, sino el contacto físico, la imposición de manos, o, más habitualmente, el uso exclusivo de la palabra, lo que le confería una autoridad inusitada. También se destaca la figura de Jesús como exorcista, cuya acción curativa siempre viene precedida del uso de la palabra, lo que muestra, una vez más, la autoridad del nazareno.

Finalmente, Francisco Juan Martínez Rojas realiza un estudio sobre salud y enfermedad en el cristianismo antiguo a través de una exhaustiva revisión bibliográfica, porque es un tema con una larga tradición tanto en la Antigüedad cristiana (los apologetas y Padres de la Iglesia) como entre los historiadores y teólogos de los siglos XIX y XX. Como en los estudios anteriores, se hace una reflexión sobre la relación entre la medicina racional, la mágica y la que proviene de la acción sobrenatural, contrastando la figura de Asclepio, dios sanador de la cultura griega, con Cristo. Los apologetas, como Justino, Teófilo, Tertuliano o Ireneo exaltan la figura de Cristo como sanador del cuerpo y salvador del alma, utilizando en ocasiones la figura del médico como metáfora de la obra del Salvador, como hace Orígenes. Un papel especial tuvo Agustín de Hipona en esta visión de la enfermedad como alegoría del pecado y de Cristo como médico, a través de su propia experiencia.

En definitiva, el lector interesado en los temas de historia de las religiones y de medicina antigua puede encontrar en estas líneas planteamientos, casos de estudio, distintas perspectivas de análisis y bibliografía, que permiten, si no satisfacer plenamente las expectativas de conocimiento sobre medicina y religión en la Antigüedad, pues esta tarea necesitaría una biblioteca en sí misma, sí, al menos, una guía útil para iniciarse en estos temas mediante unos estudios realizados por especialistas que han sabido sintetizar en sus aportaciones estos complejos aspectos de las culturas antiguas.

Junio de 2024
Eduardo FERRER ALBELDA

Gula, diosa de la curación, en el contexto mágico-religioso de la antigua Mesopotamia

Daniel Justel Vicente
Universidad de Alcalá

1. INTRODUCCIÓN

En la historiografía asiriológica, la medicina de la antigua Mesopotamia ha sido una cuestión que ha suscitado muchos y variados debates, generando asimismo contradicciones. Para algunos autores, la disciplina médica habría tenido en origen un marcado cariz científico, que luego devendría en superstición. Otros piensan lo contrario: en el 3.er milenio a. C. se caracterizaría por elementos rudimentarios, folclóricos y, posterior y paulatinamente, la medicina se habría elevado a la categoría de ciencia. Lo que es claro y admitido por todos es que las actividades curativas de la Mesopotamia antigua no se pueden entender sin un componente abiertamente religioso, incluso mágico[1].

El objetivo de este estudio es realizar una introducción a la medicina mesopotámica, a sus principales características, los agentes –y los pacientes– y su relación con el ámbito trascendental, divino, ejemplificado en la figura de Gula, la diosa de la curación. La estructura del trabajo irá por tanto de lo general a lo particular. Primeramente se abordarán las generalidades de la disciplina, y ello servirá de contexto para inscribir las funciones de esta «patrona de los médicos».

Con respecto a las fuentes, estas se corresponden con documentación cuneiforme, redactada principalmente en lenguas sumeria y acadia, y provenientes de la región mesopotámica, actual Iraq. Si la amplitud geográfica es extensa, también lo será el rango cronológico, puesto que nos moveremos entre el 3.er y el 1.er milenio a. C. Cuando sea estrictamente necesario, nos referiremos a la datación de los textos, si bien el hilo conductor de la contribución no presentará análisis documentales minuciosos[2].

---

1. Al respecto véase Biggs (1995: 1911).
2. Para otros estudios que sí ahondan en el corpus documental de la medicina mesopotámica antigua, véanse Finkel (2000; 2005), Geller (2010), Heessel (2000), Labat (1951) o Scurlock (2006).

2. MEDICINA Y RELIGIÓN EN MESOPOTAMIA

La teología mesopotámica muestra de forma didáctica el modo de vivir, organizarse y dar explicación al lugar que ocupan los hombres en el mundo[3]. A partir de literatura en prosa y verso, especialmente sumeria y acadia, sabemos que los dioses de Mesopotamia crearon el universo para su propio beneficio, y a hombres y mujeres para que estos sirvieran a los primeros[4]. Dichas construcciones explican la organización política de cada época, adaptándose los textos a la idiosincrasia de los pueblos: en Sumer encontramos un sistema politeísta, en el que hay varios dioses preponderantes, mientras que los semitas acadios son más bien henoteístas, puesto que otorgan la primacía a un dios principal: Marduk. Por tanto, la religión mesopotámica se irá acomodando a las circunstancias históricas de cada momento, pero aún así podemos considerarla con justicia como «tradicional», aunque de ninguna manera «estática».

Se tratará más adelante, y de forma breve, el panteón mesopotámico (§3), profundizando en la figura de la diosa Gula (§4). Habida cuenta de que esta deidad es la garante de la curación, es necesario abordar primeramente la relación entre los conceptos de «religión» y de «medicina» a partir de los textos cuneiformes. Se debe partir de la evidente premisa de que las creencias de los antiguos mesopotámicos son en ocasiones difíciles de entender dentro de la visión occidental moderna. Nuestra estructura de pensamiento –también religioso– tiende a plantear categorías de opuestos: el bien o el mal, monoteísmo o politeísmo, dios o demonio, religión o magia, fe o superstición, ciencia médica o curanderismo, etc.[5]. La idea que se desprende de los textos y de la iconografía del Próximo Oriente antiguo es distinta, es manifiestamente menos rígida. Para estas culturas no habrá una distinción tan clara entre los conceptos mencionados. Así, el mismo sacerdote babilónico podía llevar a cabo actividades tan diversas –y diferentes a nuestros ojos– como ser el encargado de los ritos de un templo, actuar como médico, copiar un himno acadio en honor del dios Marduk o recitar un conjuro para calmar el llanto de un bebé. Para ese sacerdote todas estas labores entrarían en la esfera de la «religión». En nuestra mirada moderna compartimentaremos ese conocimiento en categorías como magia, ciencia, literatura, medicina y religión. Se tratarán a continuación estos dos últimos campos, aún teniendo presente que los demás conceptos estarían igualmente integrados en el mismo ámbito.

Hay que destacar primeramente que la medicina de la Mesopotamia antigua está basada en la fitoterapia[6]. A las plantas medicinales se le podrían añadir otros productos, como minerales o animales, para ser finalmente la mezcla ingerida, introducida en el cuerpo o aplicada a nivel cutáneo.

---

3. Nótese que el concepto «teología» no está atestiguado en la documentación cuneiforme, y debe ser considerado por tanto como una abstracción moderna. Al respecto *cf.* Wiggermann (1995: 1857).

4. Véanse tres ejemplos paradigmáticos en este sentido en los poemas del *Enūma Eliš*, *Enki y Ninmah* o el *Atrahasis*.

5. Sobre estas cuestiones véase Farber (1995: 1895).

6. Esto es, el empleo de hierbas medicinales para curar o aliviar síntomas o enfermedades.

2.1. Fuentes

Las fuentes cuneiformes disponibles para estudiar la medicina y religión son diversas en géneros literarios, y también cuantitativamente numerosas. No existieron –o no han sobrevivido hasta nosotros– tratados de medicina como modernamente entendemos estos escritos. Por tanto, no contamos con largos tratados con el doble enfoque: por síntomas (que permiten establecer con rapidez el diagnóstico y el tratamiento) y por especialidad. Estos textos, no solo actuales sino también con una larga tradición médica, son –y eran– regularmente actualizados. El caso de la medicina mesopotámica es diferente. En primer lugar, podemos rastrear estos aspectos a partir de documentos literarios, de cartas o especialmente de textos médicos, que nos hablan directamente sobre medicina.

Por otra parte, y aceptando la innegable tradición oral que subyacería en los conocimientos médicos, también se puede afirmar una continuidad escrita en las creencias y tratamientos de las enfermedades. Las fórmulas y expresiones establecidas acaban por cristalizarse en el amplio rango temporal y geográfico en que nos movemos. Los textos médicos más antiguos, redactados en lengua sumeria, deben situarse en la Tercera Dinastía de Ur (siglo XXI a. C.). Otras fuentes provienen del ámbito anatolio hitita[7]. Estos textos, numerosos, se datarían en la Edad del Bronce Reciente, en torno a los siglos XIV y XIII a. C. Sin embargo, la mayor parte de este tipo de documentos, contando con que hay otros diseminados en otros archivos y épocas, se inserta en el período neoasirio, entre los siglos VIII y VII a. C. Hay que destacar en este sentido dos archivos: el de Aššur y, sobre todo, el de Nínive[8]. Como se apuntaba anteriormente, todos estos textos, repetitivos en forma y fondo[9], se presentan como poco dinámicos. Aún así, es más que probable que los documentos escritos no reflejaran cambios en destrezas e innovaciones, resultados también de la evidente heterogeneidad étnica de Mesopotamia.

El hombre mesopotámico pretendía, evidentemente, tener una buena salud. Con el objetivo lógico de disfrutar de una salud óptima, el ideal de una excelente condición física en Mesopotamia se relacionaba directamente con una adecuada relación no solo con las demás personas, sino especialmente con las divinidades. Una vida plena para un mesopotámico implicaría no sufrir graves enfermedades, tener descendencia y que esos hijos se encargaran de las exequias de los progenitores, algo fundamental para las gentes próximo-orientales antiguas. Paradigmático, en este sentido, es un texto atribuido a Adad Adagupi, madre del rey babilónico Nabonido (siglo VI a. C.). Es bien conocido que Nabonido sentía una especial inclinación por Sin, dios lunar. Su madre era sacerdotisa principal de esta divinidad, con sede en el templo de Harrán. El texto en cuestión dice así:

> Sin me concedió muchos días y años de felicidad, y me mantuvo viva durante 104 felices años. Mi vista fue magnífica hasta el final, mi oído funcionó perfectamente, mis manos y pies en buen estado, mis palabras bien escogidas, tanto la comida como la bebida me sentaban bien. Mi salud fue óptima, y mi mente excelente. Pude ver a mis tataranietos, hasta una cuarta generación, con buena salud, y así llegué a la ancianidad (adaptado de Pritchard 1969: 561).

---

7. Concretamente, del archivo de su capital, Ḫattusa.
8. Específicamente, el archivo procedente de la gran Biblioteca de Aššurbanipal.
9. Es decir, en expresiones y relación «síntoma con tratamiento».

A partir de este fragmento, es manifiesto que la devoción y el fervor religioso de Adad Adagupi, la madre del rey, hacia el dios Sin se contempla como fundamento y razón de su buena salud y longevidad. Ahora bien, y aún pudiendo dar por ciertos los datos de edad que se aportan, no toda la gente podía presumir de tener tamaño favor de los dioses y haber vivido tanto tiempo. Así, el modelo de bienestar podía considerarse como tal: un ideal, y la realidad se tornaba diferente cuando una inesperada enfermedad asomaba en el cuerpo. ¿Cómo percibían los mesopotámicos el origen de su enfermedad? ¿Qué causaba dicha enfermedad?

2.2. Causas de la enfermedad

Los textos cuneiformes medicinales nos informan sobre los síntomas de los enfermos, pero situando la perspectiva desde las personas que los rodean. Así, y sin dejar de tener en consideración lo que el propio enfermo manifiesta acerca de sus dolencias, eran los sanos los que valoraban si percibían algo extraño: un comportamiento inhabitual, pérdida de la memoria, etc.

De lo que estamos seguros es de que los mesopotámicos identificaban una dolencia como algo de origen externo[10]. Alguien enfermaba cuando era objeto de atención por parte de un animal (mordeduras o picaduras), se exponía a condiciones climatológicas adversas, ingería algún alimento o bebida en mal estado o simplemente estaba en contacto con alguien enfermo. A estos razonamientos físicos, o pseudocientíficos, se debe añadir el motivo religioso: el trastorno era considerado un castigo de los dioses por las ofensas cometidas por parte del enfermo. Sirva como ejemplo en este sentido una carta de Mari (siglo XVIII a. C.), en la que un oficial le escribe al rey acerca de la misma hija del monarca, quien podría estar intrigando u organizando un complot contra su padre:

> Acerca de Šimatum, que ha calumniado a mi señor y acerca de quien mi señor se ha quejado a dios. El dios de mi señor la atrapó y dañó los dedos. Además, (Šimatum) sigue teniendo ataques epilépticos (adaptado de Biggs 1995: 1913).

Las posibilidades de cometer algo que pudiera ofender a los dioses, y que resultara en un problema o enfermedad, eran realmente altas. De esta manera lo percibían y experimentaban los mesopotámicos. No es de extrañar, pues, el alto número de oraciones y súplicas atestiguadas, con el objetivo último de impedir un castigo: «Mis ofensas son numerosas, he sido transgresor en todo»; o «A sabiendas, y sin saberlo, he actuado mal». En otros casos la enfermedad o un determinado problema se achacaba a la brujería, demonios o incluso a los familiares ya fallecidos. Estos, especialmente los que no habían sido sepultados conforme a la tradición[11], se podían presentar como fantasmas. Contamos con textos de diagnósticos en los que la expresión literal «la mano del fantasma» se explicita como la causa de la enfermedad del paciente (Biggs 1995: 1913, 1921).

---

10. *Cf.* Biggs (1995: 1912).
11. Por ejemplo, por haber muerto en determinadas circunstancias especiales, como ahogados o en batalla.

2.3. El tratamiento

Una vez identificada la causa de la dolencia en cuestión, había que acudir a las personas encargadas del tratamiento necesario. Conocemos esta información gracias a los textos médicos terapéuticos, que incluyen prescripciones para el tratamiento[12]. Estos documentos terapéuticos poseen una estructura similar, describen el dolor de los aquejados y aportan las directrices que hay que seguir para curarlo: tipo de ingredientes para preparar la medicina, sus cantidades, número de días y el momento en que se debe administrar, etc. Un ejemplo procedente de Uruk, de mediados del 1.er milenio a. C., dice así:

> Si la lengua de un hombre está hinchada y le llena la boca, debes secar hojas de tamarisco, hojas de planta *adāru*, hojas de labrusca y hojas de cinoglosa. Todo ello lo debes cortar, tamizar y después lo mezclas con jugo de planta *kasû*. Tras esto debes aplicar mantequilla en la punta de su lengua, poner el medicamento en su lengua, y se recobrará (adaptado de Biggs 1995: 1914).

Además de acerca de la dolencia o la recomendada prescripción, este tipo de textos nos informan sobre otras cuestiones, como los recipientes en los que se deberían mezclar los ingredientes. En todo caso, los tratamientos médicos de la antigua Mesopotamia atestiguados se destinaban, evidentemente, a paliar síntomas o curar diversas enfermedades[13]. Entre ellas destacan cuantitativamente a nivel documental los problemas oculares. Especialmente recurrentes son las referencias a la ceguera nocturna, una de las manifestaciones de la xeroftalmia[14]. También somos informados sobre enfermedades en los oídos, tanto por dolor[15] como por la misma pérdida de audición. Uno de los remedios más generalizados será el de aplicar zumo de granada, probablemente por su probada función astringente.

Los documentos terapéuticos y mágicos apenas nos hablan sobre las dolencias relacionadas con los dientes, pero los «médicos» (*cf.* §2.4) probablemente practicaran con destreza la extracción de dientes y muelas. En un ambiente en que era normal que la conservación de comida y bebida no fuera la idónea, asimismo frecuente serían los problemas gastrointestinales, y conocemos bien sus repercusiones físicas. Sin embargo, para estas dolencias no podemos asegurar documentalmente el tipo de tratamientos que se llevarían a cabo. Otro tipo de problemas atestiguados por las fuentes cuneiformes son los urinarios (cálculos renales o incontinencia) o cutáneos, para los cuales se recomendaba un tratamiento con aceites vegetales o grasas de animales.

La casuística del inicio de las enfermedades y los tratamientos recomendados eran, pues, muy amplios. Dentro de las causas, generalmente interpretadas como externas, se contemplaba también la posibilidad de los contagios entre personas. Estas situaciones,

---

12. Otro tipo de textos son los diagnósticos, que simplemente dictaminan la afección identificada.

13. Para las dolencias referidas y sus correspondientes tratamientos seguimos el orden propuesto en Biggs (1995: 1915-1918).

14. Enfermedad ocular caracterizada por la sequedad persistente de la conjuntiva y la opacidad de la córnea. Esta enfermedad se puede explicar por la falta de alimentos, o por falta de costumbre de ingerirlos, del retinol o vitamina A (frutas y verduras).

15. Causado quizás por una otitis o similar.

tan manidas en los últimos años, también recibían atención por parte de los mesopotámicos. Sirva como ejemplo el siguiente texto:

> He tenido conocimiento de que la mujer Nanna ha enfermado de *simmum*, pero aún así ha estado en contacto con las sirvientas de palacio, infectando a muchas mujeres a su alrededor. Da órdenes estrictas de que nadie beba de la copa de la que ella bebe, que nadie se siente en la silla donde ella se sienta, y que nadie duerma en la cama en la que ella duerme. De este modo no contagiará a ninguna mujer más de las que se encuentran a su alrededor. ¡Esta enfermedad *simmum* se contagia fácilmente! (adaptado de Biggs 1995: 1922).

Conocemos estas y otras cuestiones gracias a los documentos escritos conservados, pero es evidente que las informaciones sobre tratamientos y diagnósticos circularían especialmente de forma oral. En todo caso, cabe plantearse la pregunta de a quién acudía una persona cuando padecía algo similar a lo referido. Hay varias respuestas posibles que en realidad no son excluyentes. En primer lugar, y teniendo en cuenta la naturaleza popular de remedios a dolencias y enfermedades, un paciente se podía «automedicar» con los métodos tradicionales y medicamentos fácilmente adquiribles. Por otro lado, y quizás como primera expresión frente a la enfermedad, se dirigía a los dioses, implorando una pronta curación. Entre estas deidades, como veremos, destaca la diosa Gula. Por último, el enfermo podía optar por acudir a un profesional, el «médico», que velaba por la salud de los antiguos mesopotámicos.

1.4. «Médicos» en Mesopotamia

Afirmábamos que en el mundo próximo-oriental antiguo no hay una frontera nítida de separación entre nuestros términos «magia», «medicina» o «religión». Por tanto, no sorprende que tampoco haya una distinción entre las prácticas sanadoras basadas en la «ciencia racional» y aquellas fundamentadas en técnicas «mágico-religiosas». Encontramos dos profesiones especializadas que tenían como uno de sus cometidos principales mirar por la salud de la población: el «médico» (acadio *asû*) y el «mago» (acadio *āšipu*). La distinción entre las dos figuras podría haber sido más teórica que real, pero conviene diferenciar sus funciones (cuando realmente eso sea posible)[16].

2.4.1. Asû

En cuanto al primero, el *asû*, «el médico»[17], la documentación nos da la imagen de una persona que lleva a cabo actividades prácticas: es el encargado de colocar huesos rotos, de curar heridas, tratar enfermedades con plantas medicinales, etc. El *asû* emplearía probablemente utensilios como el bisturí, aunque no tenemos constancia de ello. Paralelamente, y ello sí está atestiguado, lanzaría conjuros para mejorar el tratamiento. Aún así,

16. Sobre estas cuestiones véanse Michel y Ritter (2001); Geller (2007).
17. En menos ocasiones los textos hablan también de «médicas».

numerosos textos médicos en los que interviene un *asû* se centran no tanto en cuestiones mágicas como en descripción de síntomas e instrucciones para administrar la medicina (especialmente hierbas medicinales)[18].

Poco conocemos sobre el período de aprendizaje de los *asû*, o sobre cómo este colectivo se organizaba. Si bien contamos con determinado tipo de documentos (por ejemplo, contratos de adopción) en los que se estipula la formación de un joven o adulto, apenas conocemos cómo sería este proceso para los *asû*. En todo caso, se puede intuir que el aprendizaje requeriría no solo estudio teórico, sino también un gran componente práctico. Un reputado *asû* podría presentarse como procedente de Isin. Esta ciudad de la Baja Mesopotamia era el centro de culto de la diosa Gula, y probablemente sería también un foco de saber en el arte de la curación. La organización profesional de los *asû* o las cuestiones legales en torno a ellos tampoco se conocen con precisión. No hay hospitales atestiguados con total seguridad, y no sabemos si un *asû* cuyo paciente muriera o sufriera un daño irreversible tras una intervención, recibiría la misma pena que otra persona. Así, y en tanto en cuanto el *asû* sería sin lugar a dudas una personalidad respetada y valorada, todo apunta a que no se le aplicaría la pena capital en estos casos[19].

Poseemos un ejemplo significativo mesobabilónico, el *asû* babilonio Rabâ-ša-Marduk, un reputado médico que desarrolló su labor en la corte de los monarcas casitas Nazi-Maruttaš (1281-1264 a. C.) y Kadašman-Enlil II (1263-1255 a. C.). Este último le envió a la corte del rey hitita hacia el 1250 a. C.[20], donde consiguió pronto el reconocimiento del monarca anatolio. Rabâ-ša-Marduk murió poco después de llegar a Ḫattuša, la capital hitita, cuando contaba con al menos cincuenta años (si no más). En todo caso, y gracias a la documentación posterior, sabemos que Rabâ-ša-Marduk fue un *asû* fundador de una escuela médica cuyo saber se transmitiría hasta bien entrado el 1.er milenio a. C. y en todo el Próximo Oriente antiguo[21].

2.4.2. *Āšipu*

La contrapartida al *asû* (o, mejor dicho, «el complemento») era el *āšipu*, que en los diccionarios de referencia aparece traducido como «hechicero», «mago», «sacerdote encargado de conjuros» o incluso «exorcista»[22]. Ya estas traducciones nos dan una idea fidedigna del nivel en el que trabajarán los *āšipu*: tratarán las enfermedades que consideraban

18. En consecuencia, y sobre estas funciones, consideramos significativo que el término acadio *asû* sea un préstamo del sumerio A.ZU, literalmente «(aquel que) conoce las aguas». Esta nomenclatura indicaría, al menos en origen, el empleo de líquidos y brebajes destinados a curar enfermedades y dolencias. Sobre esta cuestión véase Biggs (1995: 1918-1919).

19. Lamentablemente, tampoco podemos profundizar en cuestiones de negligencia médica o similares.

20. Probablemente antes de 1255 a. C. La cronología, que debe ser puesta en duda a la luz del trabajo de Brinkman (2017), se basa en Heeßel (2009: 17). Al respecto véase Devecchi y Sibbing-Plantholt (2020: 306, n. 4).

21. No solo en el ámbito babilónico e hitita, sino también en Asiria, puesto que sus colecciones formaron parte de la biblioteca de Asurbanipal de Assur (siglo VI a. C.). Sobre el periplo de Rabâ-ša-Marduk véase especialmente Devecchi y Sibbing-Plantholt (2020).

22. *Cf. Chicago Assyrian Dictionnary* A/2, sub *āšipu*, pp. 431-435. Nótese que en el caso del *āšipu* solo se atestiguan varones.

de origen sobrenatural. Así pues, se adentrarán en cuestiones relacionadas con los fantasmas, brujería, demonios o la ira o contrariedad de los dioses.

No es de extrañar, por tanto, que el *āšipu* desempeñara funciones sagradas, y en muchas ocasiones su labor nada tendrá que ver con la curación, siendo más bien de carácter cultual. En lo que aquí nos ocupa, el mundo de la medicina, la competencia básica del *āšipu* será la de diagnosticar un padecimiento concreto. Se encargará, pues, de interpretar los síntomas y posteriormente e dar una explicación al origen de la perturbación. En este último punto el *āšipu* podía ser ayudado por otra persona, el «adivino» (*bārû*), quien hacía las veces de arúspice y examinaba las entrañas de un animal sacrificado para identificar la causa de la enfermedad.

La sola figura del *āšipu* podría ser objeto de un detallado estudio, pero no es nuestro cometido aquí. Baste señalar que tampoco conocemos su proceso de aprendizaje. Probablemente sabía leer y escribir, puesto que debía consultar gran cantidad de fuentes escritas. Además, en los colofones de algunos textos un *āšipu* aparece como escriba. En todo caso, bien es cierto que para este tipo de «magos» o «exorcistas» recitar de memoria los sortilegios habría sido más que suficiente. Para concluir sobre la cuestión de los profesionales de la medicina en la antigua Mesopotamia, el *asû* y el *āšipu*, hay que recordar que ninguno de ellos poseía un campo determinado o restringido de especialización. Podían trabajar «codo con codo», y mientras el *asû* actuaba de una manera con un paciente, el *āšipu* realizaba un ritual con plantas medicinales. Incluso tenemos constancia de un hombre que desempeñó las funciones tanto de *asû* como de *āšipu* en el siglo VII a. C., bajo el Imperio neoasirio[23]. El susodicho, de nombre Urad-Gula, aparece en un documento cuneiforme procedente de la corte neoasiria y datable en el año 681 a. C. como «sustituto del jefe *asû*». Diez años más tarde (671 a. C.) al tal Urad-Gula se le cataloga como un *āšipu*. Varios años después es despedido (no conocemos las circunstancias), y en otro texto de 650 a. C. se le vuelve a identificar con un *asû*[24].

Sea como fuere, la práctica de estos profesionales de la curación no sería en ningún caso completa ni integral si no se acudía explícitamente a la divinidad de la curación: la diosa Gula.

2. GULA DENTRO DEL PANTEÓN MESOPOTÁMICO

Como en muchos ámbitos prehistóricos e históricos, el panteón mesopotámico originalmente consistió en una serie de elementos de la naturaleza que se personificaron en deidades antropomorfas y que actuaban como patrones de las ciudades-estado sumerias. A partir del 3.er milenio a. C. se irá construyendo paulatinamente un discurso, generalmente cambiante, por el cual los diferentes dioses tenían relaciones, se agrupaban o pugnaban entre ellos. A finales de dicho milenio, ya con el componente semítico plenamente establecido en Mesopotamia, se produce una simbiosis entre los antiguos dioses sumerios y

---

23. En todo caso, se trata de un paralelo puntual, y probablemente no sería algo generalizado.

24. El antropónimo Urad-Gula significa literalmente «El siervo de Gula». Sobre este caso, véase Biggs (1995: 1920).

los acadios[25]. Cada uno de ellos, con sus peculiaridades, se encargará de ayudar o proteger determinadas actividades o a personas concretas.

Así, encontramos a Anum, el dios del cielo, quien preside la asamblea de los dioses; a Enlil, el «Señor del viento», el que originariamente separó cielo y tierra y organizó el mundo; a Enki, el «Señor de la tierra», el responsable de las artes, artesanías y ciencia. Importante asimismo es el mencionado Sîn, dios lunar, hijo de Enlil y responsable de la división del tiempo; Utu (el acadio Šamaš) es el dios solar y dios de la justicia; o Inanna (acadia Ištar), la diosa del amor y la guerra, y –cual Venus– es la estrella del alba y del crepúsculo. Otros dioses, aún secundarios, serán también importantes, y de una manera u otra condicionarán la vida de los antiguos mesopotámicos: Ningišzida, Ereškigal o Aššur. La diosa Gula se encuentra entre ellos, y su poder como «diosa de la curación» estará muy presente en la vida cotidiana de las gentes del Próximo Oriente antiguo.

3. GULA, DIOSA DE LA CURACIÓN[26]

3.1. Nombres y vínculos familiares

Gula, como una de las divinidades principales del panteón mesopotámico, ocupa un lugar en el Cielo, aunque obviamente podrá inmiscuirse en los asuntos de los mortales. Es la protectora de los doctos en medicina, en tanto en cuanto es diosa de la curación. Como se ha apuntado antes, la diosa Gula es la patrona de la ciudad de Isin, donde probablemente se formarían los más afamados médicos. Por ello, además de su denominación acadia (^{d}*Gu-la*) o sumeria (^{d}ME-ME), aparece nombrada en ocasiones como Ninisina, «La señora de Isin». La diosa es referida también mediante otros teónimos, como Nintinuga, Ninkarrak, Baba o Meme. Asimismo, y de manera muy frecuente, encontramos el epíteto *azugallatu*, literalmente «la gran médica», «la gran *asû*». Otras expresiones referidas a ella hablan de «la que resucita a los muertos», «la que da la vida» o «la que cuida la vida». En la mitología babilónica Gula es la esposa del –mal conocido– dios Pabilsag, y es la colega de una deidad menor, Abu, especialista en el ámbito de las plantas. Por último, será la madre de Damu, dios de la curación, y de Ninazu, divinidad masculina también asociada a la medicina.

3.2. Fuentes

El primer testimonio directo de Gula aparece en textos sumerios de Fara y Abu Salabikh, en torno al año 2500 a. C. A partir de ese momento se abre un período aproximado de medio milenio en que se va produciendo un paulatino fenómeno de sincretismo por el que varias divinidades se fusionan en una sola, Gula, ya con atributos y funciones

---

25. Probablemente los originales dioses acadios fueron menores en número que los sumerios. El sincretismo resultante hace que pronto las diferencias se diluyan.

26. Aunque de hace casi una década, el estudio de referencia sobre la diosa Gula sigue siendo el de Böck (2014). En él, la autora contextualiza magistralmente la figura de Gula en el devenir mágico-religioso de la antigua Mesopotamia, basándose en la documentación textual disponible. Buena parte de la información referida en el presente trabajo procede del volumen de Barbara Böck.

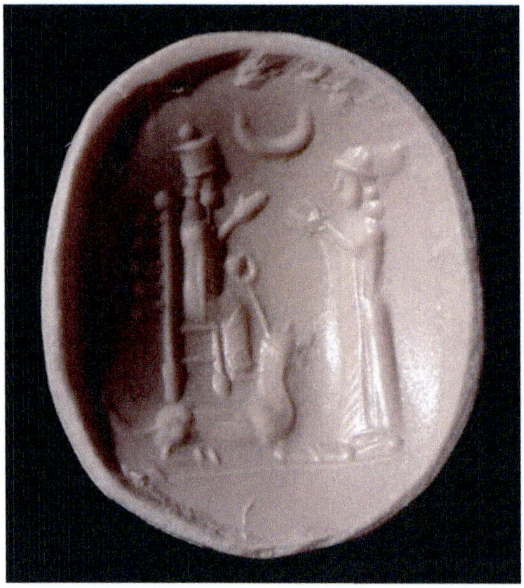

Figura 1. Impresión de un sello cónico de época neobabilónica, en el que una orante (derecha) implora a Gula (sentada, sujetando a su perro con una correa). © The Trustees of the British Museum

completamente definidas a principios del 2.º milenio a. C. Es la documentación de este milenio, y especialmente del 1.º a. C., la que más nos informa cuantitativa y cualitativamente sobre la diosa en cuestión. Lo más destacable en este sentido son las composiciones literarias, así como oraciones o lamentos, todos ellos dirigidos a Gula (fig. 1)[27].

3.3. La trascendencia cotidiana de Gula

Esta diosa tiene un impacto evidente en la vida diaria de las gentes del Próximo Oriente antiguo. En otras palabras: no es una divinidad contemplada como ausente, sino que se presenta como realmente atareada, dinámica y eficaz. Ahora bien, ¿cómo trabaja la diosa? ¿Cómo desarrolla sus labores curativas? Primeramente se debe poner de relieve la importancia de las manos en las tareas de Gula[28]. A la diosa se la denomina en ocasiones «La madre de mano calmante/tranquilizadora» (AMA.ŠU.ḪAL.BI), o «La fiel mano del cielo» (ŠU.ZI.AN.NA).

Un himno sumerio, catalogado como *Ninisina A*, aporta una idea auténtica y muy gráfica sobre las actividades de Gula. Dice así:

> (Gula) toma un trapo y limpia con él la herida con cuidado;
> ablanda el vendaje de la herida;
> hace confortable el yeso que luego se colocará.

---

27. Véase un buen análisis de las fuentes sobre la diosa Gula, además de su evolución, transformación y sincretismos, en Böck (2014: 9-14).

28. Ello no es de extrañar, habida cuenta del evidente valor de las manos en médicos, cirujanos, curanderos, etc.

Limpia la herida, eliminando sangre y supuración,
y sitúa su cálida mano en la grave herida.
Ninisina recitó el conjuro y el resultado fue satisfactorio.
Recitó el hechizo sobre el ghee,
lo vertió en su gran cuenco
y lo trajo junto con sus reconfortantes manos (adaptado de Böck 2014: 16)

Aparte de la referencia a las manos, hay otro motivo recurrente en los textos sobre Gula: la acción calmante de las vendas que aplica. En una oración del 1.er milenio a. C. dedicada a la diosa se habla de «la pura Ninisina, que cura con el dulce vendaje»[29]. El *Himno de Gula de Bulussa-rabi* presenta un pasaje que dice: «Mi suave vendaje calma a los enfermos»[30]. La Epopeya de Tukulti-Ninurta I, rey asirio del siglo XIII a. C., informa sobre la importancia de los vendajes para el *asû*, también en las campañas militares que el monarca desarrolló contra el rey casita Kaštiliasu IV.

Los textos cuneiformes disponibles señalan el empleo de varios instrumentos quirúrgicos por parte de Gula. Entre ellos destacan la lanceta, el bisturí y otros tipos de cuchillos. Las excavaciones de la ciudad de Babilonia han evidenciado también la existencia de este tipo de instrumentos, como bisturís de hueso o pequeñas sierras de bronce. Afortunadamente, contamos con representaciones artísticas que muestran a Gula. Habitualmente la diosa se muestra portando dos elementos: un bisturí y otro objeto. Para Wilfred Lambert y Dominique Collon, este último objeto sería una tablilla que contenía prescripciones médicas. Marten Stol, quizás desatendiendo las imágenes y centrándose exclusivamente en los textos, abogó por considerarla una lanceta para curar. Por último, Barbara Böck ha propuesto que se podría tratar más bien de una venda o incluso una torunda, algodón envuelto en gasa para detener hemorragias (ver fig. 2)[31].

Otros textos cuneiformes muestran a Gula señalando en primera persona las actividades curativas que desea llevar a cabo. Sirva como ejemplo un fragmento del *Himno de Gula de Bulussa-rabi*:

Soy una médica, y conozco cómo sanar;
tomo conmigo todas las plantas curativas y expulso la enfermedad.
Me ciño una bolsa que contiene encantamientos vivificantes.
Llevo un bisturí para curar,
doy medicamentos a la gente.
El vendaje puro alivia la piel,
la blanda cataplasma alivia la enfermedad.
Mi sola mirada revive al moribundo,
mis meras palabras hacen que los débiles se pongan de pie.
Soy misericordiosa, e incluso de lejos estoy escuchando.
Traigo de vuelta a los moribundos desde el Inframundo.
Estoy ceñida con una bolsa de cuero [...], un bisturí y un cuchillo.

---

29. Se trata de la Carta Oración de Nannamansum (*Textes Cuunéiformes du Louvre* 16, 60), editada en Böck (1993: 62-65). *Cf.* asimismo Böck (2014: 17, nota 57).

30. Como apunta Böck (2014: 17, «therefore it does not as a surprise that bandaging turned into the synonym of healing»).

31. Sobre la historiografía e interpretaciones sobre esta cuestión véase Böck (2014: 21).

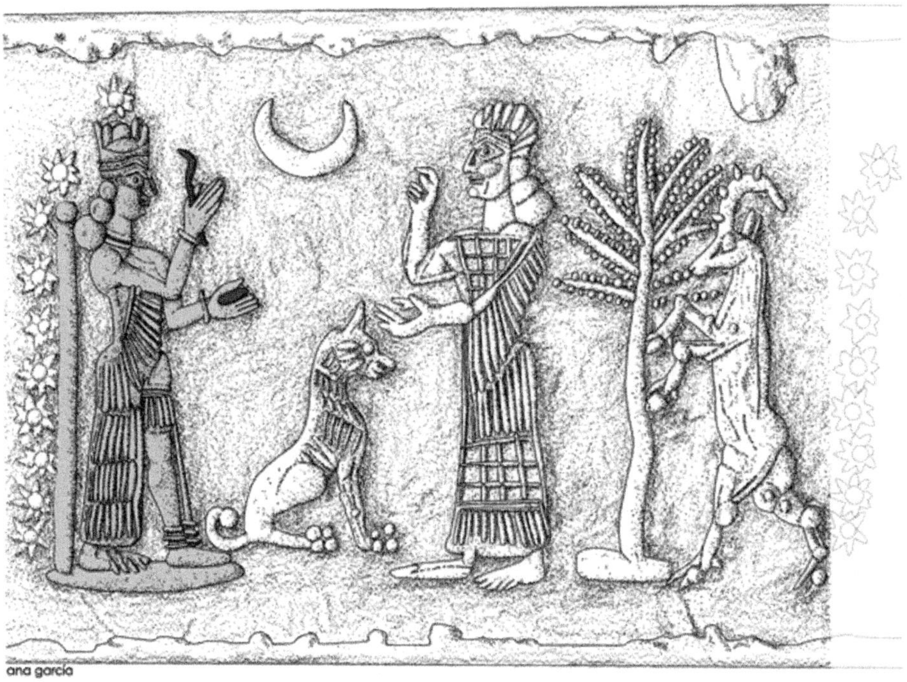

Figura 2. Cilindro sello BM WA 89846. Dibujo de Ana García, extraído de Böck (2014: 22)

Veo a los debilitados, examino a los enfermos, abro la piel dolorida.
Soy la Dama de la Vida,
soy la médica, la vidente y la exorcista (adaptado de Böck 2014: 2-3)

Otra característica básica de la diosa Gula es su estrecha relación con las mujeres embarazadas, quienes la invocan a la hora del alumbramiento. Además, y yendo más allá, a Gula se la asociará con el mismo concepto de «fertilidad». Un documento cuneiforme apunta que Gula, como diosa de la medicina, «es la partera de las madres del país, la gran médica de la humanidad»[32]. Por su parte, el *Himno Ninisina A* dice así:

Crear para miles de descendientes de mujeres jóvenes,
hacer prosperar como un alfarero, cortar el cordón umbilical, determinar los destinos [...];
dejar a un lado la placenta, levantar al bebé y ponerlo en el regazo,
dejarlo llorar con fuerza, mientras lo sostiene apuntando primero el vientre al suelo y luego volteando la cabeza boca abajo.
Así se desempeña el verdadero oficio de partera (adaptado de Böck 2014: 30)

Desde el 3.er hasta el 1.er milenio a. C. encontramos la idea recurrente de que Gula facilita la fertilidad. En un ritual del 1.er milenio a. C. proveniente de Uruk, cuya finalidad es

32. Texto ŠRT 6: 22. Al respecto, *cf.* Stol (2000: 97 y n. 213).

perseguir la fecundidad y asegurar un embarazo, la primera libación y el primer incienso deberían ser ofrecidos a Gula. Ahora bien, también se podría invocar a la diosa para todo lo contrario. Un *kudurru* mesobabilónico contiene un breve texto que reza: «Que Ninurta, rey de cielo y tierra, y Gula, la novia del templo Ešara, destruya su (de él) simiente»[33].

Por último, Gula también será la garante de que el bebé, tras el embarazo y el parto, no sucumbiera ante enfermedades infantiles. La «mano de Gula» se atestigua especialmente en los pasajes relacionados con recién nacidos, y muy especialmente cuando se habla de la enfermedad *bu'šānu*, cuya sintomatología (fiebre, dificultades respiratorias, inflamación de glándulas o dolor de garganta) es comparable a la de la difteria[34]. Esta infección se caracteriza por la aparición de membranas que se adhieren a las vías respiratorias y digestivas superiores (nariz, garganta, amígdalas, etc.). De hecho, ataca especialmente a los niños de hasta cinco o seis años, y evidentemente puede llegar a ser mortal. Así lo narra un texto mesopotámico:

> El *bu'šānu* ha capturado al niño. Su cuerpo es amarillo, pero no tiene fiebre. Sus sienes están hundidas, su nariz está taponada y no produce mucosa. Su cuerpo está hundido, se está hurgando la nariz, y sus ojos están llenos de lágrimas» (fragmento adaptado de Böck 2014: 64).

Estos síntomas y enfermedades[35] se tratarían con plantas medicinales asociadas en muchas ocasiones a Gula. El último comentario sobre los peligros que acechaban a los bebés, tanto durante el embarazo como después de nacer, se refiere a que, así como Gula cuidaba de la madre y del niño, otros demonios, fantasmas y criaturas malignas intentarían a su vez atacarles. El ejemplo paradigmático es Lamaštu, la bastarda hija del dios Anu, que en su odio hacia la raza humana se ensaña con las mujeres embarazadas y los bebés. Un documento que habla sobre ella dice así[36]:

> Llega ella desde un pantano,
> Es fiera, terrible, enérgica, destructiva, poderosa;
> es aún así es una diosa, impresionante.
> Sus pies son como los de un águila, sus manos indican decadencia y descomposición.
> Sus uñas son largas, sus axilas sin depilar.
> Es falsa, un demonio, la hija de Anu.
> Dadas sus maléficas acciones, su padre Anu y su madre Antu la enviaron desde el cielo a la tierra.
> La hija de Anu cuenta diariamente las mujeres embarazadas,
> sigue los talones de aquellas que están a punto de dar a luz.
> Cuenta sus meses, señala los **días de las embarazadas en la pared.**
> Contra las que están a punto de parir, lanza un conjuro:
> «Dame tus hijos, déjame cuidarlos.

---

33. Sobre estas cuestiones véase Böck (2014: 31-32).

34. Otros autores han sugerido diferentes interpretaciones con respecto a la enfermedad *bu'šānu*. Mientras Kinnier Wilson (1967: 193-194) habla de escorbuto, Volk (1999: 27-28) lo pone en relación con la lepra. Para profundizar en estas y otras interpretaciones, véase Böck (2014: 63, n. 82).

35. Por ejemplo, y referido al texto citado, la amarillez del cuerpo indicaría la existencia de ictericia.

36. El estudio de referencia sobre la figura de Lamaštu es el de Farber (2014). Sobre la relación con su maligna incidencia en la vida de infantes, embarazadas, parturientas y recién paridas, véase Wiggermann (2000: 217-252).

¡En la boca de tus hijas quiero situar mis pechos!»
A ella le place beber burbujeante sangre humana,
Ella come carne que no debería ser comida,
elige huesos que no deberían ser escogidos (adaptado de Farber 1995: 1897)

Los mesopotámicos tenían varias maneras de detener la acción malvada de este demonio. Una de ellas era colgar del cuello de la madre o del niño un amuleto de Pazuzu, otro ser maligno pero que combate a Lamaštu. Sin embargo, otra vía recurrente era invocar a Gula y a su inseparable compañero: su perro.

3.4. El perro de Gula[37]

Este animal no solo hace acto de presencia cuando debe proteger a las embarazadas o los niños, sino que se atestigua en otras muchas ocasiones. Cabe plantearse en primer lugar el por qué Gula aparece asociada a un perro. Estudios clínicos confirman el positivo –aunque muy limitado– efecto cicatrizador de la saliva de los perros en las heridas. En todo caso, la relación entre Gula y su cánido es estrecha, acompañando siempre el segundo a la primera. De esta manera aparece atestiguado en multitud de textos, así como en el registro arqueológico, especialmente en *kudurrus* babilónicos (*cf.* fig. 3), improntas de sellos o estatuas exentas. En ellos se suele representar a Gula sentada en un trono, de perfil, vestida con pesados ropajes, un gorro o sombrero alto, y elevando las manos, como zafándose de la enfermedad o ejecutando un conjuro. Siempre a su lado se encuentra el perro, fiel compañero de labores curativas.

Es probable, como apunta Böck (2014: 44), que en el templo de Gula en la ciudad de Isin los perros tuvieran como cometido lamer las heridas de los enfermos[38]. Sea como fuere, el registro artístico, arqueológico y textual pone de relieve la simbiosis entre la diosa y su cánido. Además, Gula actúa como un ente antagónico a la demonio Lamaštu, respectivamente garante y agresor de los más indefensos: las mujeres embarazadas, las madres recientes y los impotentes bebés.

CONCLUSIONES

Como se ha apreciado a lo largo del estudio, también a través de casos concretos, el concepto de la medicina en la antigua Mesopotamia difiere sobremanera del nuestro occidental moderno. El mundo de la medicina próximo oriental antigua confronta y se complementa con el de la magia, sin existir un límite preciso entre ambos ámbitos. *Ašu*, ***āšipu***, *barû* y otros especialistas en las artes curativas conjugaban sus saberes para curar al paciente de sus dolencias. Sin embargo, su saber solo podría tener visos de fructificar y tener éxito si se invocaba a Gula, diosa de la curación.

37. Para profundizar en el cánido de Gula y su función, véanse Ornan (2004); Böck (2014: 38-44).

38. Es interesante comprobar la tradicional relación entre el perro y el ámbito medicinal y curativo. Sirva como ejemplo, aún anacrónico, la figura medieval de San Roque, cuyas llagas fueron según la tradición curadas por un perro.

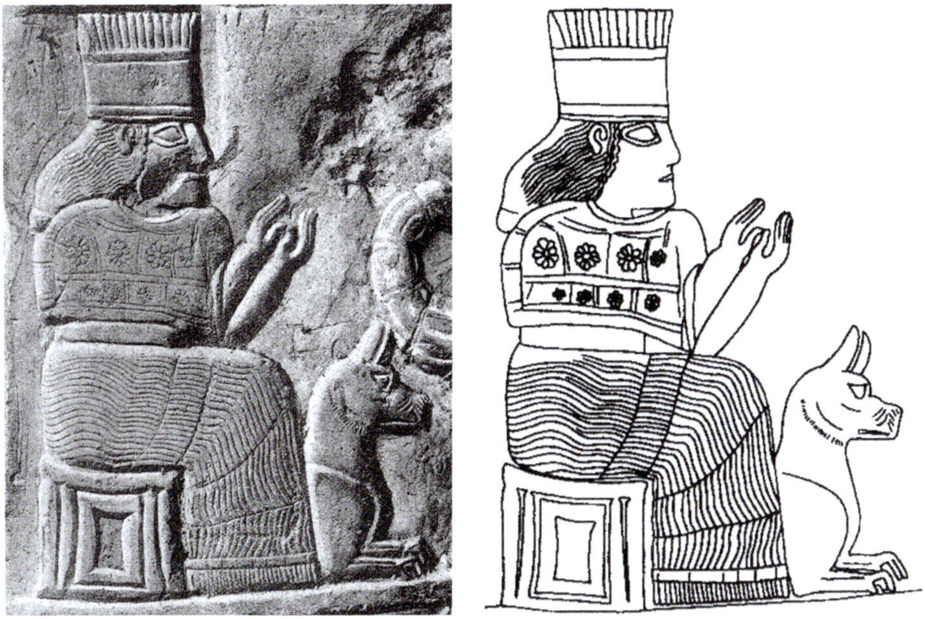

Figura 3. Bajorrelieve de Gula y su perro en un kudurru de época de Nabucodonosor I (1124-1103 a. C.). Fotografía (izquierda) en King (1912: plancha XCI); dibujo (derecha) en Ornan (2014: 17)

La simbiosis entre conocimientos, artes, superstición, amuletos, oraciones y cristalizadas invocaciones era necesaria para las gentes de la Mesopotamia antigua a la hora de afrontar cualquier tipo de dolencia. Gula, junto a su inseparable perro, era una ayuda fundamental a la hora de paliar la dolencia concreta que aquejaba al enfermo. Los textos cuneiformes ilustran de manera clara cómo se acometían las actuaciones contra determinadas enfermedades, siempre teniendo en cuenta aspectos científicos y sobrenaturales. La edición de nuevos textos sigue ayudándonos a comprender, también desde la perspectiva médica, las vidas cotidianas de las gentes del Próximo Oriente antiguo, con dolencias manifiestas pero a la vez siendo sumamente supersticiosas y estando convencidas de que divinidades como Gula podían tener una incidencia crucial en sus vidas.

BIBLIOGRAFÍA

BIGGS, R. D. (1995): «Medicine, Surgery, and Public Health in Ancient Mesopotamia», en J. M. Sasson (ed.), *Civilizations of the Ancient Near East*, III: 1911-1924. New York, Charles Scribner's Sons.

BÖCK, B. (1993): *Untersuchungen zu den sumerischen Gottes-briefen*. Berlin, Tesis Doctoral inédita.

BÖCK, B. (2014): *The Healing Goddess Gula. Towards an Understanding of Ancient Babylonian Medicine*. Leiden-Boston, Brill.

BRINKMAN, J. A. (2017): «Babylonia under the Kassites: Some Aspects for Consideration», en A. Bartelmus y K. Sternitzke (eds.), *Karduniaš. Babylonia under the Kassites* (The Proceedings of the Symposium held in Munich 30 June to 2 July 2011): 1-44. Berlin, De Gruyter.

DEVECCHI, E. y SIBBING-PLANTHOLT, I. (2020): «See Ḫattuša and Die: A New Reconstruction of the Journeys of the Babylonian Physician Rabâ-ša-Marduk», *Journal of Near Eastern Studies* 79, 2: 305-322.

FARBER, W. (1995): «Witchcraft, Magic, and Divination in Ancient Mesopotamia», en J. M. Sasson (ed.), *Civilizations of the Ancient Near East*, III: 1895-1909. New York, Charles Scribner's Sons.

FARBER, W. (2014): *Lamaštu. An Edition of the Canonical Series of Lamaštu Incantations and Rituals and Related Texts from the Second and First Millennia B. C.* Winona Lake, Eisenbrauns.

FINKEL, I. L. (2000): «On Late Babylonian Medical Training», en A. R. George e I. L. Finkel (eds.), *Wisdom, Gods and Literature. Studies in Honour of W. G. Lambert*: 137-223. Winona Lake, Eisenbrauns.

FINKEL, I. L. (2005): «Documents of the Physician and Magician», en I. Spar y W. G. Lambert (eds.), *Literary and Scholastic Texts of the First Millennium BC*: 155-176. New York, Brepols Publishers.

GELLER, M. J. (2007): «Médecine et magie: l'*asû*, l'***âšipu*** et le *mašmaššu*», *JMC* 9: 1-8.

GELLER, M. J. (2010): *Ancient Babylonian Medicine. Theory and Practice*. Chichester, Wiley-Blackwell.

HEEßEL, N. P. (2000): *Babylonisch-assyrische Diagnostik*. Alter Orient und Altes Testament 43. Münster, Ugarit-Verlag.

HEEßEL, N. P. (2009): «The Babylonian Physician Rabâ-să-Marduk. Another Look at Physicians and Exorcists in the Ancient Near East», en A. Attia y G. Buisson (eds.), *Advances in Mesopotamian Medicine from Hammurabi to Hippocrates*: 13-28. Leiden, Brill.

KING, L. W. (1912): *Babylonian Boundary-Stones and Memorial-Tablets in the British Museum. Plates*. London, Oxford University Press.

KINNIER WILSON, J. V. (1967): «Organic Disease of Ancient Mesopotamia», en D. Brothwell y A. T. Sandison (eds.), *Diseases in Antiquity. A Survey of the Diseases, Injuries, and Surgery of Early Populations*: 191-208. Springfield, Charles C. Thomas.

LABAT, R. (1951): *Traité akkadien de disgnostics et pronostics médicaux*. Paris-Leiden, Brill.

MICHEL, C. y RITTER, J. (2001): «Médecine», en F. Joannès (dir.), *Dictionnaire de la civilisation mésopotamienne*: 515-517. Paris, Robert Laffont.

ORNAN, T. (2004): «The Godess Gula and Her Dog», *Israel Museum Studies in Archaeology* 3: 13-30.

PRITCHARD, J. B. (1969): *Ancient Near Eastern Texts Relating to the Old Testament* 3rd Edition. Princeton, Princeton University Press.

SCURLOCK, J. (2006): *Magico-Medical Means of Treating Ghost-Induced Illnesses in Ancient Mesopotamia*. Ancient Magic and Divination 3. Leiden-Boston, Brill.

STOL, M. (2000): *Birth in Babylonia and the Bible. Its Mediterranean Setting*. Groningen, STYX Publications.

VOLK, K. (1999): «Kinderkrankheiten nach der Darstellung babylonisch-assyrischer Keilschrifttexte», *Orientalia* 68: 1-30.

WIGGERMANN, F. A. M. (1995): «Theologies, Priests, and Worship in Ancient Mesopotamia», en J. M. Sasson (ed.), *Civilizations of the Ancient Near East*, III: 1857-1870. New York, Charles Scribner's Sons.

WIGGERMANN, F. A. M. (2000): «Lamaštu, Daugther of Anu. A profile», en M. Stol, *Birth in Babylonia and the Bible. Its Mediterranean Setting*: 217-252. Groningen, STYX Publications.

De nuevo la Estela de Bentresh: un relato de magia curativa y su contextualización histórica

José M. Serrano Delgado
Universidad de Sevilla

1. INTRODUCCIÓN

El indiscutible padre y fundador de la Egiptología moderna, el francés Jean-François Champollion, tuvo solo una ocasión de visitar Egipto[1]. Entre 1828 y 1829 formó parte de una expedición científica cuyo objetivo era estudiar y documentar las antigüedades faraónicas del país del Nilo, además de coleccionar obras de arte y objetos de valor. Esta expedición, auténtica heredera de la labor del «batallón de sabios» que acompañó a Napoleón Bonaparte en 1798-1799[2], estaba auspiciada por el reino italiano de Piamonte-Cerdeña, que más adelante impulsará la unificación de Italia. A su frente, además de Champollion, figuraba el italiano Ippolito Rossellini, otro pionero de la Egiptología, a menudo poco valorado, en especial por la historiografía anglosajona (Dawson y Uphill 1995: 362-363). Durante aquellos dos años escasos, Champollion tuvo ocasión de comprobar que su método para traducir los textos egipcios y la escritura jeroglífica, que había anunciado y hecho público en 1822 (Champollion 1822), era correcto y que podía entender la lengua de los faraones. Por otra parte, la misión franco-italiana recorrió todo el país egipcio, prácticamente virgen aún para la Egiptología, realizando descubrimientos y aportaciones de primera magnitud[3].

Durante la estancia del equipo en Tebas, en los trabajos de inspección y excavación en el recinto sagrado de Amón en Karnak, fueron a dar con la que se ha dado en llamar la Estela de Bentresh (fig. 1). El hallazgo se llevó a cabo en un edificio, concretamente un templo, que se encontraba en realidad fuera del perímetro del conjunto de Karnak, hacia la esquina SE del mismo. Posiblemente fue Rossellini quien la encontró, o al menos es a él a quien debemos la primera noticia. Champollion, por su parte, realizó una copia

---

1. Para la vida y obra de Champollion siguen siendo fundamentales las obras de Hartleben (1906 y 1909). Para una primera aproximación general ver Dawson y Uphill (1995: 92-94). Ver también, para una visión más divulgativa, Adkins y Adkins (2000: *passim*).

2. Solé (2001), con una adecuada contextualización histórica y una excelente relación de bibliografía adicional.

3. Los resultados fueron expuestos fundamentalmente en Rossellini (ed.) (1832-1844). Casi un millar de piezas fueron a engrosar las colecciones de los primeros museos italianos de Egiptología, en Florencia y Turín.

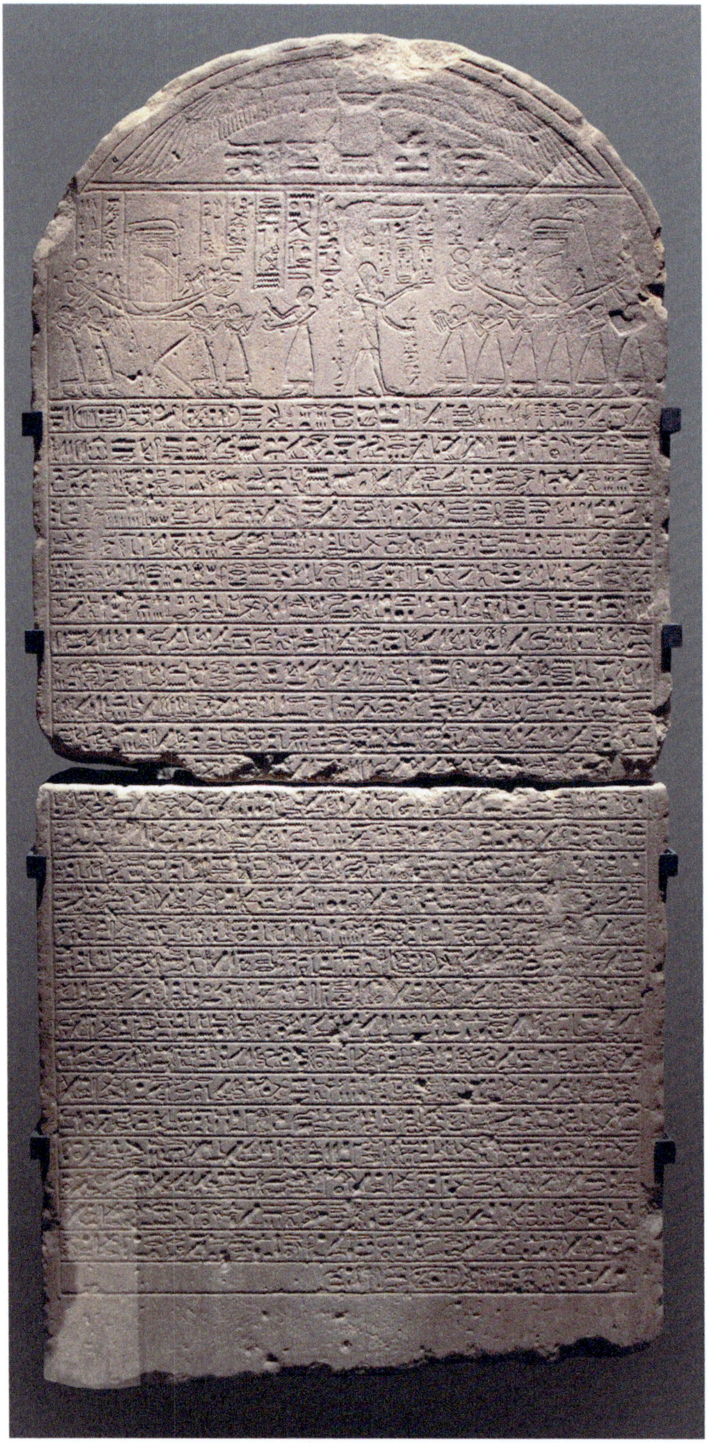

Figura 1. La Estela de Bentresh, actualmente en el Louvre. Se aprecia el corte que la divide en dos mitades. Fuente: Wikimedia Commons: Stele of the healing of Bakhtan-C 284-IMG 3868-gradient.jpg

excelente y cuidadosa, que aún hoy es perfectamente utilizable, y ofreció una traducción, convirtiéndose así en uno de los primeros documentos literarios del Egipto faraónico descubierto y traducido[4]. El edificio con el que se asocia la estela, el llamado Templo-C, se encuentra en la actualidad muy destruido (fig. 2). Las excavaciones llevadas a cabo por Donald B. Redford en la década de los 80 del siglo XX mostraron que su origen se remonta a las dinastías XXV-XXVI, manteniéndose activo hasta los siglos III-IV d. C., aunque la última remodelación importante, debida a los Ptolomeos, se llevó a cabo entre los siglos III-I a. C.[5].

La Estela de Bentresh es una espléndida inscripción tallada en un gran bloque de arenisca que mide 2,27 m de altura por 1,01 m de ancho, con un grosor medio de 13 cm. Está rematada por un luneto que ofrece una interesante imagen: a la izquierda, según miramos la estela, aparece la barca sagrada de Khonsu-Aquél-que-Fija-los-Designios-en-Tebas, delante de la cual un sacerdote ofrece incienso. A la derecha, otra barca sagrada, más lujosa y con un número de porteadores mayor, recibe el homenaje del faraón, que por los cartuchos sabemos que es Ramsés II. En este caso se trata de la barca de Khonsu-en-Tebas-Neferhotep, la advocación principal del dios Khonsu en Karnak, al que está dedicado el grandioso templo que se encuentra al sur del recinto sagrado (fig. 3). Siguen 28 líneas de texto, escritas con cuidado y talladas con pulcritud y corrección, en la lengua egipcia tradicional (egipcio Clásico), con influencias importantes de Neoegipcio. En el texto se nos relata la historia milagrosa de la princesa Bentresh. Se trata de la hija del rey de un lejano país asiático llamado Bakhtan, de incierta identificación. A la manera de un cuento, se relata cómo la hija mayor de rey de Bakhtan, Neferura, es desposada por Ramsés II y llega a convertirse en Gran Esposa Real. El tema central, sin embargo, es la enfermedad de la hermana menor de esta soberana de origen extranjero, llamada Bentresh, que da nombre a la estela. Para sanarla, y tras una consulta oracular al dios, es enviada a Bakhtan la estatua de Khonsu-Aquél-que-Fija-los-Designios-en-Tebas. Este dios expulsará al espíritu que tenía poseída a Bentresh y la sanará. La situación se tensa porque que rey de Bakhtan pretende retener la efigie divina, admirado por su mágico poder sanador. Pero finalmente, después de una visión onírica en la que el dios manifiesta al rey extranjero su voluntad, la estatua regresa en paz a Egipto, a Tebas, donde es recibida con todos los honores.

Desde su descubrimiento, la Estela de Bentresh ha generado una abundante literatura científica ante las muchas interrogantes que suscita y los múltiples aspectos susceptibles de ser estudiados. Entre ellos destaca la datación original del monumento, y especialmente el sentido y funcionalidad última del relato. Este panorama se ha hecho todavía más complejo en la actualidad por el descubrimiento de tres versiones o copias del texto: 1) Una plancha de plomo de época imperial romana fue encontrada en la cercanías de

4. Witthuhn *et al.* (2015: 16), con referencias. Esta obra constituye el esfuerzo más reciente de actualización de la historia de la investigación acerca de la Estela de Bentresh, al tiempo que realiza un estudio innovador y completo de la misma. Aquí puede consultarse cómodamente la amplia bibliografía precedente, así como las diferentes hipótesis que se han ofrecido sobre los problemas que plantea el texto, en especial la datación y su valor como documento histórico.

5. Para el contexto arqueológico y las evidencias que de él pueden extraerse, ver Redford (1988: 1-13); Thiers (2003: 585-601, especialmente 594-596); Witthuhn *et al.* (2015: 65-67). Ver también Porter y Moss (1972: 254-255 y planos I y XXIII).

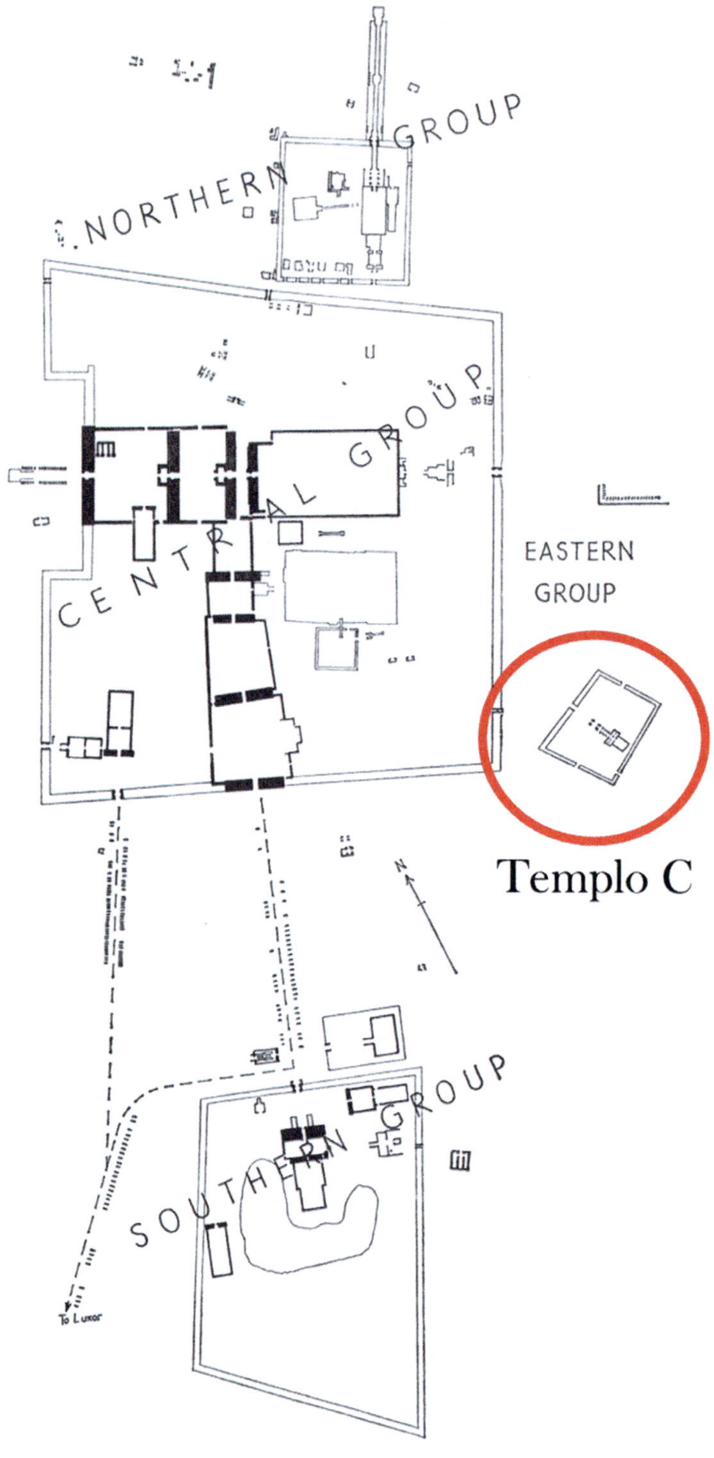

Figura 2. Plano de Karnak, con la ubicación del lugar de hallazgo de la estela, el llamado Templo C. Fuente: Porter y Moss (1972: Lám. I)

Agrigento, en Italia, con las líneas iniciales de la historia[6]; 2) Un grupo de bloques recientemente descubiertos en el templo de Luxor, de inicios de la época ptolemaica, contiene al parecer una quinta parte del relato[7]; 3) Hay una tercera copia nueva encontrada en el templo de Mut en Karnak, de la cual desgraciadamente no tenemos aún ninguna información ni se ha publicado dato alguno[8].

Por nuestra parte, los objetivos del presente trabajo se centran en dos cuestiones concretas: por un lado, vamos a analizar la enfermedad de la princesa y la curación mágica que obtiene por la intervención divina, en consonancia con la temática del presente volumen. Por otro lado, pretendemos incorporar un argumento nuevo para el tan discutido tema de la datación original, argumento que se fundamenta en el análisis interno del relato y la estructura que presenta. Ambos se ajustan muy bien, como veremos, con el contexto histórico, cultural y religioso de Egipto bajo la dominación persa (Dinastía XXVII).

2. LA ENFERMEDAD DE LA PRINCESA BENTRESH

El tema central de la historia es, en principio, el mal que aqueja a la princesa, tema que es introducido por el emisario del rey de Bakhtan cuando se presenta ante Ramsés II:

> He venido ante ti, Soberano, mi Señor, con relación a Bentresh, la hermana pequeña de la Esposa Real Neferure. Una enfermedad *(mn)* ha penetrado (*ꜣbḫ*) en su cuerpo (*ḥꜥw*). Que Tu Majestad encomiende a un sabio (*rḫ ḫt*) para atenderla[9].

Es importante resaltar que la cuestión se plantea inicialmente como un problema de salud, que requiere la asistencia de un médico o un conocedor de las artes y técnicas curativas egipcias. La palabra empleada *mn*(*t*), derivada del verbo *mn* («enfermar», «padecer una dolencia»), tiene un sentido claro de enfermedad o daño corporal[10]. Se trata de palabras de empleo recurrente en los papiros médicos[11]. El verbo *ꜣbḫ*, por su parte, tiene varios significados, como «unirse», «penetrar», «enzarzarse» (en combate), pero hay que señalar que tiene un uso especial también en los textos médicos, en el sentido de «mezclar» o «unir» los componentes de pócimas o compuestos curativos[12]. De forma que la expresión

---

6. Sternberg El-Hotabi y Witthuhn (2013: 91-114). Este documento contiene solo la parte inicial del relato. Los autores la datan entre los siglos I-III d. C.

7. Broze (1989: 9); Thiers (2003: 595, n. 71). Esta versión, aún pendiente de publicación, parece datarse en un abanico temporal que va desde finales de la época persa, la Dinastía XXX, o inicios de la época ptolemaica (Witthuhn *et al.* 2015: 15, y n. 17-18).

8. Como señalamos, de esta versión aún no se ha ofrecido una mínima comunicación científica, por lo que no tenemos información acerca del contenido ni de la datación. Para un resumen actualizado del panorama que ofrecen todas estas versiones de la Estela de Bentresh ver Witthuhn *et al.* (2015: 15-16).

9. Las traducciones, salvo otra indicación, están tomadas de Lefebvre (1949: 225-232, hay trad. española, 2003: 221-226) y de Broze (1989: *passim*).

10. WB II: 66-67; Faulkner (1962: 107); Hannig (1995: 335).

11. Ver, por ejemplo, *Pap. Edwin Smith* 2, 1; 2, 15; 14, 17; 16, 18; *Pap. Ebers* 32, 16; 29, 31; 71,4; *Pap. Hearst* 6, 1, etc. Para una buena traducción de estos textos, ver Bardinet (1995: *passim*).

12. Para *ꜣbḫ*, ver Faulkner (1962: 2). Para ejemplos de su empleo en textos médicos, ver por ejemplo *Pap. Ebers* 104, 20; 56, 20; 69, 13; 70, 21; *Pap. Med. Berlín 3038*, 1, 6 (*cf.* WB, I, 8, 8-10 y Belegstellen).

ꜣbḫ ḥꜥw, «mezclarse con su cuerpo», al igual que el uso de *mn(t)*, nos posiciona en un lenguaje médico, en un contexto de salud, de una enfermedad, su tratamiento y la curación. Esto va a contrastar con la deriva hacia lo mágico y la práctica del exorcismo en la segunda parte del relato. La petición del emisario de Bakhtan, por otra parte, se ajusta perfectamente a la fama de los médicos egipcios en la Antigüedad. Hay muchos documentos que recogen el viaje de estos médicos a países extranjeros, para atender fundamentalmente a príncipes y reyes[13].

La reacción del soberano egipcio es inmediata. Reúne a sus cortesanos y consejeros y selecciona a un destacado escriba, Djehutyemheb, para atender a la princesa:

> Dijo entonces su Majestad: «Que se me envíe al personal de la Casa de la Vida (*pr-ꜥnḫ*) y a los magistrados de palacio». Acudieron inmediatamente. Dijo (de nuevo) su Majestad: «Mirad, os hice llamar para que escuchéis estas palabras: "Traedme, pues, a un (hombre) experto (*ḥmww m ib.f*), un escriba hábil de dedos, de entre vosotros"». Se aproximó entonces el Escriba Real Djehutyemheb delante de su Majestad, El rey le ordenó partir hacia Bakhtan junto con el emisario.

La mención de la Casa de la Vida (*pr-ꜥnḫ*) es fundamental. Gracias a un excelente estudio de Alan H. Gardiner, sabemos que bajo este término no se oculta ni un centro de enseñanza, ni una institución especialmente centrada en la medicina o en la curación (Gardiner 1938: *passim*). Se trata más bien de un ámbito en el que se gestionan, copian y conservan los escritos sagrados, fundamentalmente de tipo ritual, pero asimismo los que tienen que ver con magia, conjuros y exorcismos, y, por tanto, con la medicina y la sanación. La expresión «un (hombre) sabio» o «un experto», que hemos encontrado en los dos últimos pasajes traducidos, se refiere de manera natural al concepto del personal con especial conocimiento de los textos (fundamentalmente de tenor religioso), escribas consagrados, que tendrían lo que podríamos llamar un conocimiento enciclopédico o universal, pero no exclusiva ni específicamente de medicina o curación. De ahí el empleo de la expresión *ḥmww m ib.f* o «experto», entendiendo por ello alguien familiarizado en cualquier ámbito del conocimiento de los escribas, en concreto el mágico-religioso. De esta forma, empieza el relato a desligarse de una perspectiva exclusiva médico-sanitaria. Y en este sentido es significativo que no aparezcan en el texto términos que propiamente podemos traducir como «médico» (*swnw* y similares)[14]. De hecho, lo que el faraón pide es un «hombre sabio» (*rḫ ḫt*), expresión suficientemente vaga y amplia que se ajusta a lo que estamos exponiendo. Es asimismo significativo que este «hombre sabio», calificado como escriba excelente, responda al nombre de Djehutyemheb, un teóforo constituido a partir del nombre del dios Thoth (=Djehuty) que, aunque por supuesto vinculado con la curación y la sanación, es antes que cualquier otra cosa una divinidad relacionada con los textos, la escritura, y el conocimiento y el poder que ello proporciona. Se

---

13. Un buen ejemplo lo tenemos en la tumba del médico-jefe Nebamón, de la XVIII Dinastía (TT 17), en la que aparece representado atendiendo a un príncipe sirio, posiblemente tras desplazarse para su examen y tratamiento (Save-Söderbergh 1957: 22-32 y lám. XXIII). Para casos relacionados con médicos egipcios en la corte persa, como sería el ejemplo de Udjahorresnet, ver Burkard (1994: *passim*).

14. Para los títulos y denominaciones específicas de quienes practican la medicina egipcia, ver Jonckheere (1958: *passim*). Para unas buenas aproximaciones generales al tema, ver Westendorf (1999) y Nunn (1996).

ha hecho la sugestiva propuesta de identificar este personaje con el homónimo propietario de la tumba tebana TT 194, contemporáneo de Ramsés II (Cannuyer 2001: 37-43). Si esto es así, hay entonces que reconocer el conocimiento del pasado de quienes elaboraron el relato de la princesa Bentresh, y su esfuerzo en ubicar en un contexto históricamente verosímil esta historia de poder y prestigio de un dios egipcio frente a una enfermedad y, también, frente a la intervención sacrílega por parte de un monarca extranjero. La correlación más clara y directa con la época ramésida es el matrimonio de Ramsés II con una princesa hitita y el famoso tratado de amistad egipcio-hitita, que tienen su reflejo en el matrimonio del soberano egipcio con la hija del gobernante de Bakhtan, Neferure, hermana mayor de Bentresh[15].

De esta manera, el relato prepara al lector para el diagnóstico que hace Djehutyemheb después de llegar a Bakhtan y ver a la princesa:

> Él encontró que Bentresh se hallaba en la condición de (alguien) que está bajo (el poder) de un espíritu (*ꜣḫ*), y determinó que era un enemigo con el que se podía luchar.

La última frase aún proviene del lenguaje médico, de sanación. Es la típica fórmula que encontramos de manera recurrente, por ejemplo, en el Papiro Edwin Smith, cuando se trata de un diagnóstico favorable de una enfermedad o de una lesión, antes de indicar el modo concreto de tratarla[16]. Pero la evaluación que Djehutyemheb enuncia tras haber examinado a la princesa nos ubica por el contrario ya plenamente en un contexto mágico-religioso: el mal que aqueja a Bentresh es el resultado de estar poseída por un poder sobrenatural (referido concretamente con el término *ꜣḫ*). Obviamente, para los egipcios una enfermedad, salvo aquellas derivadas de una lesión traumatológica, de causas claras e identificables físicamente, está en última instancia causada por la acción de un poder sobrenatural, un dios, un espíritu, o el fantasma airado de un difunto. En el caso de la Estela de Bentresh, la identidad del *ꜣḫ* ha suscitado cierta polémica entre los estudiosos del texto. Para M. Broze se trata del alma de un difunto, algo que concuerda bien con la creencia egipcia de que todo difunto bienaventurado adquiría el estatus de un *ꜣḫ*, lo que confiere un poder sobrenatural para intervenir sobre los vivos, tanto para ayudarlos (a los parientes vivos, por ejemplo) como para perjudicarlos, en cuyo caso se convierte en un maligno[17]. Pero también hay que considerar que bajo este término, de amplia y vaga definición, se puede ocultar cualquier poder sobrenatural y no simple o exclusivamente el espíritu o el «fantasma» de un muerto. Los egipcios creen que todo el universo, incluido el mundo de los vivos y la naturaleza que rodea al hombre, está lleno de poderes sobrenaturales. Algunos de ellos son los dioses, con sus nombres y atributos; pero por debajo hay una miríada de entes que encarnan y residen en los más variados elementos naturales: una piedra, una fuente, un árbol, etc. Un buen ejemplo, extraído también de uno de

---

15. Para estos aspectos históricos de la Estela de Bentresh, *cf.* Lefebvre (1949: 221-224), Morschauser (1988: 203-223) y Witthuhn *et al.* (2015: 28-41).

16. Para este extraordinario texto, sin duda el cénit de la literatura médica egipcia, es imprescindible seguir usando la magistral edición de Breasted (1930).

17. «*Le ꜣḫ, en soi, n'est pas un être malfaisant; c'est un mort bienheureux... Cependant, il peut devenir dangereux et inspirer la terreur, être cause de maladie*» (Broze 1989: 46, 109-110 y n. 56). Para profundizar en el concepto de *Akh*, ver Englund (1978) y Janák (2013).

los relatos más conocidos de la literatura egipcia, *El Príncipe Predestinado*, es el «espíritu» que habita en el curso de agua donde va a parar el cocodrilo que, como destino del protagonista, le ha seguido en su periplo. En este caso, el término empleado es *nẖt*, «un poder» (o un poderoso), «una fuerza» (mágica o sobrenatural, se entiende). Se trata de un genio acuático que sin duda estaría destinado a desempeñar un papel importante en la parte final de este relato, por desgracia perdida[18]. En el caso de la Estela de Bentresh, puede en principio resultar extraño ubicar en un lejano país extranjero el concepto de *ꜣẖ*=alma del difunto, algo más propio de la religión funeraria egipcia que de las creencias funerarias en Siria o Mesopotamia. En cambio, es más universal el concepto de «genio del lugar», encarnación de un poder mágico que puede radicar en cualquier elemento de la naturaleza que rodea al hombre. Por todo ello nos parecen más apropiadas las traducciones de Léfèbvre («esprit des eaux») y Lichtheim («demon»)[19].

En cualquier caso, el «hombre sabio» enviado para tratar a la princesa, Djehutyemheb, se declara incapaz de hacer nada más que establecer un diagnóstico, y seguramente bajo su consejo (aunque este extremo no queda explícito en el relato) el gobernante de Bakhtan le pide al faraón el envío de la imagen de un dios para curar a Bentresh. Con esto se da un giro fundamental en la trama argumental: la situación en que se encuentra Bentresh escapa a la ciencia médica y las prácticas curativas que en torno a ella desarrollaron, con gran complejidad, detalle y competencia, los sanadores egipcios. La princesa extranjera es víctima de una posesión demoníaca, y solamente un dios –una imagen divina se entiende– podría liberarla de tal maldición.

3. LA INTERVENCIÓN DIVINA: KHONSU-QUIEN-ESTABLECE-LOS-DESIGNIOS-EN-TEBAS

Entramos así en otro elemento central del relato: el uso de estatuas sanadoras. Se trata de algo común en todos los pueblos y civilizaciones del Antiguo Oriente. En Egipto, sobre todo en la Baja Época, hay una profusión en la producción y el empleo de estatuas curativas, en especial talladas en forma de cipos o estelas, con el motivo comúnmente conocido del «Horus sobre los Cocodrilos»[20]. Y sabemos que estas efigies podían viajar, si las circunstancias lo requerían, de un país a otro. Un buen ejemplo es el envío de la estatua de Isthar de Nínive por parte de Tushratta, rey de Mitanni, para Amenhotep III y su reina mitannia, Tadukhepa, episodio documentado por una carta de Amarna[21]. Esta diosa

18. Para el cuento neoegipcio *El Príncipe Predestinado*, ver Lefebvre (1949: 114-124, traducción con comentario y notas) y la actualización bibliográfica en Burkard y Thissen (2008: 7-18).

19. Lefebvre (1949: 122, n. 22); Lichtheim (1976: 202). Nos parece especialmente pertinente el empleo de «Demon»/Dämon» (como también hace Witthuhn *et al.* 2015: 56 y ss.), en el sentido del término griego original (un genio, divinidad o poder sobrenatural que podía afectar al hombre, para bien o para mal).

20. Seele (1947: 43-52); Ritner (1989: 103-16); Gasse (2004). La célebre Estela Metternich, actualmente expuesta en el Metropolitan Museum de Nueva York, es el ejemplo más conocido.

21. EA 23: «*Say to Nimmureya, the king of Egypt, my brother, my son-in-law, whom I love and who loves me: Thus Tushratta, the king of Mittani, who loves you, your father-in-law. For me all goes well. For you may all go well. For your household, for Tadu-Heba, my daughter, your wife, whom you love, may all go well. For your wives, for your sons, for your magnates, for your chariots, for your horses, for your troops, for your country and for whatever else belongs to you, may all go very, very well. Thus Shaushka (=Ishtar) of Nineveh, mistress*

era venerada por sus capacidades curativas, incluidas las posesiones malignas (Beckman 1998: 1-10; Gestoso 2019: 157-218), lo que nos sitúa en un escenario muy similar al de la Estela de Bentresh. Los paralelos se acentúan aún más porque en la carta se evidencia una preocupación por parte del soberano mitannio para que la estatua fuese devuelta una vez que haya cumplido su cometido sanador y exorcista. El temor de que pudiera ser retenida en Egipto plantea, a la inversa, la misma situación que la parte final de la Estela de Bentresh. Otro ejemplo bien conocido de estatua viajera de un dios egipcio, esta vez sin connotaciones curativas, se desarrolla en *Las Desventuras de Wenamón*: en este relato el protagonista, un sacerdote de Amón, va acompañado en su agitado viaje por Siria-Palestina de una estatua itinerante del Amón de Karnak, significativamente denominado «Amón del Camino»[22].

En el caso de nuestro relato, la divinidad elegida es Khonsu, uno de los componentes de la tríada tebana, junto con su padre Amón y su madre Mut. Como sucede con casi todas las figuras del panteón faraónico, se trata de un dios con múltiples facetas, personalidades divinas y advocaciones[23]. Entre otras funciones, Khonsu es un dios sanador (algo muy acorde con su condición de dios lunar –el astro de la noche siempre se asoció con la enfermedad y su recuperación, en consonancia con las fases de la luna–). En este sentido, aparece muy próximo y relacionado con Thot. A su advocación principal en Karnak, Khonsu-en-Tebas-Neferhotep, se le dedica el espléndido templo ubicado al sur, dentro del gran recinto[24]. Sin embargo, tal y como se relata en nuestro texto, este dios decide que viaje a Bakhtan la imagen de otra advocación suya menor, Khonsu-Quien-Establece-los-Designios-en-Tebas (*ḫnsw p3 ir sḫr m W3st*). De este último estamos mucho peor informados: se sabe que su culto se populariza entre las dinastías XXI y XXVI, en especial en las épocas kushita y ptolemaica. Particular hincapié hay que hacer en el apelativo que acompaña a su nombre en la Estela de Bentresh: El Gran-Dios-Que-Erradica-a-los-Merodeadores (*nṯr 3ʿ sḫr šm3yw*). Esta advocación divina es conocida solo a través de referencias aisladas y puntuales, como un dios a quien pedir auxilio en la enfermedad[25].

---

of all lands: I wish to go to Egypt, a country that I love, and then return. Now I herewith send her, and she is on her way. Now, in the time, too, of my father... went to this country, and just as earlier she dwelt there and they honored her, may my brother now honor her 10 times more than before. May my brother honor her, (then) at (his) pleasure let her go so that she may come back. May Shaushka, the mistress of heaven, protect us, my brother and me, 100,000 years, and may our mistress5 grant both of us great joy. And let us act as friends. Is Shaushka for me alone my god(dess), and for my brother not his god(dess)?». Traducción y comentario de este documento en Moran (1992: 61-62). Ver también Liverani (1998).

22. Lefebvre (1949: 204-220), el autor señala que «Amón del Camino» es a Amón de Karnak lo que la estatua de Khonsu que viaja a Bakhtan al gran dios Khonsu-en-Tebas-Neferhotep). Ver también Galán (2005: 133-163).

23. Llama la atención que una divinidad tan importante en el panteón egipcio no haya sido objeto de estudios globales o de síntesis. Para una primera aproximación, ver Brunner (1975: 960-963); Bonnet (1952: 140-144, s.v. «Chons»); Castel Ronda (2001: 229-231, s. v. «Jonsu»). Para una contextualización mitológica, ver Cruz-Uribe (1994: 169-189).

24. Para el templo de Khonsu en Karnak, ver Porter y Moss (1972: 224-244). En la actualidad está siendo objeto de una intensa actividad de estudio y restauración por parte del *American Research Center in Egypt – ARCE* (The Epigraphic Survey 1978 y 1981).

25. La expresión *sḫr šm3y* / *šm3yw* aparece desde la época Saíta al menos, y se populariza bajo los Ptolomeos para referirse a varios dioses como Kebehsenuef, Duamutef o Horus Behehedty (Leitz, ed. 2002, vol. V: 458-459). En todo caso, se convierte en un apelativo característico de Khonsu-Quien-Establece-los-Designios-en-Tebas (Leitz, ed. 2002, vol. V: 763-764). *Cf.* Witthuhn *et al.* (2015: 74-76).

Pero está claro que no hay que conectarlo solo con capacidades curativas, sino, de forma particular, con la potencialidad de exorcizar a alguien de una posesión diabólica: la palabra *šmꜣyw*, literalmente «merodeadores» (en el sentido de «espíritus errantes»), se refiere directamente a los genios o poderes sobrenaturales que pululan por todos lados y que pueden entrar en el cuerpo de alguien y provocar la desgracia, el daño físico o moral, y la mala suerte. Algo que, como vemos, lo convierte en la deidad apropiada para el caso que estamos estudiando[26]. No deja de ser interesante constatar que se trata de una advocación divina de Khonsu para la que hay atestiguados un número considerable de sacerdotes. Ello se ajusta bien al importante papel de los sacerdotes en la Estela de Bentresh, tanto en la escena del luneto como en el desarrollo de la trama, y, desde nuestro modo de ver, debe entenderse como un indicio, una pista, para aclarar el contexto original del relato, como veremos más adelante[27].

La llegada de la estatua de Khonsu a Bakhtan, rápidamente llevada ante Bentresh, es uno de los momentos álgidos del relato. Con su sola presencia, la princesa es inmediatamente sanada, después de un acto de exorcismo, que el texto egipcio describe como «*hacer (efectiva) la protección mágica (sꜣ) hacia la hija del jefe de Bakhtan*». Esta protección mágica, que le ha sido concedida a nuestra deidad viajera por Khonsu-en-Tebas-Neferhotep, es la manifestación del poder curativo del dios, ante el cual no hay resistencia posible. Es muy posible que esta acción se llevara a cabo con la aplicación de un amuleto sobre la cabeza o el cuerpo de la princesa, acompañado quizás de una o varias circunvalaciones mágicas (típicamente cuatro). Sea como fuere, la princesa experimenta una curación total y tiene lugar una extraordinaria alocución del espíritu-*ꜣḫ* que la tiene poseída.

> ¡Se bienvenido, Gran-Dios-Que-Erradica-a-los-Merodeadores! Bakhtan es tu dominio, sus gentes son tus servidores, yo mismo soy tu servidor! Regresaré al lugar desde el cual he venido para apaciguar tu corazón respecto al asunto por el que has venido

El manifiesto del *ꜣḫ* deja fuera de toda duda su subordinación al dios egipcio[28] y se declara en disposición de liberar a la princesa de su posesión y regresar al sitio del que procede. Esto último merece un comentario especial: el espíritu reconoce que tiene un lugar originario, un hogar; parece, de esta forma, apuntar a su condición de «genio» o «poder mágico» asociado con un sitio concreto (quizás un elemento natural destacado), algo que lo alejaría de la imagen de «fantasma de un difunto» que antes mencionamos. Además, se refiere a Khonsu no por su nombre, sino por su epíteto de «Gran-Dios-que-Erradica-a los-Merodeadores» (*nṯr ꜥꜣ sḫr šmꜣyw*), algo muy apropiado para la situación que describe el relato y que explica la maldición de la princesa: ha caído bajo el influjo

---

26. Cerca de Koptos se encontró un zócalo de granito en el que Ptolomeo IV Filopator agradece a esta advocación divina de Khonsu la salvación de una enfermedad mortal que amenazaba al rey y a la reina (*cf.* Daressy 1894: 43-44; *Urkunden* II: 108). Para la cuestión de estos poderes mágicos que son capaces de apoderarse de una persona y dañar su salud, ver Kousoulis (2007: 1043-1050); Szpakowska (2009: 799-805).

27. Para los sacerdotes del culto de Khonsu *pꜣ ir sḫrw m Wꜣst*, su contextualización cronológica y espacial, ver Traunecker (1998: 1193-1229, en especial 1198, d y n. 22).

28. Es significativo no encontrar aquí ninguna mención al faraón. De hecho, Ramsés II (o el faraón imaginario que se esconde tras la figura regia del relato) no vuelve a aparecer ya más, algo que, como veremos, vamos a considerar relevante a la hora de explicar adecuadamente la finalidad de la historia.

de uno de esos genios o espíritus errantes que, por alguna razón (quizás una acción ofensiva involuntaria por parte de la joven o de su padre) ha acabado apoderándose en ella y dañándola. Así se entenderá que el *ꜣḫ* demande de Khonsu, casi como si de una condición se tratara, que para completar la liberación de Bentresh ordene al gobernante de Bakhtan que le ofrezca personalmente una «Gran Ofrenda».

La cuestión va derivando hacia un contexto ritual y litúrgico: por una parte, se produce un nuevo episodio oracular, pues la estatua de Khonsu no se dirige directamente al rey de Bakhtan para transmitirle la condición que requiere el «espíritu». Es el sacerdote que acompaña en todo el viaje a la imagen divina quien actúa como intermediario, recibe el mensaje del dios y lo transmite. Queda así puesto de relieve el protagonismo de este personaje que, aunque anónimo, es fundamental en la parte final del relato. Y por otra parte se confirma la impresión de que el *ꜣḫ* se ha apoderado de la princesa seguramente ofendido por alguna acción, descuido o desplante. Apaciguar al espíritu (que en cualquier caso es tratado como una divinidad) exige un ritual de reparación; el propio rey lo debe dirigir, y adopta la típica forma de una gran ofrenda de alimentos y bienes. También es llamativo que la cuestión se resuelva por lo que en definitiva podríamos llamar un «acuerdo amistoso». A pesar del agresivo y belicoso epíteto de Khonsu («Aquél-que-Erradica-a-los-Merodeadores»), la posesión de la princesa Bentresh se soluciona no a la manera de un exorcismo, una lucha contra el mal, o un combate de poderes mágicos[29], sino como un trato o compromiso. La ausencia de violencia entre los poderes sobrenaturales en concurso (el *ꜣḫ* y Khonsu, básicamente) se justifica por la inicial e instantánea aceptación por parte del espíritu de la supremacía del dios egipcio, pero también en la actitud conciliadora de este último, que acepta sus condiciones para retirarse (el banquete-ofrenda que debe ofrecer el rey). Ello, de nuevo, refuerza la posible responsabilidad última del gobernante de Bakhtan en el origen de la ira del *ꜣḫ*.

4. EL CONFLICTO: LA RETENCIÓN DE LA ESTATUA Y EL CONTEXTO HISTÓRICO

Pudiera parecer que estuviéramos llegando al final, pero no es este el caso. El relato se alarga, y en su último tramo desarrolla un tema interesante, que se nos antoja fundamental para entender la finalidad del texto: el gobernante de Bakhtan, agradecido y admirado por el poder mágico de la estatua de Khonsu, se plantea el retenerla, sin duda para beneficiarse de los extraordinarios recursos sobrenaturales que contiene. Y así permanecerá en esa tierra extranjera casi cuatro años. Sin embargo, el dios se aparece en sueños al rey y le manifiesta su intención de regresar a Egipto.

---

29. El enfrentamiento entre magos, los combates entre hechiceros que dominan el arte de la magia, además de ser un elemento recurrente en los mitos y leyendas relativos a los dioses, son muy frecuentes en los relatos y cuentos egipcios. Como ejemplos podemos citar los episodios incluidos en *Las Aventuras de Horus y Seth* (Lefebvre 1949: 183-203), la historia del Sa-Osiré, en el segundo de los relatos demóticos que tienen como protagonista al *Setne Khamwas* (Lichtheim 1980: 138-151; Agut-Labordère y Chauveau 2011: 41-65), o el enfrentamiento de Moisés y Aarón con los magos del faraón en Éxodo, 7: 10-12.

Entonces él (el rey de Bakhtan), reflexionó, diciendo: «Haré de manera que este dios permanezca aquí, y no dejaré que regrese a Egipto». Y este dios permaneció en Bakhtan tres años y nueve meses.

Un día en que el príncipe de Bakhtan dormía en su lecho, vio (en un sueño) que este dios había abandonado su capilla bajo la forma de un halcón de oro, y que emprendía el vuelo por el cielo, en dirección a Egipto. Se despertó angustiado, y dijo entonces al sacerdote de Khonsu-Quien-Establece-los-Designios-en-Tebas: «Este dios, estaba aquí con nosotros y al mismo tiempo volaba hacia Egipto». (responde el sacerdote): «Haz pues que su carro parta hacia Egipto». Entonces el príncipe de Bakhtan hizo partir a este dios hacia Egipto.

Hay en este pasaje dos elementos esenciales a resaltar. Por una parte, el gobernante extranjero es presa del miedo y la angustia ante el mensaje divino. El temor lo tiene apartado del dios, algo que se ha visto previamente, cuando la estatua cura a la princesa y se había mantenido, él y sus hombres, a distancia y aterrorizados antes la presencia imponente de la divinidad. De la misma forma, ante el sueño oracular el rey de Bakhtan acude al intermediario natural, el anónimo sacerdote de Khonsu que ha acompañado a la estatua divina en su odisea, y que como antes señalamos adopta un protagonismo claro en el desenlace. Le pide que interprete la voluntad divina y la respuesta, en forma de un mandato imperativo, es rotunda y directa: que el dios retorne a Egipto, con todo el cortejo y parafernalia con que llegó, y además con los presentes y regalos que el rey extranjero ofrece[30]. Y así llegamos a los últimos párrafos del texto, que relata escuetamente la llegada de la estatua a Tebas, donde se instala de nuevo en su santuario (donde se erigirá nuestra estela), no sin antes rendir pleitesía y mostrar su subordinación ante Khonsu-en-Tebas-Neferhotep.

Desde nuestra perspectiva, tenemos aquí uno de los temas fundamentales del relato, quizás el principal: un dios egipcio ha viajado al extranjero y corre el riesgo de ser retenido permanentemente allí, algo *a priori* inaceptable desde el punto de vista de la religión tradicional egipcia, y por supuesto de su clero. Insistimos en que es significativo que el faraón no reaparezca, como uno habría esperado, en este episodio final. Al fin y al cabo, la petición de ayuda para curar a la princesa se ha desarrollado a través de un intercambio de mensajes entre reyes. Ramsés II es quien recibe la solicitud del príncipe de Bakhtan y quien, bajo el mandato oracular de Khonsu-en-Tebas-Neferhotep, determina el viaje de la estatua. Que se supone un viaje de ida y vuelta. Y en el momento crítico en que el gobernante extranjero pretende, sin duda consciente de lo improcedente de su acción, retener la estatua, es el propio dios, por medio del sueño admonitorio, interpretado por

---

30. La mayoría de las traducciones no ponen palabra alguna en la boca del sacerdote, atribuyendo todo el discurso al rey de Bakhtan (Lefebvre 1949: 231; Witthuhn *et al.* 2015: 58). Sin embargo, seguimos la propuesta de M. Broze, que demuestra con claridad que la propia estructura gramatical del texto y el sentido interno de la trama argumental imponen la intervención imperativa del sacerdote de Khonsu: «*Le prince raconte tant bien que mal... ses visions nocturnes. Le nouvel objet de ses préoccupations, nṯr pn, est mis en evidence, autant que la confusión qui régne dans son esprit... La réponse du prêtre est limpide: s'il est parti (en rêve), c'est qu'il doit partir (en réalité)... L'orde est ainsi relié à ce qui précède, en découle logiquement. La clairvoyance du prêtre est bien dintinguèe du désarroi du prince. Tout éberlué, rempli d''effroi, ce dernier semble avoir perdu tous ses sens, toute sa capacité de raisonnement, tandis que le prêtre donne la solution avec autant de clarté que de rapidité...*» (Broze 1989: 74).

su sacerdote, quien logra doblegar la voluntad del rey de Bakhtan para permitirle regresar. En el caso antes citado de la estatua sanadora de Ishtar de Nínive enviada a Amenhotep III se señala enfáticamente que debe regresar a su lugar y templo de origen una vez cumplida su misión, lo que parece sugerir que en este tipo de situaciones se temía (parece que con razón) la posibilidad de retener la estatua de la divinidad prestada más tiempo del debido (*cf. supra* n. 21).

Es bien conocido en todo el Próximo Oriente Antiguo la práctica de arrebatar estatuas de dioses a los pueblos vencidos o sometidos, no solo como una manifestación del poder del vencedor, sino también –quizás sobre todo– como una forma de despojarlos del apoyo divino y hacer bascular el favor de los dioses hacia el nuevo dominador. Y hay una abundante información al respecto en el contexto de la conquista persa de Egipto. Las fuentes insisten, por una parte, en el daño que sufren los templos por obra de Cambises, dentro del proceso de conformación de una «leyenda negra» que está siendo muy cuestionada últimamente: está claro que la incorporación de Egipto *manu militari* supuso desorden, saqueos y sin duda episodios de destrucción, que de forma particularmente intensa se centrarían en los templos, que además de ser tradicionales repositorios de riqueza, eran edificios apropiados para ser utilizados por las tropas como acuartelamientos, bien protegidos tras las murallas exteriores[31]. Pero ya mostramos en otro trabajo que la actitud de Cambises como nuevo señor de Egipto (nuevo faraón, coronado como tal y con el protocolo onomástico de rey completo) fue mucho más proclive al respeto al país y a sus tradiciones religiosas de lo que se pensaba. Posiblemente también la política fiscal, de fijación de nuevos tributos que gravaban especialmente a los templos, contribuyera a esa imagen ulterior (Serrano Delgado 2004: 33-42).

Por otra parte, como muestra el paralelo de la estatua sanadora de Isthar de Nínive en Egipto en época de Amenhotep III, debió ser relativamente frecuente el flujo de imágenes divinas dentro de los territorios del imperio persa, en especial con destino a las grandes capitales de Susa o Persépolis. Un buen exponente es la célebre estatua de Darío I encontrada en Susa: elaborada por artistas del valle del Nilo, muestra una genial combinación de elementos asiáticos y egipcios, tanto en estilo, en la vestimenta, y especialmente en los textos que la adornan, que combinan persa antiguo, elamita y acadio (en cuneiforme) y egipcio jeroglífico, que constituye el texto más largo y relevante. Se especuló con la posibilidad de que se hubiera elaborado en piedra del Wadi Hammamat, es decir, de Egipto, aunque en la actualidad parece claro que se trabajó en un bloque de caliza oscura de los Zagros. Pero hay que señalar que el texto indica que se trata de una imagen que tiene su par en el santuario de Heliópolis, cerca de Menfis, lo que redunda en la posibilidad de que nos encontremos con un caso de estatuas viajeras. También es de destacar que la estatua parece materializar la identificación del rey persa con Atum-Ra, por un lado (el dios egipcio de quién procede toda legitimación real) y con Ahura-Mazda por otro, en un esforzado intento de sincretismo divino de indudable trascendencia política[32].

---

31. Aunque bastante más tardío, puede servir de adecuado paralelo el templo de Luxor. En época imperial romana, este recinto religioso se convierte en acuartelamiento de la legión, de las unidades militares destinadas a garantizar la seguridad de las fronteras meridionales del Egipto Romano. *Cf.* El-Saghir *et al.* (1986: *passim*).

32. Kervran *et al.* (1972: 235-266); Yoyotte (2013: 238-271); Serrano Delgado (2004: 44).

En cualquier caso, los que sí está bien documentado son las idas y venidas de egipcios entre el valle del Nilo y las capitales persas, algo que podría haber facilitado el desplazamiento de estatuas divinas, como sucede en el relato de Bentresh. Udjahorresnet, que explícitamente dice que Cambises le nombró médico real, residió en Persia bajo el reinado de Darío I, regresando a Egipto para revitalizar la institución de la Casa de la Vida[33]. Y Khnemibré, jefe de los tallistas y escultores bajo el reinado de Darío I, y representante de artistas y hombres cultivados que se instalan en la corte persa, posiblemente tuvo que ver en empresas tales como la estatua de Susa (Kervran *et al.* 1972: 263-265).

Además, hay un conjunto de textos que se refieren expresamente a desplazamientos de estatuas de dioses entre Egipto y Asia en tiempos del dominio persa. Estos documentos se datan en los primeros tiempos de la dinastía lágida, y, para su adecuada valoración, no hay que olvidar que están elaborados con la idea de exaltar la labor de los primeros Ptolomeos (y de Alejandro), para lo cual era muy conveniente cargar las tintas negativas en el persa y su relación con Egipto. Así, en un decreto trilingüe de Ptolomeo IV (Decreto de Pithom) se dice que el soberano «*se ocupó de las imágenes divinas que habían sido llevadas a la provincia de Siria y a provincia de Fenicia en los tiempos en que los Medos devastaron los templos de Egipto*» (Gauthier y Sottas 1935). En el Decreto de Canopo se menciona a «*las efigies de dioses que habían sido sacadas de Egipto por los villanos de Persia*» (Lorton 1971: 60-164). Y en la célebre Estela del Sátrapa, que data de los primeros tiempos del gobierno de Ptolomeo I, se dice que «él (Ptolomeo) trajo de vuelta las imágenes de los dioses que fueron encontradas en Asia, junto con todo el equipamiento del culto y documentos sagrados que pertenecían a los templos del Alto y Bajo Egipto, *y los depositó en sus lugares (correspondientes)*»[34].

5. PROPUESTA DE DATACIÓN Y MODELO EXPLICATIVO

Todo lo que acabamos de exponer adquiere, desde nuestro punto de vista, una especial relevancia para el tema fundamental de la datación de la estela, o, mejor dicho, para definir el contexto original que justifica el relato de la princesa Bentresh, su posesión y la intervención de la estatua divina. Se trata de una cuestión aún sin resolver y sobre la que, desde hace más de una centuria, se han venido ofreciendo diferentes soluciones: ya en 1883 Erman dejó claro que se trataba de un documento tardío, que no tenía nada que ver con el reinado de Ramsés II; Maspero, por su parte, optaba por la Dinastía XXV (kushita). La datación en tiempos de los Ptolomeos fue otra de las favoritas (Spiegelberg o Donadoni). En la actualidad se mantienen básicamente dos opiniones: 1) la época persa, inicialmente propuesta por G. Posener, uno de los egiptólogos que mejor conocían

33. «*La Majestad del Rey del Alto y Bajo Egipto, Darío, que vive para siempre, me ordenó volver a Egipto, cuando su Majestad estaba en Elam y era Gran Jefe de Todos los Países Extranjeros y Gran Gobernante de Egipto, para restaurar la institución de la Casa de la Vida... después de que decayera. Los extranjeros me llevaron de país en país, y me dejaron en Egipto como fue ordenado por el Señor de las Dos Tierras (Darío I)...*». Traducción de Serrano Delgado (2021: 191).

34. Para estos textos, y su adecuada contextualización, ver: Lorton (1971: *passim*); Morschauser (1988: 216-219); Quack (2015: 255-277).

ese período (Posener 1934: 75-81), y seguido recientemente por Burkard (1994: 35-57) y Morschauser[35], entre otros; 2) la época lágida, en concreto los primeros Ptolomeos, datación por la que apuesta la reciente síntesis elaborada por el equipo dirigido por O. Witthuhn y H. Sternberg-el Hotabi[36].

Llegados a este punto, queremos dejar claro que nuestra aportación aspira a convertirse en otro soporte más para contextualizar el relato de la Estela de Bentresh –su origen último al menos– en la época de la primera dominación persa de Egipto, es decir entre el 525 y el 404 a. C. Hay que tener presente que ni el contexto arqueológico, ni los datos lingüísticos o paleográficos del monumento, ni por supuesto las supuestas referencias o evocaciones de acontecimientos históricos concretos, permiten solucionar el problema de la datación. Y, sin embargo, vamos a tratar de demostrar que se puede avanzar si nos centramos en la estructura argumental, en la semántica profunda del relato, en los elementos que se enfatizan y aquellos que no, en el contexto ideológico-religioso subyacente (de acuerdo con una determinada situación sociopolítica). Se trata, siguiendo el método y las palabras del minucioso trabajo de M. Broze, de sumergirnos en la «lógica propia» del relato y aceptar «como principio de base que un texto posee una coherencia interna»[37]. En esta línea, la leyenda de la princesa Brentresh, su curación y el destino ulterior de la estatua sanadora de Khonsu generan un modelo explicativo o argumental que tiene una estructura precisa, con una serie de elementos que proyectan un modelo de desarrollo argumental del que podemos mostrar una serie de relevantes paralelos para comprender mejor el *Sitz im Leben* del relato. La definición del modelo se basa en documentos, fundamentalmente textos, que recogen episodios de naturaleza en última instancia religiosa y que tienen justamente que ver con la acción de los reyes persas de cara a los países y los pueblos que se van integrando en el Imperio, y muy especialmente con Egipto. Vamos a presentar algunos de estos documentos, como exponentes de una forma general de actuación, que refleja la relación de los súbditos con el rey persa en un contexto eminentemente religioso[38]:

5.1. La Biografía de Udjahorresnet: Este personaje, contemporáneo del final de la Dinastía XXVI Saíta y de la conquista persa, tuvo una dilatada carrera cortesana, como próximo y favorito de los primeros soberanos persas de Egipto, Cambises y Darío I.

---

35. Morschauser (1988: *passim*). Hay que retener en especial su argumentación en las páginas 218-219: «*Indeed, the Persian invasion furnishes us with both a plausible back-drop and impetus for the creation of the Bentresh Stela. The significance and appeal of such a text in the wake of the Persian conquest is readily apparent... The writting of the Bentresh Stela could have occurred anytime between 525/524 B.C. to 332 B.C. e.g., from the initial Persian invasion of Egypt to Alexander's conquest of the country*».

36. Witthuhn *et al.* (2015: *passim*). Especialmente, en las páginas 19-28 se recogen, de forma ordenada cronológicamente y enunciadas adecuadamente, todas las opiniones y criterios que se han publicado para datar la estela. También es muy ilustrativo consultar la bibliografía comentada que se incluye en las páginas 92-111. Hay que insistir, una vez más, en que esta cuestión estará sin resolver hasta que no se publiquen adecuadamente las dos copias recientemente halladas en los templos de Mut (Karnak) y de Luxor, aún inéditas, y cuyos estudios pueden eventualmente confirmar o modificar cualquier opinión que en la actualidad podamos sostener al respecto.

37. Broze (1989: *passim*; especialmente sugestivo el desarrollo de este planteamiento en las páginas 10 y 11).

38. Para un estudio más detallado de estos documentos, insistiendo en el modelo explicativo que aquí estamos aplicando a la Estela de Bentresh, ver Serrano Delgado (2004: *passim*).

Udjahorresnet es con toda seguridad uno de los principales actores de la preparación y puesta en escena de la coronación de Cambises como faraón, declarándose responsable del establecimiento de su protocolo onomástico oficial. Además, aprovecha su proximidad al rey y su favor para convencerlo de que ponga fin a la ocupación por parte de tropas extranjeras del templo de Neit de Sais, santuario nacional de la Dinastía Saíta, y para permitir que se purifique y consagre de nuevo este espacio sagrado de las liturgias tradicionales. Los acontecimientos no se detienen aquí: en el contexto de una visita de Cambises a este templo recién restaurado para el culto, Udjahorresnet, que entre otros títulos ostenta el de Sacerdote de Neit, dice expresamente que hizo que el soberano persa conociera «*la grandeza de Sais, que es la ciudad de los dioses todos, que residen allí en sus tronos eternamente*» y que se postrara delante de la diosa y le realizara una ofrenda de reconocimiento y subordinación:

> Su Majestad en persona fue al templo de Neit. Hizo una gran reverencia ante su Majestad, como cada rey había hecho. Hizo una ofrenda de toda cosa buena para Neit la Grande, la madre de dios, y para los grandes dioses que están en Sais, como cada rey benéfico hizo. Su Majestad realizó esto porque yo hice que su Majestad conociera la grandeza de Neit...

Udjahorresnet, como señalamos anteriormente, mantuvo su privilegiada posición bajo el reinado de Darío I, viajando hasta las capitales del imperio, Susa y Persépolis, posiblemente en calidad de médico del rey, algo que nos aproxima de nuevo al relato de la enfermedad de Bentresh[39].

5.2. Darío I en Menfis: Heródoto recoge una anécdota relativa a una visita de Darío I al templo de Ptah de Menfis. Allí, admirado por los «colosos de Sesostris» que se erigían en la fachada, manifiesta su voluntad de levantar a su vez una estatua propia similar, en el mismo lugar. Sin embargo, se topa con el desacuerdo del Sumo Sacerdote del dios, que le hace ver la inconveniencia de tal propósito, aduciendo que Sesostris había sometido a los Escitas y Darío aún no. Lo interesante es que, como señala Heródoto, Darío se pliega a la voluntad del sacerdote, rectificando su pretensión inicial[40].

5.3. Cambises y el *Akitu*: Un tercer paralelo muy claro, aunque esta vez fuera del contexto egipcio, lo encontramos en la babilónica *Crónica de Nabonido*, que recoge la participación de Cambises en el gran festival del *Akitu*, en Babilonia, actuando en nombre de su padre Ciro, aún como heredero al trono. Aunque el texto está parcialmente dañado, la sucesión de acontecimientos parece clara: Cambises debe presidir la procesión de la estatua de Nabu, una obligación de los reyes. Pero habiéndose presentado «en atuendo

---

39. Para la biografía de Udjahorresnet, ver Lloyd (1982: 166-180); Serrano Delgado (2004: *passim*). Para la traducción al castellano que aquí seguimos, y una presentación preliminar de este documento histórico, ver Serrano Delgado (2021: 189-193).

40. «*El sacerdote de Hefesto no permitió que el persa Darío erigiese una estatua suya delante de estas, alegando que no había realizado hazañas comparables a las del egipcio Sesostris; pues este, entre otros pueblos no menos importantes que los sojuzgados por Darío, había sometido también a los escitas, y en cambio Darío no había podido reducirlos; por lo tanto no era justo que la erigiese ante los monumentos consagrados por Sesostris, ya que no lo había superado en logros. Pues bien, cuentan que Darío convino en ello*» (Hdt. II, 110; traducción Schrader 1984: 396-397 y n. 396).

elamita», es decir, vestido a la persa y no con los ropajes rituales preceptivos, es amonestado por el sacerdote. Aparentemente el persa debió rectificar y aceptar la reconvención, ataviándose con los ropajes y demás elementos que la liturgia del *Akitu* imponía, ya que la ceremonia se vuelve a poner en marcha y es efectivamente completada[41].

Estos tres casos, que no son los únicos que podríamos citar[42], se adaptan a un modelo que es básicamente el mismo: se arranca de una desavenencia, un desencuentro o incluso un conflicto (como el caso de la ocupación del templo de Neit de Sais por tropas persas) que enfrenta a un rey extranjero dominador (el monarca persa) con las tradiciones religiosas nativas (egipcias y babilónicas, en los casos mencionados). Estas tradiciones se materializan en la figura de un sacerdote, que de alguna manera encarna la identidad nacional del pueblo conquistado. La denuncia y el reconocimiento de una acción impropia de cara a un templo, a los dioses o a los cultos y liturgias correspondientes[43] provocan la intervención del sacerdote nativo, intermediario entre los mandatos divinos (en realidad, la religión tradicional) y el emperador. Más aún, esta intervención adopta la forma no de una recomendación o consejo, sino de una reconvención o admonición que, en el caso de las anécdotas del *Akitu* babilónico y de Darío I en Menfis se presenta como imperativa, algo que en el último caso no deja de llamar la atención de Heródoto. También es sorprendente que el rey persa no solo acepte la reconvención, o la corrección, sino que se haga pública, al menos para quedar reflejada en los documentos que han llegado hasta nosotros. Nos encontramos, en resumidas cuentas, con un escenario de sumisión de la voluntad del rey extranjero ante las tradiciones religiosas y rituales egipcias (y babilónicas), expresadas a través del protagonismo especialmente enfatizado de los sacerdotes.

La impresión, obviamente siempre dentro del *decorum* y respeto que se debe al emperador persa, es que este acepta su responsabilidad, incluso su error, plegándose a seguir las normas rituales y religiosas del país conquistado. Y no olvidemos que en su calidad de conquistador tiene de su lado la fuerza, la autoridad y el poder. Esta casuística nos sitúa, por supuesto, ante la bien conocida nueva forma de hacer política que Ciro el Grande impone de cara a los pueblos y países que se van integrando en su nuevo proyecto de estado universal. El personaje fundacional del imperio persa, siempre un referente a imitar, instaura una actitud de benevolencia, de reconocimiento de la personalidad propia, de la autonomía y del respeto debido hacia los pueblos que, de inicialmente sometidos, pasan a convertirse en súbditos. Esta actitud de tolerancia y asimilación atiende de forma predominante a lo religioso, al respeto de los templos, los dioses y las tradiciones rituales con ellos ligadas (Serrano Delgado 2004: 43-46). Todo esto constituye una de las claves del éxito que al menos durante un tiempo tuvo el proyecto imperial persa, cuya unificación del Próximo Oriente será modelo de la obra de Alejandro y, a través de él, del proyecto universal de Roma.

---

41. Grayson (1975: n. 7); Glassner (1993: 201-204, n. 26). Ver también el comentario de Serrano Delgado (2004: 47-48).

42. El episodio de la reconstrucción del templo de Jerusalén, con el protagonismo fundamental de Nehemías y sobre todo de Ezra, intermediarios ante los soberanos persas Jerjes y Artajerjes, se adapta admirablemente bien al modelo que proponemos. Ver Serrano Delgado (2004: 50-51).

43. Es decir, la ocupación sacrílega del templo de Neit de Sais, la voluntad de erigir un coloso del monarca persa en terreno sagrado (el témenos del santuario de Ptah) o la desatención irreverente de los rituales del *Akitu* babilónico.

Lo que acabamos de exponer se adapta bien a la historia contenida en la Estela de Bentresh. Como señala Morschauser, la voluntad del rey de Bakhtan de retener la estatua de Khonsu lejos de Egipto marca un punto álgido y un giro en el relato (Morschauser 1988: 214 y ss.). Y además plantea un conflicto con las normas y usos religiosos, que imponen el regreso de la estatua a su templo, y en definitiva a Egipto. La ortodoxia egipcia se impone nuevamente, primero por medio del sueño y aparición del dios al gobernante extranjero, pero sobre todo por la intervención, de nuevo, del sacerdote como intermediario, interpretando el sueño y exhortando al rey de Bakhtan a que haga regresar la estatua a Tebas. Se trata, en esencia, del mismo modelo que hemos visto en los casos antes citados: conflicto inicial que afecta a lo sagrado, a los dioses o al ritual; intervención admonitoria de un sacerdote, intermediario plenipotenciario; finalmente triunfo sobre la voluntad del rey extranjero. Desde esta perspectiva, entendemos que se refuerza la propuesta de Morschauser (y de Posener) de contextualizar la historia de la princesa poseída y el viaje de la estatua curativa de Khonsu a Bakhtan en la época persa, y más concretamente en la época de la Primera Dominación Persa de Egipto, que, no lo olvidemos, supuso un período de la historia egipcia que abarcó casi 125 años.

CONCLUSIÓN: ARGUMENTOS ADICIONALES

No quisiéramos terminar sin poner de relieve que, además de cuanto llevamos expuesto, hay una serie de detalles incluidos en el relato de la Estela de Bentresh que se ajustan a nuestra argumentación, y que desde nuestro punto de vista no se han estudiado y enfatizado lo suficiente. Por ejemplo, llama la atención, como antes señalamos, el papel claramente secundario del faraón egipcio, que se supone es nada menos que Ramsés II. Tras unas primeras actuaciones en las que su figura es meramente instrumental, para dar pie a la aparición primero de la reina extranjera Neferura, y posteriormente de su hermana enferma, Bentresh, y del «hombre sabio» encargado de sanarla, desaparece hacia la mitad del relato, tras el envío de la estatua de Khonsu. Y ya no lo volvemos a encontrar, ni siquiera en las últimas líneas del texto, donde se recoge el regreso triunfal de Khonsu a Tebas, y donde lo esperable hubiera sido una calurosa acogida por parte del rey, que compartiría así el éxito del viaje del dios. Si se hubiera tratado de una historia generada en el contexto del Tercer Período Intermedio, época saíta, o bajo alguna de las últimas dinastías indígenas (como también se ha propuesto), la figura del soberano habría tenido un protagonismo mucho mayor, así como la propaganda real. Entendemos que esto es válido también para el Egipto ptolemaico, y más si tenemos en cuenta la estrategia de fortalecimiento de la monarquía, dentro de las tradiciones egipcias, que emprenden los soberanos griegos herederos de Alejandro. Solo hay que asomarse a los documentos reales generados a partir de Ptolomeo I, en especial los relativos a la repatriación de estatuas divinas mencionados anteriormente, para percibir la diferencia, marcada por una declarada exaltación del soberano. La historia de la princesa Bentresh parece encuadrarse en un contexto en el que Egipto, sus templos y sus dioses, no disponen del tradicional apoyo y tutela del faraón. Será la propia divinidad, con el sacerdote (que no el faraón) como instrumento, quien confronte la voluntad del soberano extranjero. Esta confrontación, por supuesto, no puede ser violenta, o recurrir a la fuerza: será la voluntad de

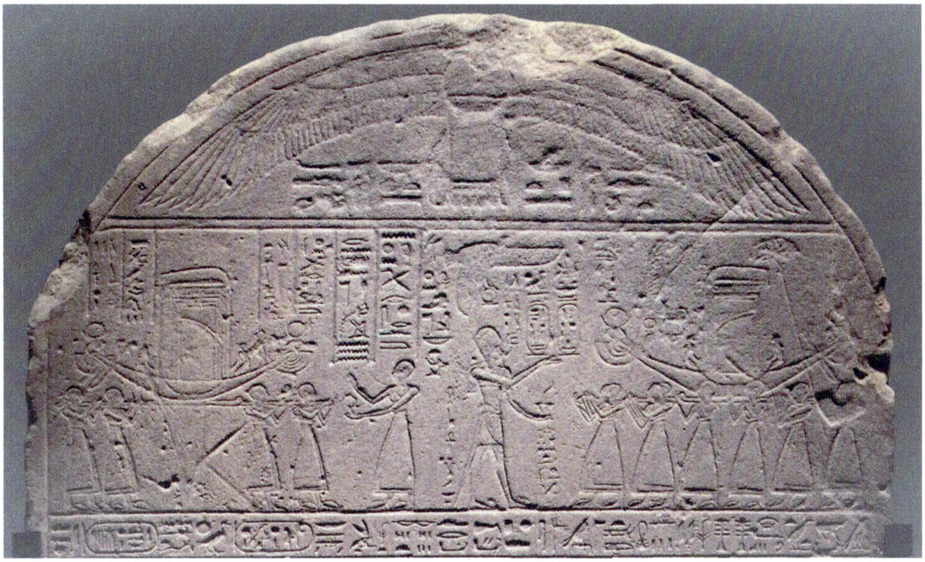

Figura 3. Luneto de la Estela de Bentresh, con la representación de las barcas de las dos advocaciones de Khonsu. Fuente: Wikimedia Commons: Stele of the healing of Bakhtan-C 284-IMG 3868-gradient.jpg

los dioses, expresada a través de sus servidores, la que otorgue lo que podríamos calificar como una auténtica victoria moral de Egipto. Y son estos sacerdotes, depositarios de los profundos valores de la religión, y con ellos de la dignidad nacional egipcia, los que en definitiva gestionan el conflicto y terminan imponiendo su voluntad (la voluntad divina) al rey extranjero, ya sea el emperador persa (Cambises o Darío), o el ficticio príncipe de Bakhtan, cuya historia fabulada se convierte así en una parábola con moraleja implícita.

Además del papel que juega el sacerdote en el relato, esto queda reflejado de manera muy gráfica y visual en el luneto de la estela (fig. 3). Aquí, la figura del faraón, que venera la barca de Khonsu-en-Tebas-Neferhotep, tiene su contrapartida en el sacerdote, que hace lo propio con la barca de Khonsu-quien-fija-los-Designios-en-Tebas, el auténtico protagonista de la historia. Poco habitual es que las dimensiones del sacerdote sean casi iguales que la figura antitética del rey[44]. Por otra parte, las columnas del texto que acompañan al primero destacan mucho más que las del faraón: los signos son más grandes, trazados con más cuidado y, sobre todo, están más profundamente tallados para, con el claroscuro, realzar al sacerdote, cuyo nombre se lee mucho mejor que el del propio Ramsés II. Se trata de una cuestión que, sorprendentemente, ha sido descuidada en los estudios previos[45].

44. En este contexto iconográfico, uno hubiera esperado una figura doble, «en espejo», del soberano. Esta anomalía con respecto a los modelos de las estelas reales no debe ser fruto de la casualidad y conlleva un mensaje intencionado.

45. Esto se aprecia bien, por ejemplo, en Broze (1989: 79 y ss.). Y sobre todo en el decepcionante tratamiento superficial que se ofrece en Witthuhn *et al.* (2015: 14).

Más aún, el estudio del nombre del sacerdote del luneto, *ḫnsw ḥ3t nṯr nb*, ofrece interesantes resultados: se trata de un antropónimo teóforo que contiene la mención a Khonsu, adoptando la forma de una frase, algo que se hace muy común a partir del Tercer Período Intermedio y hasta la época grecorromana. Con respecto al nombre concreto de Khonsu-Hat-Necher-Neb (que se podría traducir como «Khonsu-a-la-Cabeza-de-Todos-los-Dioses»), siempre se había tenido como poco común[46]. Sin embargo, este antropónimo se encuentra en una estatua cubo, de datación incierta dentro del Reino Nuevo[47], y en un papiro de época ramésida tardía (Gardiner 1941: 70), además de en una mesa de ofrendas de Turín, también de datación imprecisa, entre finales del Reino Nuevo y época saíta (Thirion 1981: 86). Y sobre todo hay que señalar que está presente en no menos de media docena de grafitos del gran templo de Khonsu-en-Tebas-Neferhotep, dentro del gran recinto de Karnak; estos grafitos están datados entre las dinastías XXI y XXIII[48]. Ello deja abierta la posibilidad de que tras el origen de la ficción del relato de la Estela de Bentresh pudiera estar una familia tebana de sacerdotes de Khonsu. Incluso se podría ocultar algún episodio o anécdota, similar a los que hemos estudiado más arriba, que por desgracia nos es desconocido. En todo caso, no está de más llamar la atención sobre algunos hallazgos que podrían ser indicios de una especial atención y cuidado de Darío I con relación al santuario de Karnak, y en especial con el templo de Khonsu[49]. Y no olvidemos que este monarca es el responsable de la edificación, como señalábamos más arriba, del espectacular templo de Hibis, dedicado a la Tríada Tebana (Amon, Mut y el propio Khonsu).

Otra cuestión a la que tampoco se ha prestado la atención debida son las circunstancias del hallazgo de la estela o, mejor dicho, cómo se encontró dentro del santuario ptolemaico mencionado anteriormente. Este dato adquiere particular relevancia porque el estudio reciente más importante apuesta claramente por proponer una datación en época ptolemaica, más concretamente en el reinado de Ptolomeo IV Filopator, entendiendo contemporáneas la estela y la última reconstrucción del llamado Templo C (fig. 2)[50]. Pero

---

46. El clásico (pero aún hoy día insustituible) repertorio onomástico de Ranke solamente incluye una ocurrencia, justamente la de la Estela de Bentresh (Ranke 1935, vol. I: 271 n.º 11). La reconstrucción que propone es *ḫnsw* (*r*- o bien *m*-) *ḥ3t nṯr nb* (= «*Khonsu ist an der Spitze von allen Göttern*»).

47. Este documento se encuentra en el Museo del Cairo. *Cf.* Borchardt (1930: 82-83, n.º 771 y lám. 142). La datación que en esta publicación se ofrece es únicamente «Reino Nuevo», pero merece la pena señalar que se encontró en Karnak, y que se hace mención a *ḫnsw ḥry ib W3st* («Khonsu-el-que-reside-en-Tebas»), posiblemente Neferhotep.

48. Se trata de inscripciones votivas que mencionan a un buen número de sacerdotes y de personas relacionadas con el culto a Khonsu, fundamentalmente datables en el Tercer Período Intermedio. *Cf.* Jacquet-Gordon (2002: n.º 49, 180, 244, 245 A y B y 246).

49. Estos hallazgos son: 1) el cilindro-sello de Darío I, uno de los mejores ejemplares de la glíptica imperial aqueménida, y posiblemente una ofrenda personal del emperador al santuario de Karnak (Yoyotte 1952: 165-167). 2) El contrapeso de un collar-*menat* de fayenza, que contiene la única evidencia del nombre de Horus de Darío I. Fue encontrado además en un depósito en el santuario de Karnak, con otros documentos de este monarca persa (Legrain 1907: 51; Serrano Delgado 2001: 180-181). 3) Un fragmento de un tambor de columna con un texto que menciona a Darío I como rey del Alto y Bajo Egipto «que ejecuta los rituales». Encontrado en el templo de Khonsu Neferhotep, es sin duda testimonio de una actividad edilicia en esta zona de Karnak, aunque no han quedado otros restos de la misma (*cf.* Traunecker 1980: 209-213).

50. Nos remitimos a la exposición, centrada exclusivamente en los datos arquitectónicos de la última fase de este santuario de Khonsu, que ofrece O. Witthuhn («Zu Datierung der Bentresch Stele») en Witthuhn *et al.* (2015: 62-67).

este planteamiento parece olvidar que no hay duda de que la edificación ptolemaica se superpone a un santuario preexistente, objeto de sucesivas reformas con las que posiblemente hay que relacionar un buen grupo de materiales de más temprana datación que se encuentran en la zona[51]. Y el último trabajo de excavación importante realizado en el solar del citado Templo C, dirigido por Redford, establece su fase más antigua al menos en las dinastías XXV-XXVI (Redford 1988: 1-13; Thiers 2003: 585-597), lo que nos sitúa de nuevo en el umbral de la época persa.

Además, queda la pregunta de por qué la estela está limpiamente cortada en dos mitades, con sumo cuidado, con el fin de no afectar, en la medida de lo posible, al texto. Descartando que se trate de una acción moderna, posterior a su descubrimiento por Rossellini y Champollion en 1829, queda la posibilidad de que haya sido el resultado de la manipulación del monumento, movido de su posición original, quizás a consecuencia de una reconstrucción y reestructuración del santuario de Khonsu-Quien-Establece-los-Designios-en-Tebas, el dios a quien estaba dedicado el citado Templo C. Esta posibilidad es en la actualidad admitida, con muchas reticencias (Sternberg el-Hotabi y Witthuhn 2013: 96, n. 33; Witthuhn *et al.* 2015: 14, n. 13 y 14). Y, sin embargo, es algo que parece quedar reconocido por el descubridor de la inscripción y de los restos de lo que luego será llamado el Templo C, Rossellini, que aun describiendo el contexto grecorromano en que la encuentra, la considera obra más antigua, por desgracia sin proporcionar más detalles aclaratorios[52]. Pero si este contexto permitió al pionero italiano inferir que era documento anterior a la obra ptolemaica, nos encontramos de nuevo apuntando hacia los siglos VI-V a. C., y, por tanto, a la dominación persa de Egipto.

BIBLIOGRAFÍA

ADKINS, L. y ADKINS, R. (2000): *Las claves de Egipto. La carrera por leer los jeroglíficos.* Madrid, Debate.

AGUT-LABORDÈRE, D. y CHAUVEAU, M. (2011): *Héros, Magiciens et Sages Oubliés de l'Égypte Ancienne: una anthologie de la Littérature en Égyptien Démotique*. Paris, Les Belles Lettres.

BARDINET, Th. (1995): *Les Papyrus Médicaux de l'Égypte Pharaonique*. Paris, Fayard.

BECKMAN, G. (1998): «Ishtar of Niniveh reconsidered», *Journal of Cuneiform Studies* 50, 1: 1-10.

BONNET, H. (1952): *Reallexikon der Ägyptische Religionsgeschichte*. Berlin, Walter de Gruyter.

BORCHARDT, L. (1930): *Statuen und Statuetten von Königen und Privatleuten (Cairo Gatalogue Général)*. Berlin, Reichsdruckerei.

51. Para una relación exhaustiva de los materiales adscritos al área del Templo C, ver Porter y Moss (1972: 254). Los propios defensores de la datación ptolemaica no dejan de reconocer la realidad de santuarios preexistentes. *Cf.* Sternberg el-Hotabi y Witthuhn (2013: 96, «*...der Kern des Gebäudes... an der Stelle eines früheren Heiligtums errichtet wurde*»).

52. «*... un gran sasso che sembra aver già formato una Stela, e che ora giace incomposto negli avanzi di un piccolo edificio tra il mezzodì e il levante di Karnac. Questo piccolo edificio sembra opera dei tempi romani, perché vedesi messo insieme di frammenti i quali già furono ornati di sculture Tolemaiche. La quale Stela era forse una reliquia di piu antico edificio, che in questo piu moderno si conservava*» (Rosellini ed. 1832-1844, vol. I, 2: 47 y ss.).

BREASTED, J. H. (1930): *The Edwin Smith Surgical Papyrus*, 2 vols. Chicago, University of Chicago.

BROZE, M. (1989): *La Princesse de Bakhtan: essay d'analyse stylistique*. Bruxelles, Fondation Égyptologique Reine Elisabeth.

BRUNNER, H. (1975): «Chons», *Lexikon der Ägyptologie* I: 960-963. Wiesbaden, Harrassowitz.

BURKARD, G. (1994): «Medizing und Politik: Altägyptische Heilkunst am persischen Königshof,», *Studien zur Altägyptischen Kultur* 21: 35-57.

BURKARD, G. y THISSEN, H. J. (2008): *Einführung in die Altägyptische Literaturgeschichte* II: *Neues Reich*. Berlin, Lit Verlag.

CANNUYER, Ch. (2001): «Thotemheb, le savant Scribe ramesside de la Stèle de Bakhtan», *LingAeg* 9: 37-43.

CASTEL RONDA, E. (2001): *Gran Diccionario de Mitología Egipcia*. Madrid, Alderabán.

CRUZ-URIBE, E. (1994): «The Khonsu Cosmogony», *Journal of the American Research Center in Egypt* 3: 169-189.

CHAMPOLLION, J.-F. (1822): *Lettre à M. Dacier relative à l'alphabet des hiéroglyphes phonétiques*. Paris, Firmin Didot.

DARESSY, G. (1894): «Notes et remarques», *Recueil de Travaux relatifs à la Philologie et à l'Archéologie Égyptiennes* 16: 42-60.

DAWSON, W. R. y UPHILL, E. P. (1995): *Who was who in Egyptology*. 3.ª edición revisada por M. I. Bierbrier. London, Egypt Exploration Society.

EL-SAGHIR, M.; GOLVIN, J.-C.; REDDÉ, M.; HEGAZY, E. y WAGNER, G. (1986): *Le camp romain de Louqsor (avec une étude des graffites gréco-romains du temple d'Amon)*. Mémoires IFAO 83. Le Caire, IFAO.

ENGLUND, G. (1978): *Akh: Une notion religieuse dans l'Egypte pharaonique*. Acta Universitatis Upsaliensis. Studies in Ancient Mediterranean and Near Eastern Civilizations 11. Uppsala, Universiy of Uppsala.

(The) EPIGRAPHIC SURVEY (1978): *The Temple of Khonsu 1*. Chicago, Oriental Institute Publications 100.

(The) EPIGRAPHIC SURVEY (1981): *The Temple of Khonsu 2*. Chicago, Oriental Institute Publications 103.

FAULKNER, R. O. (1962): *A Concise Dictionary of Middle Egyptian*. Oxford, University Press.

GALÁN, J. M. (2005): *Four Journeys in Ancient Egyptian Literature*. Göttingen, Seminar für Ägyptologie und Koptologie.

GARDINER, A. H. (1938): «The House of Life», *The Journal of Egyptian Archaeology* 24, 2: 157-179.

GARDINER, A. H. (1941): «Ramesside Texts relating to the taxation and transport of corn», *The Journal of Egyptian Archaeology* 27: 19-73.

GASSE, A. (2004): *Les stèles d'Horus sur les crocodiles*. Paris, Musée du Louvre.

GAUTHIER, H. y SOTTAS, H. (1935): *Un Décret Trilingue en l'honneur de Ptolémée* IV. Le Caire, IFAO.

GESTOSO, G. (2019): «Los dioses de la pestilencia en el discurso inter-cultural en la época de El Amarna», *Antiguo Oriente* 17: 157-218.

GLASSNER, J. J. (1993): *Chroniques Mesopotamiènnes*. Paris.

GRAYSON, A. K. (1975): *Assyrian and Babylonian Chronicles*. New York, J. J. Augustin.

HANNIG, R. (1995): *Grosses Handwörterbuch Ägyptisch-Deutsch*. Kulturgeschichte der antiken Welt 64. Mainz, von Zabern.

HARTLEBEN, H. (1906): *Champollion, sein Leben und sein Werk*, 2 vols. Berlin, Weidmannsche Buchhandlung.

HARTLEBEN, H. (1909): *Lettres et Journaux de Champollion*. Paris, Ernest Leroux.

JACQUET-GORDON, H. (2002): *The Graffiti of the Khonsu templs roof at Karnak: a manifestation of personal piety.* Chicago, Oriental Institute Publications 123.

JANÁK, J. (2013): «Akh», *UCLA Encyclopedia of Egyptology* 1, 1. https://escholarship.org/uc/item/7255p86v (4 de julio de 2022).

JONCKHEERE, F. (1958): *Les Médecins de l'Egypte pharaonique, essai de prosopographie*. Bruxelles, Fondation Égyptologique Reine Élisabeth.

KERVRAN, M. *et al.* (1972): «Une statue de Darius découverte à Suse», *Journal Asiatique* 260: 235-266.

KOUSOULIS, P. (2007): «Dead entities in living bodies: The Demonic influence of the dead in the medical texts», en J.-C. Goyon y Ch. Cardin (eds.), *Proceedings of the Ninth International Congress of Egyptologists (Grenoble, 6-12 Septembre 2002).* Orientalia Lovainensa Analecta 150: 1043-1050. Leuven-Paris, Peeters.

LEFEBVRE, G. (1949): *Romans et Contes Égyptiens de l'Époque Pharaonique*. Paris [trad. española, *id.* (2003): *Mitos y Cuentos del Antiguo Egipto*. Madrid, Akal].

LEGRAIN, G. (1907): «Le nom d'Horus de Darius», *Annales du Service des Antiquités de l'Egypte* 8: 51.

LEITZ, Ch. (ed.) (2002): *Lexikon der Ägyptische Götter und Götterbezeichnungen* (abreviado LÄGGB), 7 vols. Leiden, Peeters.

LICHTHEIM, M. (1976): *Ancient Egyptian Literature II: The New Kingdom*. Berkeley, University of California Press.

LICHTHEIM, M. (1980): *Ancient Egyptian Literature III: The Late Period*. Berkeley, University of California Press.

LIVERANI, M. (1998): *Le Lettere di El-Amarna. 1: Le lettere dei «Piccoli Re»*. Brescia, Paideia Editrice.

LORTON, D. (1971): «The Supposed Expedition of Ptolemy II to Persia», *The Journal of Egyptian Archaeology* 57: 160-164.

LLOYD, A. B. (1982): «The inscription of Udjahorresne: A collaborator's testament», *The Journal of Egyptian Archaeology* 68: 166-180.

MORAN, W. L. (1992): *The Amarna Letters*. Baltimore, The Johns Hopkins University Press.

MORSCHAUSER, S. N. (1988): «Using history: reflections on the Bentresh Stela», *Studien zur Altägyptischen Kultur* 15: 203-223.

NUNN, J. F. (1996): *Ancient Egyptian Medicine*. University of Oklahoma Press.

PORTER, B. y MOSS, R. (1972): *Topographical Bibliography of Ancient Egyptian Hieroglyphic Texts, Statues, Reliefs and Paintings, vol. II: Theban Temples*. Oxford, Clarendon Press.

POSENER, G. (1934): «À propos de la Stèle de Bentresh», *Bulletin de l'Institut Français d'Archéologie Orientale* 34: 75-81.

QUACK, J. F. (2015): «Importing and Exporting Gods: on the flow of deities between Egypt and its neighboring countries», en A. Flüchter y J. Schöttli (eds.), *The Dynamics of transculturality: concepts and institutions in motion*: 255-277. Heidelberg, Springer.

RANKE, H. (1935): *Die Ägyptische Personennamen*, 3 vols. Glückstadt, J. J. Augustin.

REDFORD, D. B. (1988): «The Excavation of the Temple C: First Preliminary Report», *The Journal of the Society for the Study of Egyptian Antiquities* 18: 1-13.

RITNER, R. K. (1989): «Horus on the Crocodiles: a Juncture of Religion and Magic in Late Dynastic Egypt», en W. K. Simpson (ed.), *Religion and Philosophy in Ancient Egypt*: 103-116. New Haven, Yale University Press.

ROSSELLINI, I. (ed.) (1832-1844): *I Monumenti dell'Egitto e della Nubia, disegnati dalla spedizione scientifico-letteraria Toscana in Egitto*. Pisa, Presso Nicoló Capurro.

SAVE-SÖDERBERGH, Th. (1957): *Four Eighteenth Dynasty Tombs*. Oxford, University Press.

SCHRADER, C. (1984): *Heródoto: Historia: Libros I-II.* Madrid, Biblioteca Clásica Gredos.

SEELE, K. C. (1947): «Horus on the Cocrodiles», *Journal of Near Eastern Studies* 6, 1: 43-52.

SERRANO DELGADO, J. M. (2001): «La titulatura real de los faraones persas», en J. Cervelló y A. Quevedo (eds.), *Ir a Buscar Leña: Estudios dedicados al prof. Jesús López*. Aula Aegyptiaca Studia 2: 175-184. Barcelona, Universidad Autónoma de Barcelona.

SERRANO DELGADO, J. M. (2004): «Cambyses in Sais: Political and religious Context in Achaemenid Egypt», *Chronique d'Égypte* LXXIX (157-158): 31-52.

SERRANO DELGADO, J. M. (2021): *Textos para la Historia Antigua de Egipto*. Madrid, Cátedra (1.ª edición ampliada).

SOLÉ, R. (2001): *La Expedición Bonaparte: el nacimiento de la Egiptología*. Barcelona, EDHASA.

SZPAKOWSKA, K. (2009): «Demons in Ancient Egypt», *Religion Compass* 3, 5: 799-805.

STERNBERG EL-HOTABI, H. y WITTHUHN, O. (2013): «Eine Bleitafel aus Sizilien: Moderne Fälschung oder römerzeitliche Kopie der Bentreshstele?», *Göttinger Miszellen* 239: 91-114.

THIERS, Ch. (2003): «Une porte de Ptolémée Évergète II consacrée à Khonsou-qui-fixe-le-sort», *Cahiers de Karnak* 1: 585-601.

THIRION, M. (1981): «Notes d'onomastique: Contribution à une révision du Ranke PN (Deuxième Série)», *Revue d'Égyptologie* 33: 79-87.

TRAUNECKER, Cl. (1980): «Un document nouveau sur Darius I à Karnak», *Cahiers de Karnak* 6: 209-213.

TRAUNECKER, Cl. (1998): «Les graffiti des frères Horsaisis et Horemheb. Une famille de prêtres sous les derniers Ptolèmées», en W. Clarysse, A. Schoors y Harco Willems (eds.), *Egyptian religion: the last thousand years: studies dedicated to the memory of J. Quaegebeur*, II: 1193-1229. Leuven, Peeters.

WESTENDORF, W. (1999): *Handburch der altägyptischen Medizin*. Leiden, Brill.

WITTHUHN, O.; STERNBERG-EL HOTABI, H.; KLIMEK, H. M.; GLÖCKNER, M. y DEMUTH, G. (2015): *Die Bentresh-Stele: ein Quellen- und Lesebuch. Forschungsgeschichte und Perspektiven eines ptolemäerzeitlichen Denkmals aus Theben (Ägypten)*. Göttingen, Göttinger Miszellen Occasional Studies Band 2.

YOYOTTE, J. (2013): «The Egyptian Statue of Darius», en J. Perrot (éd.), *The Palace of Darius at Susa. The great royal residence of Achaemenid Persia*: 238-271. London, Bloomsbury Academic.

YOYOTTE, J. (1952): «La provenance du cylindre de Darius [BM 89.132]», *Revue d'Assyriologie et d'Archeologie Orientales* 46: 165-167.

Conjuros, prescripciones médicas y hierbas medicinales en el reino de Ugarit

Juan Antonio Belmonte Marín
Universidad de Castilla-La Mancha

Ugarit fue una ciudad costera del Mediterráneo Oriental, hoy un yacimiento arqueológico denominado *Rāš Šamra* (رأس شمرة) de unas 20 ha, situado 12 km al norte de Latakia, en el noroeste de la actual República Árabe Siria (conocido desde el año 1928). Fue capital de un reino que alcanzó su esplendor entre el 1800 y el 1200 a. C., periodos del Bronce Medio [BM] II (*ca.* 1800-1600 a. C.) y Bronce Final [BF] (*ca.* 1600-1185 a. C.).

1. UGARIT: REINO Y ARCHIVOS

El Reino de Ugarit estuvo inmerso en el «Sistema Regional del Bronce Final» (Liverani 1995: 440 = Liverani 2014: 336), donde una serie de «potencias medio/grandes» (algo así como un G7) controlaban a «pequeñas potencias situadas en su región» (Liverani 2003: 72-73). Ugarit estuvo ligada a dos de ellas: Egipto (*ca.* siglo XV hasta 1350 a. C.) y Ḫatti (*ca.* 1350-1185 a. C.). En esta segunda fase, el Reino de Ugarit estuvo inmerso en las estrategias geopolíticas de esta potencia anatolia en el norte de Siria (fig. 1). La máxima expansión de este reino coincidió con la fase II del Bronce Final (*ca.* 1370-1250 a. C.). Una extensión que pudo haber coincidido con la actual «provincia de Latakia» (مُحافظة اللاذقية *muḥāfaẓah al-Lāḏiqīyah*) con una superficie de 2300 km² (Van Soldt 2005: 115; Van Soldt 2010: 259; Van Soldt 2016: 142, véase fig. 2).

Fue un reino del que conocemos ocho monarcas: *ʿAmmiṯtamru* I (primer tercio del siglo XIV a. C.), *Niqmaddu* II (*ca.* 1370-1340), *Árḫalba* (*ca.* 1340-1330), *Niqmepaʿ* (*ca.* 1330-1260), *ʿAmmiṯtamru* II (*ca.* 1260-1230), *Íbirānu* (*ca.* 1230-1210), *Niqmaddu* II (*ca.* 1210-1200) y *ʿAmmurapiʿ* (*ca.* 1200-1185). Los dos primeros reyes fueron remitentes amarnienses (Belmonte 2005: 170-171, n. 129; Vidal 2021: 134-135), pertenecientes por tanto a un periodo histórico en la «órbita egipcia». Con la conquista de Karkemiš por Šuppiluliuma (*ca.* 1350 a. C.), el reino de Ugarit se vería obligado a mirar a la nueva potencia dominante en la zona, y *Niqmaddu* II de Ugarit acabaría firmando un tratado con Ḫatti (Singer 1999: *passim*; Yon 2006: 16-24; Halayqa 2010: 298-317; Van Soldt 2016: 142; Buck 2020: 99-116; Vidal 2021: 132-133).

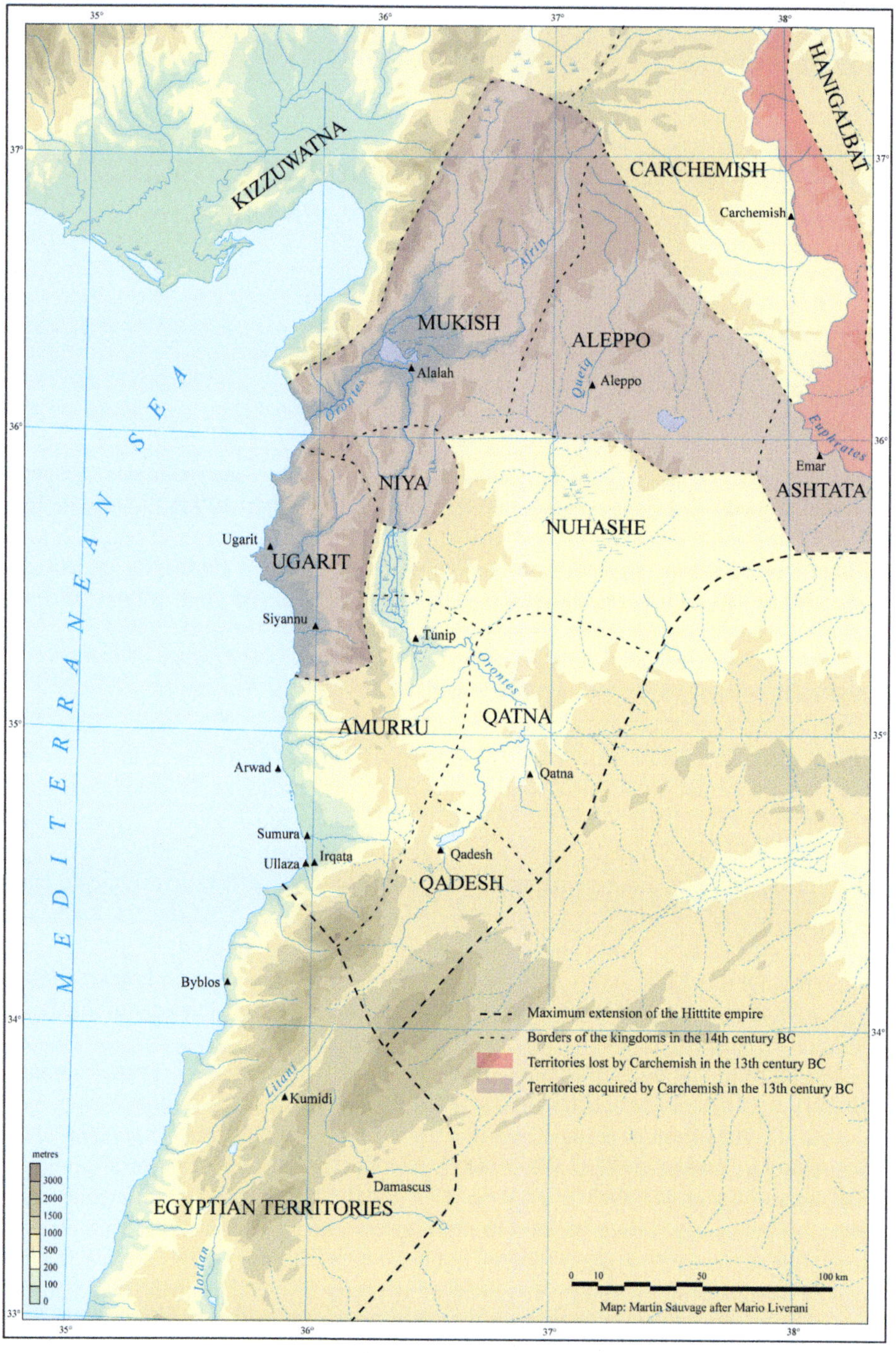

Figura 1. Dominios egipcios e hititas en el norte de Siria
(https://journals.openedition.org/syria/docannexe/image/4985/img-2.jpg)

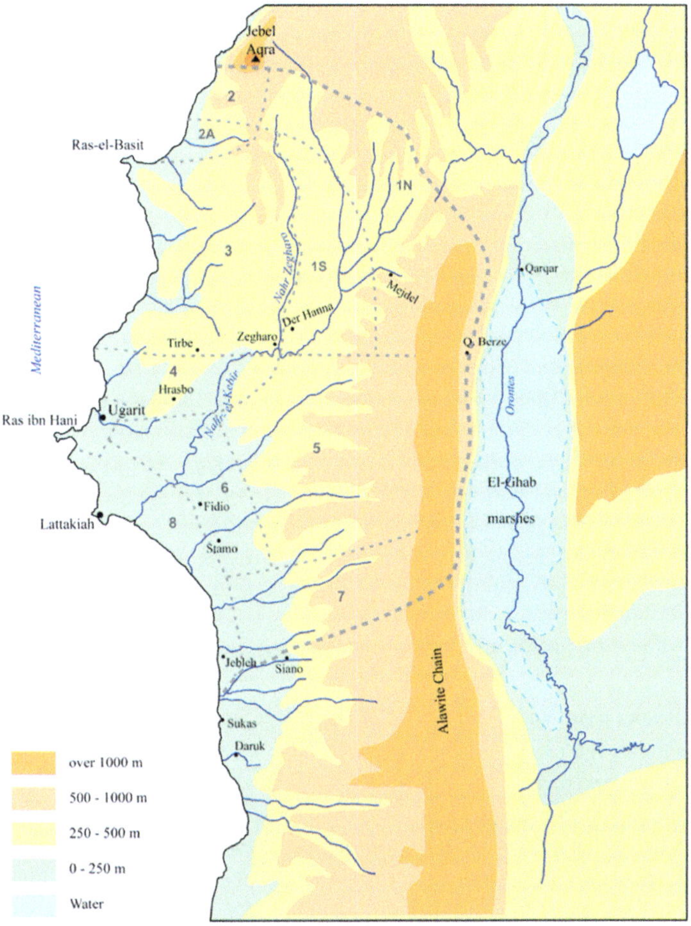

Figura 2. Reino de Ugarit (https://journals.openedition.org/syria/docannexe/image/5121/img-4.jpg)

Se trataba de un nuevo periodo para la historia de este reino costero, de cuya organización política y administrativa obtenemos unas casi 5000 piezas con inscripciones de tipología variada y lenguas diversas (Hawley 2020: 258), siendo los textos escritos en tablillas de barro (con escritura silábica sumerio-acadia y alfabética ugarítica) los más representativos (*ca.* 4500[1]). Todas ellas fueron alojadas en trece archivos, doce situados en la capital del Reino, *Rāš Šamra* (*RS*), yacimiento excavado desde 1929[2], y uno

1. Silábicos (*ca.* 2170): 200 listas, 10 de culto, 400 legales, 400 cartas, 560 escolares y similares y 600 *varia* (*cf.* Hawley, Pardee & Roche-Hawley 2015: 232; Vita 2021: 1220). Alfabéticos (*ca.* 2120: 1910 [*RS*] + 210 [*RIH*]): 180 Mitos/leyendas, 1000 adm., 100 cultuales, 115 cartas, 35 jurídicos, etc. (Huehnergard 2012: 3-6; Hawley 2020: 259).

2. La mejor información sobre la *Mission archéologique de Ras Shamra* se puede obtener en este enlace: https://www.mission-ougarit.fr/parutions/. Allí se pueden ver los resultados de las diferentes campañas y la forma de citar las «piezas»: *RS* 1.nn (1929) – *RS* 34.nn (1973). A partir de 1975 es *RS* 75.nn hasta actualidad *RS*.Año.nn. Está la *Mission de Ras Shamra* (*MRS*) con 18 vols., donde el 13 y el 14 no se publicaron, entre 1937 y 1978. Dentro se halla *Ugaritica* (*Ug.*) con 7 volúmenes [*MRS* 3, 5, 8, 15, 16, 17 & 18] & *Palais Royal*

en *Rāš Ibn Hani* (*RIH*), suroeste de Ugarit, la «Residencia Real de verano» (excavado desde 1973[3]).

Entre ellos se distinguen dos archivos «estatales», el *Palacio Real de Ugarit* (*PRU*) y el *Palacio Norte de RIH* (Archivo palatino secundario), 7 «privados» ubicados en las siguientes casas: *Casa del Gran Sacerdote* (entre el templo de *Baʿlu* y el de *Dagán*), *Casa de Binu Agapṯarri – Sacerdote Hurrita* (en el sur de la Acrópolis), *Casa de ʾUrtēnu* (Centro sur), *Casa de Rapānu* (Barrio Residencial norte), *Casa de Rašap-Abu* (Barrio Residencial sur), *Casa de Yabnīnu* (sur del Palacio) y *Casa del Letrado* (o *Archivo de las tablillas literarias*, en el sur de la Ciudad); y 4 «archivos residuales» (o grupos de tablillas dispersas por la ciudad): *Colección de textos* (entre el *Palacio Real de Ugarit* y la *Casa de Yabnīnu*), *Colecciones de textos* (dispersos en la *Acrópolis*), *Colecciones de textos* (dispersos en la *Ciudad Baja*) y el *Archivo de la «Maison aux Jarres»* (Van Soldt 2000; Yon 2006: 43-44 & 111-112; Del Olmo 2018a: 11 & *passim*; fig. 3).

Por otros caracteres funcionales, vemos archivos «religiosos», como los de la *Casa del Gran Sacerdote* y de la *Casa de Binu Agapṯarri*; «literarios» son los de la *Casa del Letrado* y una parte de *Casa de Binu Agapṯarri* (llamada también *Biblioteca Lamaštu*, *cf.* Del Olmo 2017: 497-500); «administrativos»: *Casa de Rašap-Abu* y *Casa de Yabnīnu*, o de «cancillerías»: *Casa de ʾUrtēnu* y *Casa de Rapānu*.

2. UGARIT EN SUS TEXTOS: RELIGIÓN Y ARTE DE LA SANACIÓN

Buena parte de la «religiosidad» de esta ciudad tiene un importante componente mágico. Para Jesús Luis Cunchillos (1936-2006[4]), «El cananeo es un mundo mediterráneo, placentero y realista. La *enfermedad* se combate con la *medicina* y, donde ésta no llega, por medio de *prácticas mágicas* no exentas de un cierto saber hacer ancestral. El *milagro* sólo se detecta en el *mito*» (Cunchillos 1994: 113). De la misma manera se expresaba Gregorio del Olmo: «... la (religión) cananea manifiesta un fuerte *componente mágico*, perfectamente integrado en el *sistema oficial del culto*. Su expresión más llamativa, desde el punto de vista de la transmisión textual, es la *adivinación*, es decir, la pretensión de *conocer y dominar el futuro* desde el *conocimiento y dominio* que de él tiene la *divinidad*» (Del Olmo 1995: 206)[5].

La ciudad de Ugarit era un estado centralizado con un rey al mando (Sanmartín 1999: 17), que dominaba una amplia franja territorial costera (véase fig. 2). Su reino tenía una figura suprema del Panteón: *Ỉlu*, dios creador y padre de las creaturas. El mismo

---

d'Ugarit (*PRU*) 2-6 [= *MRS* 6, 7, 9, 11 & 12], *PRU* 1 que no llegó a publicarse). En la actualidad es *Ras Shamra-Ougarit* (*RSOu*) la colección referencia, ya con 27 vols.

3. Sobre el Archivo hallado en el Palacio Norte, véase Del Olmo (2018a: 117-122) y *RIH* II [2019]: 13-22. Fue también el «segundo puerto» del Reino de Ugarit (el otro puerto fue *Miḫd* / *Ma'aḫadu* / URU.KAR.KI, hoy *Mīnat al-Bayḍāʾ*, con restos arqueológicos conocidos desde 1928).

4. DEP. Aprovecho para recordar mi inmenso agradecimiento a su aportación científica (así como personal, desde que lo conocí en aquel curso 1987-1988 en Murcia). Tampoco quiero olvidar mis agradecimientos a los profesores Gregorio Del Olmo (17.04.1935) y Joaquín Sanmartín (28.10.1941) de los que sigo intentando asimilar la sapiencia que destilan sus trabajos (daré cuenta de ello a lo largo de mi exposición).

5. Las cursivas son mías. Véase recientemente también Del Olmo (2014: 14-15).

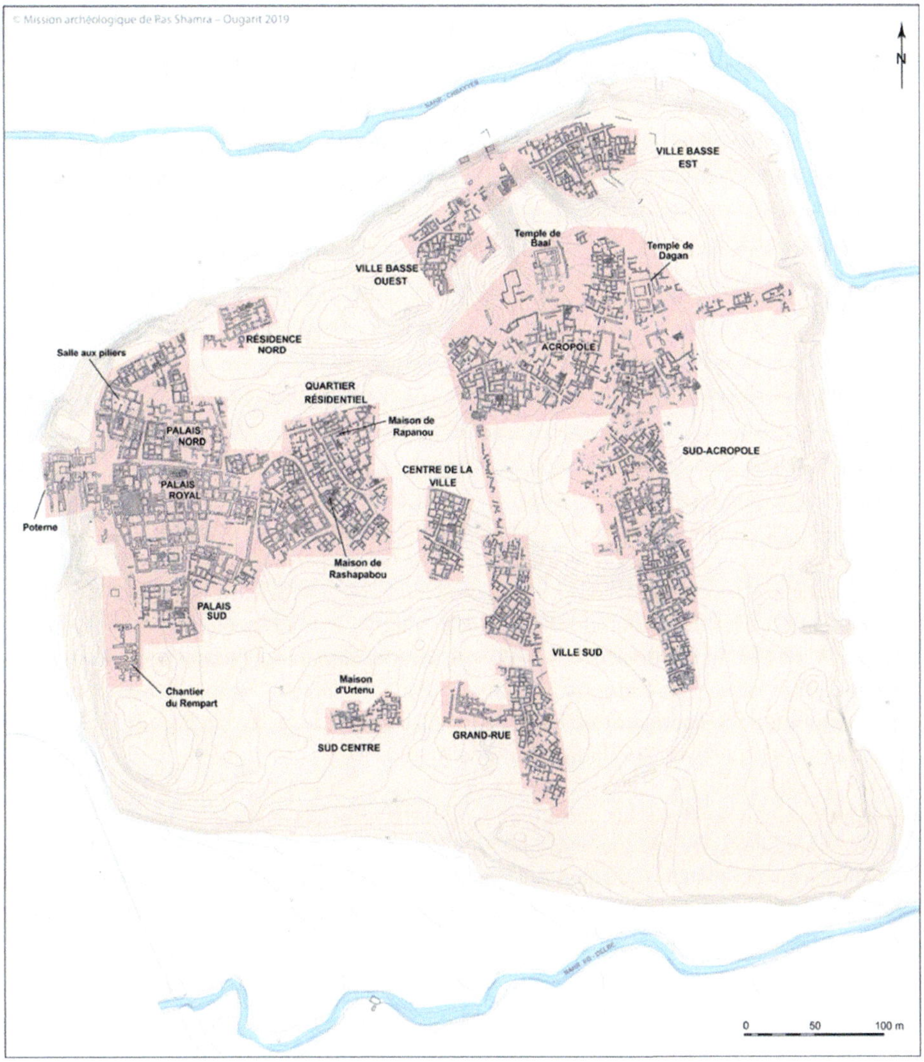

Figura 3. Plano topográfico de *Rāš Šamra*
(https://archeologie.culture.fr/ougarit/fr/urbanisme-capitale-age-bronze-recent)

que otorga a *Baʕlu*, el Señor, el dios de la lluvia y de las nubes, su «realeza». Echaremos mano ahora de las primeras tablillas de Ugarit, *KTU* 1.1 – 1.6 que contienen *relatos mitológicos*, para entender a estas dos figuras divinas (Del Olmo 1981: 63-74; Cunchillos 1994: 142-146 y 153-155; Del Olmo 1995: 85-115; Sanmartín 1999: 16-19). *Baʕlu* tuvo que vencer a *Yammu*, el Mar (*KTU* 1.1 – 1.2 «Lucha entre *Baʕlu* y *Yammu*»). Orden cósmico *versus* Caos acuoso. Para ejercer bien las funciones propias de la «realeza», el Señor necesita de su palacio, la «sede palatina» (*KTU* 1.3 – 1.4 «El Palacio de *Baʕlu*»). Pero no todo estaba hecho, hay que superar otra prueba. La lluvia y la fecundidad contra la esterilidad y la muerte (*KTU* 1.5 – 1.6 «Lucha entre *Baˁlu* y *Môtu*»). *Baˁlu* vence a *Môtu*, la Muerte, y este último pasa ahora a ser el Muerto, dirigiendo el mundo de los *Rapaȋma* (Espíritus Protectores / Manes Regios). Además, otras divinidades de segundo rango componían el «Panteón ugarítico» con poderes específicos y relacionados entre sí: *ˁAnat*, *ˁAṯtartu* (las veremos más adelante actuar en el relato sobre la «Ebriedad de *Ȋlu*»), *Aṯiratu* (esposa de *Ȋlu*), *Dagán* (padre de *Baˁlu*), *Ḥōrānu* (dios protagonista en los «Conjuros contra serpientes»), *Šapšu* (Gran Dama Sol), etc.

Tras esta rápida descripción del «universo religioso» ugarítico, podemos ya dar paso a la exposición de sus experiencias médicas y/o sanadoras. Para ello utilizaremos los ejemplos habituales recogidos en la bibliografía especializada (p. ej. Cunchillos 1994: 119-131; Dijkstra 1999: 146; Zamora 2000: 320-322; Hawley 2004: 64-65; Hawley 2009: 22; Del Olmo 2014: 14-15)[6].

2.1. Epopeya de *Kirta* (*KTU* 1.14. 1.15 & 1.16)[7]

Es un relato épico que pasa por varios eventos que conforman la trama: «Desgracia» (el rey *Kirta* sin descendencia) > «Salvación» (llega la prosperidad, con campaña militar y búsqueda de esposa) > «Recaída» (llega la *enfermedad* y al mismo tiempo la inestabilidad política) > «Restauración» (la intervención mágica de *Ȋlu* lleva a la curación de *Kirta* y al restablecimiento del rey). A través de esta epopeya, podemos percibir como *Ȋlu*, dios supremo, interviene ante la enfermedad del rey *Kirta* (Del Olmo 1981: 237-323; esp. 317 ss.; Cunchillos 1994: 120-121; Dietrich y Loretz 1996: 1213-1253; Pardee 2003: 341-343; Lewis 2013; Del Olmo 2014: 18-23; Lewis 2014).

Ȋlu se verá obligado a actuar ante la impotencia/reticencia del resto de divinidades del panteón, incluso *Baˁlu* no participa (*KTU* 1.16 V 6-22). Así, por medio de un conjuro, *Ȋlu* transfiere su poder a una «genio curandera»: *Šaˁtiqatu* (*KTU* 1.16 V 23-30). Una figura apotropaica hecha de «barro óptimo», cuya finalidad era proteger/rechazar el mal alejándolo/espantándolo. Iniciando así *Šaˁtiqatu* un verdadero combate contra la enfermedad, representada por *Môtu*, la Muerte (*KTU* 1.16 VI 8-14). La dolencia finalmente cede, es vencido *Môtu*, y llega el restablecimiento de *Kirta* (*KTU* 1.16 VI 14-21). Veamos ahora los fragmentos más importantes de este relato (*MLC* pp. 313-318)[8].

---

6. Descartamos en primera instancia lo relativo a medicina animal (textos hipiátricos).

7. Halladas en 1930-1931 (2.ª-3.ª campañas), en lo ahora conocido como *Casa del Gran Sacerdote* (*Ȃttēnu*/ *Ḥurāṣānu rb khnm*), habitaciones 7-8. Son tres tablillas redactadas por el escriba *Ȋlimilku* (Wyatt 2015) con unas 1000 líneas (en columnas de 50-60 líneas y 3 columnas por cara).

8. *Die Keilalphabetischen Texte aus Ugarit* (*KTU*) es una de las principales ediciones de textos en lengua ugarítica, obra publicada en 1971 y que ya se encuentra en su tercera edición de 2013 (*KTU*[3]: ésta será la que utilicemos aquí). En cuanto a la traducción, tomamos como base la realizada por Gregorio del Olmo en 1981 (*MLC*). Si bien, en algunos momentos, hemos cambiado o modificado su traducción atendiendo a opiniones u a otras interpretaciones (que se indicarán). En negrita siempre los términos/conceptos a destacar para nuestra exposición.

KTU^{3} 1.16 II 19-VI 21	
II 19-26) *mn . yrḫ . km[rṣ] | 20) mn . kdw . Kr[t] | wyˤny . ġzr . [ỉlḥů] | ṯlṯ . yrḫm . kmr[ṣ] | ảrbˤ . kdw . K[rt] | mndˤ . Krt . mġy [. ˤrb] | 25) w qbr . tṣr . q[l rm] | tṣr . trm . tnq[th] …*	*Diálogo. Descubrimiento de la Situación* «(…) "19)¿Cuántos meses hace que enfermó 20) cuántos que se puso malo *Kir*[*ta*]?" 21) Respondió el Prócer [*Ỉlḥu*]: 22) "Tres meses hace que enfer[mó], 23) cuatro que se puso malo *Ki*[*rta*]". Tal vez a *Kirta* ya le ha llegado [el ocaso] y la tumba». Gritó [a gran] v[oz], sollozó y elevó [su] lamen[to] (…)»
Lamentación de Ṯitmanatu … Convocatoria de los Dioses (II 35-IV 17)	
V 9-15) (…) [xx *wyˤn*] | 10) *lṭpn . ỉ*[*l . d pỉd . my*] | *bỉlm. y*[*dy . mrṣ*] | *gršm . z*[*bln . ỉn . bỉlm*] | *ˤnyh . yṯ*[*ny . yṯlṯ*] | *rgm . my . b*[*ỉlm . ydy*] | 15) *mrṣ . grš*[*m . zbln*] | (…)	*Deliberación del dios Ỉlu* «(…) [Y dijo] 10) el Benigno, *Ỉ*[*lu*, el Bondadoso: "¿Quién] 11) de los dioses (será capaz) de a[rrojar la enfermedad] 12) expeliendo así la do[lencia?" No hubo entre los dioses (quien)] 13) le respondiera. Se repite por se[gunda (y) tercera vez] 14) la pregunta: "¿Quién de [los dioses (será capaz) de arrojar 15) la enfermedad expeliendo [así la dolencia]?"» (*así hasta 7 veces*)
V 23-30) *wyˤn . lṭpn . ỉl . d pỉd | ṯb . bny . l mṯbtkm | 25) lkḥṯ . zblk[m .] ảnk | ỉḥtrš . ảškn | ảškn . ydt . [m] rṣ . gršt | zbln . rḥt[h] . yml[ů] | nˤm . rṯ . ṯ[ỉṭ] . yqrṣ | 30) dt . b pḫr*	*Intervención mágica de Ỉlu* «23) Y dijo el Benigno, *Ỉlu*, el Bondadoso: 24) "¡Sentaos, hijos míos, en vuestras sedes, 25) en vuestros tronos principescos! Yo 26) haré un conjuro y (lo) dispondré. 27) Dispondré a una arrojadora de la [en]fermedad, una expulsadora de 28) la dolencia". (*Ỉlu*) lle[nó] la palma de [su] mano 29) de óptimo barro, (un pegote de) ar[cilla] pellizcó 30) de la (que es usada) por el alfarero»
Texto muy deteriorado y con laguna de unas 8 líneas (V 31-52/60)	
VI 1-14) *[m]t . dm . ḫt . šˤtqt . dt | lỉ . wttbˤ . šˤtqt | bt . krt . bů . tbů | bkt . tgly . wtbů | 5) nṣrt . tbů . pnm | ˤrm . tdů . mh*[sic] *| pdrm . tdů . šrr | ḫṭm . tˤmt . pṭr . km | zbln. ˤl. rišh | 10) wttb . trḥṣ{.}nn . b dˤt | npšh . llḥm . tptḥ | brlth . lṯrm | mt . dm . ḫt . šˤtqt | dm . lan*	*La curación de Kirta* «"¡[*Mô*]*tu*, así pues, cede. *Šaˤtiqatu*, venga, vence!" Y se fue *Šaˤtiqatu*, en la casa de *Kirta*, hizo su ingreso; 5) llorando se dirigió y entró, sollozando penetró dentro. De la ciudad espantó a *Môtu*, de la villa ahuyentó al enemigo; con una vara golpeó (abriendo) brecha, como (si estuviera) la dolencia en su cabeza. 10) Repetidamente le lavó del sudor, le abrió su espíritu de comer (y) su gana de alimentarse. *Môtu*, así, fue cediendo, *Šaˤtiqatu*, pues, venció»
VI 14-21) *wyqpd | 15) krt . ṯˤ . | yšů . gh | wyṣḥ . šmˤ . lmṯt | ḥry . ṭbḫ . ỉmr | wỉlḥm . mgṯ . wỉṯrm | tšmˤ . mṯt . ḥry | 20) tṭbḫ . ỉmr . wlḥm | mgṯ . wyṯrm*	*Restablecimiento del Rey* «Y ordenó Kirta, el Magnífico, alzó su voz y exclamó: "Escucha, ¡oh joven *Ḥurrayu*! sacrifica un cordero, que voy a comer, una res sacrificial que voy a alimentarme". Escuchó la joven *Ḥurrayu*, sacrificó un cordero y comió, una res sacrificial y se alimentó»

El relato discurre después por otros derroteros; hay una *Insurrección de Yaṣṣibu: Deliberación* (VI 21-38), quien piensa comunicar a su padre lo que unas voces le hacen llegar desde su interior (consejos para «inhabilitar» a *Kirta*). El hijo comunica a su padre esos pensamientos (VI 39-54[9]) y *Kirta* le responde (VI 54-58) con una *maldición*: «¡Ojalá corras veloz al término de tus años, por tu codicia, sí, seas humillado!».

Llegado a este punto, varios conceptos recogidos en este relato deben destacarse. Hay una distinción entre «ponerse malo» (√DWY) y «enfermar» (√MRṢ[10]). Cuando se descubre la situación de *Kirta* (II 19-23), el relato dice: «Tres meses hace que enfer[mó] (*kmr*[*ṣ*]), cuatro que se puso malo (*kdw*) *Kirta*». Existe otro vocablo: *zbln* (*/zabbalānu/*, √ZBL[11]), que traducimos por «dolencia» (*MLC* pp. 317-318). Así, tres son los términos que tienen en Ugarit para denominar las «alteraciones de la salud»: *mrṣ*, *zbln* y *mdw* (√DWY). Como aquí se puede ver: «Dispondré a una arrojadora de la [en]fermedad ([*m*]*rṣ*), una expulsadora de la dolencia (*zbln*)» (V 27-28) o en «(...) Como (quiera que tu) hermana es la cama de la molestia (*ʕrš. mdw*)...» (VI 35-36 & VI 50-52)[12].

Reconocida la situación del rey, *Ỉlu* actúa y hace un «conjuro» (V 25-26: «Yo haré un conjuro (*ỉḥtrš*) y (lo) dispondré»). El autor del relato utiliza un verbo (√ḤRŠ (Gt), «hacer conjuros o encantamientos») bien reconocible en el vocabulario ugarítico[13]. Su procedimiento es recurrir a un intermediario, una curandera genio (*/šaʕtiqatu/* √ʿTQ (Š) «pasar»), hecha de un pellizco de arcilla de barro óptimo de alfarero (V 28-30). Ella es la encargada de «arrojar» (√YDY) y «expulsar» (√GRŠ) las «alteraciones de la salud». Acaba cediendo (√ḪTT) así *Môtu*, la Muerte (~ la dolencia/enfermedad), y la curandera *Šaʕtiqatu* termina venciendo (√L'Y[14]). La dolencia desaparece y a *Kirta* «se le abrió su espíritu de comer (y) su gana de alimentarse» (VI 11-13). Hasta el punto de que así llega el restablecimiento del rey *Kirta* (VI 14-21).

---

9. *KTU*^{3} 1.16 VI 35-38 «(...) Como (quiera que tu) hermana es la cama de la molestia (*ʕrš. mdw*) y (tu) compañera es el lecho de la dolencia (*ʕrš. zbln*) desciende de tu realeza, que yo reinaré (...)».

10. Bien documentada en textos silábicos (ac. *marāṣu*), p. ej. *RS* 17.159: 7; *RS* 17.422: 17; *RS* 19.080: 17; *RS* 25.460: 2' & 22'; etc.

11. *Cf. DLU* p. 548 «enfermedad» & *DUL* = *DLU*^{3} p. 982 «sickness, illness» (~ ac. *zubbulu*, *CDA* p. 442).

12. Véase en castellano las diferencias entre enfermedad: «Alteración más o menos grave de la salud», dolencia: «Indisposición, achaque, enfermedad» e indisposición / achaque «Desazón o quebranto leve y pasajero de la salud» / «indisposición o molestia, crónica o intermitente, especialmente la que acompaña a la vejez». O en inglés, véase *Disease*: una condición muy grave (por infección, veneno, enfermedad genética, etc.). Condición anormal causada por el medioambiente, factores genéticos, parásitos o microorganismos... *Sickness* también es una enfermedad, pero para muchos angloparlantes es simplemente un estado de salud. Podría significar que alguien tiene un resfriado, una enfermedad estomacal, una dolencia cardíaca, mental ... *Illness* se traduce mejor por dolencia o achaque. Es un estado temporal (www.mansioningles.com/errores-gramaticales-ingles/diferencia-uso-disease-sickness-illness.htm).

13. Véase *KTU*^{3} 1.19 «Leyenda de *Åqhatu*» / (*Escena de Desenlace*) 56sss: «Ỉlu, el dios del cielo, ... hiera a mil enemigos devastadores, $^{59-60)}$ tendiendo **conjuros** desde las tiendas (*št* | *ḥršm . lảhlm .*) ...» (*Danel* no tiene descendencia y *Baʕlu* intercede ante *Ỉlu* para que procree surgiendo el impetuoso *Åqhatu*).

14. *Cf. KTU*^{3} 1.100 69: «Queda agotado/vencido el veneno como un torrente (***tlủ*** . *ḥ<m>t . km . nḫl*)».

2.2. El Relato Mítico de la Ebriedad de *Ỉlu* (*KTU*[3] 1.114 = *RS* 24.258[15])

Contiene una «Prescripción médica contra la borrachera» (ll. 29-32). Estamos ante un texto «etiológico» que presenta un «remedio empírico» o «fórmula magistral de un antídoto para despertar borrachos», garantizada por la actuación de dos divinidades: *ˁAnat* (hermana/esposa de *Baˁlu* e hija de *Ỉlu*) y *A<u>t</u>tartu* (*Aštarté*), quienes van a la búsqueda del remedio (*Ug.* 5 545-551; Pardee 1988: 13-74; Cunchillos 1994: 117; Del Olmo 1995: 138-140; Zamora 2000: 547-561; Watson 2004: 135: Del Olmo 2014: 95-97; Zamora 2017; Del Olmo 2018a: 154-155; Sanmartín 2018: 37-39; Del Olmo 2020: 411-412).

<table>
<tr><td colspan="2">«Ỉlu ofreció en su casa un banquete de caza, en el interior de su palacio, una comida de cacería. A trinchar invitó a los dioses: "¡Que coman los dioses, y que beban! ¡que beban vino hasta hartarse! ¡mosto hasta emborracharse!" Se sirvió Yarḫu 5) su espaldar; como un perro se arrastró bajo las mesas. El dios que lo reconocía le servía carne, y el que no le reconocía le daba con un bastón bajo la mesa. A Aštarté y Anat se acercó. 10) Aštarté le sirvió un pernil, Anat una paletilla. A ambas riñó el portero de la casa de Ỉlu: que al perro no sirvieran pernil, al chucho sirvieran paletilla. Ỉlu, su padre, (también le) riñó. 15) Se sentó Ỉlu como cabeza de grupo. Ỉlu se sentó en su cofradía (mrzḥ), bebió vino hasta hartarse, mosto hasta emborracharse. Ỉlu caminó hacia su casa, se dirigió hacia su corte. Le sostenían Ṯukamuna y Šunama. Entonces se le acercó Ḥabayu, 20) el que tiene dos cuernos y cola, y lo pringó con su caca y su orina. Cayó Ỉlu como un muerto, Ỉlu como los que descienden bajo tierra».</td></tr>
<tr><td>22) … ˁnt | w ˁṯtrt . tṣdn . ⸤šd rp⸥[š . mdbr] | ⸤qdš . bˁ⸥[x x x] [...roto...] | 25) [x x x x]xn . d[x x x x x] | [ˁṯ]trt . w ˁnt [ ]x[ ] | w bhm . tṯṯb . [l]⸢m⸣dh | km . trpả . hn nˁr |</td><td>(Entonces) ˁAnat y Aštarté fueron a rastrear ⸤por el campo abier⸥[to, [desierto] santo, en [las alturas algunos remedios] […] Aštarté y ˁAnat [los encontraron] y con ellos le hicieron volver [a] su conocimiento. Cuando ellas aplicaron el remedio, hete aquí (que) él despertó.</td></tr>
<tr><td>d yšt . l lṣbh . šˁr klb | 30) w rỉš . p <.> qq . w šrh | yšt ảḥdh . dm zt . ḫrpnt</td><td>Esto es lo que se pondrá en su entrecejo: pelo de perro 30) y (también en) cabeza, boca, cuello y su ombligo. Aplíquese al mismo tiempo jugo de oliva temprana.</td></tr>
</table>

En el texto anterior, la divinidad suprema, *Ỉlu*, hace un «conjuro» y transfiere su poder a una «genio curandera» para sanar al rey *Kirta*. Aquí, al contrario, son dos divinidades, *ˁAnat* y *Aštarté*, quienes deben hallar remedio contra la borrachera o sus efectos (un antídoto contra el coma en que se encuentra *Ỉlu*). Ellas serán quienes lo curen. Y aparece el verbo «curar, aplicar un remedio» (√RPˀ), bien reconocible en el «semítico noroccidental» (*DNWSI* p. 1081; Halayqa 2008: 288-289).

Sobre el papel de las divinidades intervinientes no hay dudas. ¿Dónde obtienen ellas el remedio? Se vislumbra en una región intermedia (*šd rpš* «campo abierto», *DLU* p. 392

15. Tablilla hallada en 1961, en la habitación 10 de la *Casa de Binu Agapṯarri* (sacerdote hurrita), en el punto topográfico (p. t.) 3780 (medidas: 17,49 cm × 14,1 cm × 3,9 cm).

s.v. *rpš*), entre el ámbito agrícola (*šd*) y el puro desierto (*mdbr*)[16]. Si nos atenemos también al verbo usado (√ṢD, *DLU* p. 414 1) «cazar»; 2) «rastrear, recorrer») y por el «producto vegetal sedante "salvaje" (sacado de la esfera de las fuerzas mágico-divinas)» utilizado (Del Olmo 2015: 182-183).

Las divergencias en la traducción de la receta «médico-mágica» confirman las afirmaciones sobre su difícil interpretación (Zamora 2017). Si se aplican (√ŠT «poner, colocar, fijar») siempre los «productos vegetales» o bien alguno hay que beberlo (√ŠTY «beber»), es una de las destacadas (Hawley 2009: 14-15). Hay unanimidad en que el pelo de perro (*šʿr klb*) se coloca en el entrecejo (*lṣb)* del «achispado» *Ỉlu* (Pardee 1988: 68; Cunchillos 1994: 117; Zamora 2000: 555; Watson 2004: 135; Hawley 2009: 15; Sanmartín 2018: 39; Del Olmo 2020). Pero se duda entre que literalmente se coloca «pelo de perro» o estamos ante una denominación metafórica del acadio *lišān kalbi* (Del Olmo 2020: 411), la planta *Cinoglosa*[17] (*DAB* pp. 23-24) o *Plantago*[18] (Böck 2021: 126).

La interpretación clásica (Zamora 2000: 555; Sanmartín 2018: 39; Del Olmo 2018a: 155) entiende que se coloca un producto animal «pelo de perro» (o su denominación metafórica) sobre diferentes partes del cuerpo del «achispado»: cabeza (*riš*), boca, cuello (*p* <.> *qq*) y ombligo (*šr*), al mismo tiempo que se le aplica «aceite virgen otoñal» (*dm zt ḫrpnt*)[19]. El uso de *lišān kalbi* en la *Pharmacopea* mesopotámica: «Ingesting *lišān kalbi* was not the only way of administering it –it could also be crushed, mixed with oil and rubbed on a man's body» (Böck 2021: 126), nos lleva a sumarnos a las interpretaciones de los colegas españoles arriba citados (véase también Böck 2014: 141-144; Geller 2020: 20-30).

2.3. Consulta Cultual: Salud del Infante (real) (*KTU*^{3} 1.124 = *RS* 24.272[20])

Texto de difícil clasificación según su temática (género)[21]. Gregorio Del Olmo (2014: 97-98) se decanta por una «consulta cultual» realizada por el rey. Se percibe por tanto

16. *Cf.* Del Olmo 2019: 6 «espacio baldío o dejado a su propia productividad, espacio generalmente destinado a la ganadería: "estepa", "erial" (...), en principio completamente estéril éste y ajeno a la utilización agrícola y ganadera (espacio de animales salvajes / plantas no cultivadas)».

17. *RAE*: «Hierba de la familia de las borragináceas, con raíz fusiforme, negra por fuera y blanca por dentro, tallo velloso de 60 a 80 cm, hojas largas y lanceoladas cubiertas de un vello suave y blanquecino, y flores violáceas en racimos derechos. La planta es de mal olor y la corteza de su raíz se emplea en medicina como pectoral».

18. *RAE*: «Planta herbácea, vivaz, de la familia de las plantagináceas, con hojas radicales, pecioladas, gruesas, anchas, ovaladas, enteras o algo ondeadas por el margen, flores sobre un escapo de 20 a 30 cm de altura, en espiga larga y apretada, pequeñas, verdosas, de corola tubular en la base y partida en cuatro pétalos en cruz, fruto capsular con dos divisiones, y semillas pardas elipsoidales, que es muy común en los sitios húmedos, y el cocimiento de sus hojas se usa en medicina».

19. Otras posibilidades de un segundo «ingrediente», en lugar de traducir «y (también en) cabeza, boca, cuello y su ombligo» son «tête du PQQ et sa tige» (Pardee 1988: 71; también del Olmo 2018a: 155), «cabeza (de ajo) sobre el ombligo» (Cunchillos 1994: 117) o «head of a coloquinth and its stem» (Watson 2004: 135 «ug. *pqq* estaría relacionado con el acadio *peqqû* o *peqqûtu*»).

20. Tablilla hallada en 1961, en la habitación 10 de la *Casa de Binu Agapṯarri* (sacerdote hurrita), p. t. 3745 (medidas: 11,4 cm × 8,3 cm × 2,7 cm).

21. Otro texto, aparentemente similar, *KTU*^{3} 1.169 (*RIH* 78/20 = Bordreuil y Caquot 1980: 346-347) fue en su momento interpretado como «conjuro mágico contra un demonio fautor de enfermedad a un joven» (Del

que hay una problemática con relación a la salud del infante (real) y la consiguiente preocupación por la descendencia real (Del Olmo 1992: 208-211; Del Olmo 1995: 208-211; Del Olmo 2014: 97-98; Watson y Wyatt 2014a; Watson y Wyatt 2014b). Veamos el texto aquí y después pasaremos a analizarlo.

<table>
<tr><td>k ymġy . ådn | ỉlm . rbm .
ˤm Dtn | w yšảl . mṯpẓ . yld
| w yˤny.nn . Dtn | [5)] tˤny .
nảd . mr . qḥ | w št . b [b]
t . Ḥrn . trḥ | ḥdṯ m[r] . qḥ
[.] w št | b bt . Bˤl . bnt . qḥ
| w št . b bt . w prˤt | [10)] hy
. ḫlh . w ymġ | mlảkk . ˤm
Dtn | lqḥ . mṯpẓ</td><td>«Cuando el Señor de los Grandes Dioses va ante Ditānu a preguntar por el diagnóstico (lit. dictamen) sobre un infante, Ditānu le responderá. [5)] Respuesta:
– una bolsita de mirra coge y pon(la) en el [tem]plo de Ḥōrānu.
– un tarro de mi[rra] nueva coge y pon(lo) en el templo de Baˤlu.
– (rama de) tamarisco coge, pon(lo) en casa (o palacio).
Hará desparecer [10)] ésta (: la rama del tamarisco) su dolor.
Y que venga (luego) tu mensajero ante Ditānu a recoger el diagnóstico</td></tr>
<tr><td>w yˤny.nn | Dtn . btn . mḥy
| [15)] l dg . w l klb | w åṯr .
ỉn . mr</td><td>Y le responderá (entonces) Ditānu: “Limpia el interior de la casa; [15)] no más locura y no más rabia, y en lo sucesivo (ya) no habrá amargura/ pena”»</td></tr>
</table>

Por lo reflejado en esta tablilla, el rey solicita a *Ditānu* (antepasado mítico y fundador de la dinastía de Ugarit, Del Olmo 1992: 209; Del Olmo 1995: 207) un dictamen (ug. *mṯpẓ*, √ṮPẒ «juzgar, dictaminar»; *cf.* sem. noroccidental √ŠPṬ, *DNWSI* pp. 1181-1182). El diagnóstico es la respuesta divina al peticionario (rey), por medio de un mensajero (*mlåk*). La respuesta a la consulta (√ŠʔL «preguntar») consta de dos partes: 1.ª Transferencia de la fórmula conocida por *Ditānu*: a) bolsita de mirra (*mr*) y tarro de mi[rra] nueva (*ḥdṯ m*[*r*]) a depositar en dos templos: templo de *Ḥōrānu* y templo de *Baˤlu* y b) tamarisco (*bnt*) a colocar en la vivienda del enfermo; 2.ª Medidas profilácticas a realizar en el domicilio del paciente (ll. 13-15). Así desaparecerá el dolor (*ḫl*).

Interesante es el uso aquí de estos dos productos de la *Pharmacopea* próximo oriental antigua. Por ejemplo, conocemos una carta enviada por el gobernante de Guézer al Faraón (*EA* 269 [Moran 1992: 316] 13-17): «Que me pueda enviar el Rey, mi Señor, mirra para medicación» (… *ù* | *yu-uš-ši-ra* | LUGAL *be-li* | [ŠI]M.ZAR.MEŠ \ *mu-ur-ra* | *a-na ri-pu-ú-ti*). Destaca el término acadio *ripūtu* (√RPʔ «curar, aplicar un remedio», *cf.* *CDA* 298 & 305), para lo que va a usarse la mirra[22]. En cuanto al otro vegetal, el tamarisco[23], es usado habitualmente en prescripciones médicas de la antigua Mesopotamia (Böck 2005: 45-49; Böck 2015: 26-27), así como en Siria-Palestina (Del Olmo 1992: 210, n. 63; Del Olmo 2014: 179 y 195, n. 31).

Olmo 1995: 212-214). Pero ahora es entendido como «compendio de encantamientos contra la hechicería de palabras» (Del Olmo 2014: 165-172) o «contre l'impuissance sexuelle (?)» (*RIH* II [2019] 232-236).

22. *RAE*: «Gomorresina en forma de lágrimas, amarga, aromática, roja, semitransparente, frágil y brillante en su estructura. Proviene de un árbol de la familia de las burseráceas que crece en Arabia y Etiopía».

23. *RAE*: «Arbusto de la familia de las tamaricáceas, común en las orillas de los ríos, que crece hasta tres metros de altura, con ramas mimbreñas de corteza rojiza, hojas glaucas, menudas, abrazadoras en la base, elípticas y con punta aguda, flores pequeñas, globosas, en espigas laterales, con cáliz encarnado y pétalos blancos, y fruto seco, capsular, de tres divisiones, y semillas negras».

Un texto en escritura cuneiforme silábica hallado en Ugarit, «Colección de encantamientos contra varios demonios y enfermedades»[24], muestra el conocimiento de los escribas ugaríticos[25] de las bondades del tamarisco según las prescripciones médicas de la antigua Mesopotamia: «¡Vamos, hijo, Asalluḫi! ¡Libera su cuerpo (del pobre paciente) usando la palabra omnipotente (ideograma TU$_6$ / acadio *tûm*), el tamarisco (GIŠ.ŠINIG / *bīnum*) y la saponaria (Ú.IN.NU.UŠ / *maštakal*)! ¡Ofrécele tu fórmula de vida!» (*RS* 17.155: 34-36; Böck 2005: 45; Márquez Rowe 2014: 50 y 539).

Así, en cuanto a *KTU* 1.124, el dictamen aportado por *Ditānu*, «autoridad divina» que garantiza la eficacia del remedio, se complementa con la praxis profiláctica, el tamarisco deberá ejercer su función terapéutica, y de esta forma desaparecerá el dolor (*ḫl*) y no habrá amargura/pena o «enfermedad» (*mr*) en el infante (*yld*).

2.4. Conjuro contra mordeduras de serpiente/ escorpión (*KTU*^{3} 1.178 = *RS* 92.2014[26])

Conjuro mágico contra la mordedura de serpiente (Hawley 2004; Del Olmo 2012: 143-157; Del Olmo 2014: 173-187; Del Olmo 2018b), para uso y beneficio particular de *ˀUrtēnu*, personaje ugarítico de alto estatus social (Malbran-Labat y Florence & Roche-Hawley 2007). Debido a la presencia en la *Casa de ˀUrtēnu* de otros textos silábicos con temática mágico-médica, así como presagios, se ha sugerido la posibilidad de que *ˀUrtēnu* fuera también un «experto» en esas técnicas especializadas de adivinación/sanación (Del Olmo 2018: 36)[27].

<table>
<tr><td>dy . l . ydˤ . yṣḥk . ůzb | w . ånk . åṣḥk . åmrmrn | ˤṣ . qdš</td><td>«El que no sabe te dirá: hisopo (es lo adecuado). Pero yo mismo te digo (y) lo certifico: el árbol sagrado.</td></tr>
<tr><td>. w . ˤlk . l . | tˤl . bṯn . w . tḥtk | 5) l . tqnn . ˤqrb | ˤly . l. tˤl . bṯn . ˤlk | qn . l . tqnn . ˤqrb | tḥtk .</td><td>Y (así) sobre ti no permitirás que la serpiente se eleve, ni debajo de ti permitirás que el escorpión se enrosque. De hecho, no permitirás que la serpiente se eleve sobre ti, ni dejarás que el escorpión se enrosque debajo de ti.</td></tr>
</table>

24. *RS* 17.155 = *Ug.* 5 n.º 17 = Márquez Rowe (2014: 48-58, hallado en la *Casa de Rašap-Abu*, p.t. 688 [medidas: 23,2 cm × 16,8 cm × 3,5 cm]).

25. Sobre el uso de un doble sistema de escritura: cuneiforme mesopotámico y cuneiforme alfabético local, véase Hawley, Pardee y Roche-Hawley (2015: 235-236). En cuanto al *Corpus* (x 68) de textos literarios y religiosos hallados en Ugarit, como parte del *curriculum* para el aprendizaje de la escritura cuneiforme mesopotámica, véase Arnaud (2007) y Márquez (2014).

26. Tablilla hallada en 1992, en la *Casa de ˀUrtēnu* (medidas: 5,1cm × 6,5 cm × 1,8 cm).

27. A relacionar con *KTU*^{3} 1.100 = *RS* 24.244, texto canónico de conjuro (véase la última traducción en Del Olmo 2014: 188-204). Hallado en 1961, en la habitación 10 de la *Casa de Binu Agapṯarri* (p. t. 3687), junto con otro grupo de textos de indudable valor: *KTU*^{3} 1.103+1.145 (*Omina*), *KTU*^{3} 1.107 (Conjuro contra serpientes [incompleto]), *KTU*^{3} 1.131 (Himno a la Diosa *Išḫara*) & *KTU*^{3} 1.139 (Lista de Sacrificios).

km . l . tủdn | *dbbm . kšpm . hwt* | [10)] *rsˁ . hwt . bn nšm* | *ġġrt . phm . w . špthm* | *yšpk . k . mm . ảrṣ* | *kšpm . dbbm* |	Así, no dejes que los malhablados hechiceros proclamen la(s) palabra(s) de los impíos, la(s) palabra(s) de la gente, el alboroto de sus bocas y sus labios. ¡Que (ellos) se derramen como agua en la tierra, malhablados hechiceros!
l . Ủrtn . l . ***gb****h* | [15)] *l .* ***tmnt****h*	(Conjuro efectivo) para *ˀUrtēnu*, para su espalda (y) para su figura/complexión»

Lo más destacable de este conjuro es el uso de «productos vegetales» para repeler serpientes, escorpiones y otra gente «rastrera» («maledicente»). Robert Hawley fue quien primero tradujo *ủzb* como *Hyssopus officinalis*[28] (Hawley 2004). Sabemos que los habitantes de Ugarit tenían conocimiento de ciertos usos de «varitas o bastones de madera», «juncos», «baleos/racimos de palmeras», «palmones», etc. (Del Olmo 1992: 247; Belmonte 1993; Hawley 2004: 36-41; Watson 2004: 134; Del Olmo 2014: 195-196 nn. 31-32; Del Olmo 2018b) para menesteres similares (como se percibe en *KTU*³ 1.100, «Conjuro contra la mordedura de serpiente a caballos»).

La gran duda está en que haya un paralelismo entre *ủzb* «hisopo» || *ˁṣ qdš* «árbol sagrado» (Hawley 2004: 36), similar a *ˁrˁr* «enebro» || *ˁṣ mt* «planta mortífera» en *KTU*³ 1.100: 65-66. O, como comenta Gregorio del Olmo, nos encontraríamos ante una divergencia entre los expertos de la *Pharmacopea* ugarítica: unos indicando que lo adecuado es el «hisopo» y otros que vale «(cualquier) planta sagrada» (Del Olmo 2018: 398). Conviene recordar que en estas prácticas mágico-médicas, la «autoridad divina» (la conferida aquí al árbol sagrado) es quien garantiza la eficacia del remedio (véase «*ˁAnat* y *Aštarté* fueron a rastrear ⌊por el campo abier⌋[to, [desierto] santo ([*mdbr*] *qdš*)...», buscando el *šˁr klb* / *lišān kalbi* para el «achispado» *Ỉlu*).

2.5. Prescripciones médicas

Hasta ahora todos los casos expuestos están relacionados con divinidades (*Ỉlu*, *ˁAnat* & *Aṯtartu*), ancestros míticos (*Ditānu*), lo sagrado (*qdš*) o funcionarios de palacio de alto rango (*ˀUrtēnu*). Los ejemplos hallados en ámbitos escriturarios no palatinos son: Epopeya de *Kirta* (*Casa del Gran Sacerdote*), *KTU*³ 1.114 & *KTU*³ 1.124 (*Casa del Sacerdote Hurrita*), y *KTU*³ 1.178 (*Casa de ˀUrtēnu*). Sin embargo, las pocas prescripciones médicas ugaríticas (Dijkstra 1999: 146; Hawley 2009: 22) sí provienen de ámbitos palatinos: Palacio Real de *Rāš Šamra*/Ugarit y Palacio Norte de *Rāš Ibn Hani*/Rā'šu.

Los dos ejemplos que aquí vamos a presentar: un «fragment de recette médicale» (*KTU*³ 1.88 = Hawley 2009) y «divers médicaments» (*KTU*³ 1.175 = *RIH* II [2019] n.º 88) pueden resultar insignificantes comparándolos con la experiencia mesopotámica.

---

28. *RAE*: «Mata muy olorosa de la familia de las labiadas, con tallos leñosos de 40 a 50 cm de altura, derechos y poblados de hojas lanceoladas, lineales, pequeñas, enteras, glandulosas y a veces con vello corto en las dos caras; flores azules o blanquecinas, en espiga terminal, y fruto de nuececillas casi lisas. Es planta muy común, que ha tenido alguna aplicación en medicina y perfumería». En cuanto a relacionarlo con *Origanum syriacum*, véase Zohary (1995: 96-97); Hawley (2004: 30 y 64-65).

Una medicina que se basa principalmente en conceptos sobrenaturales y donde también se pueden discernir ciertos rastros arcaicos de medicina empírica (*cf.* p. ej. Geller 2010: 24-27; Scurlock 2014: *passim*; véase igualmente su revista de referencia: *Journal des Médecines Cunéiformes* (https://medecinescuneiformes.fr/). Ya visibles en textos de «prescripciones médicas» sumerias de la Tercera Dinastía de Ur (*ca.* 2112-2004 a. C.). Las cuales estaban estructuradas en tres partes: 1) un preámbulo con indicación de la situación patológica del paciente; 2) listado de productos farmacológicos a utilizar; y 3) preparación y aplicación del remedio (Civil 1960: 60).

*2.5.1. Receta médica (*KTU³ *1.88* = RS *18.107*[29]*)*

Esta «prescripción médica» nos ha llegado con el anverso perdido, por lo que desconocemos la situación del enfermo. El borde inferior de la tablilla apenas nos muestra una línea (productos farmacológicos a utilizar) y en el reverso se observa la aplicación/prescripción.

RS 18.107

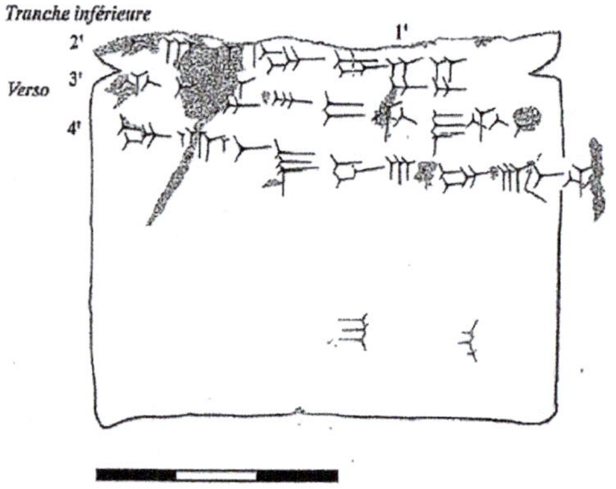

Anv. *texto no conservado*	——
Borde inf**.** [x x x x x] ⸢x x⸣ ⸢*ṯ*⸣***lg*** . *w* ***rbb***	«[x x x x x] ⸢x x⸣ (de la) nieve y de agua de lluvia,
Rev**.** *šỉt* [.] ⸢*b*⸣ ***npš ỉš***⸢***t***⸣ *w* . ***l*** **.** ***tỉkl*** ⸢.⸣ *w* ⸢.⸣ ***l*** ⸢.⸣ ***tš***[***t***] [*resto: no escrito y dos signo*s]	se le aplica a una garganta ardiente. Y (quienes la padezcan) no coman, ni beban (nada)»

29. Tablilla hallada en 1965 (medidas: 4,1 cm × 6 cm × 1,9 cm), puede que fuera un *palimpsesto* por los dos signos sueltos que hay en el reverso. Proviene de la habitación 74 (p.t. 1475) del Palacio Real de Ugarit (al oeste del Salón del Trono). Sus tablillas se consideran restos de un archivo que habría sido traslado a otro lugar y se almacenó en un anexo (*Annex Office*), cabe también la posibilidad de que ellas provengan del piso de arriba (Yon 2006: 37 y 43).

Como los remedios mesopotámicos que solían usar cataplasmas, pociones, lavatorios, infusiones, etc., aquí, para ese resfriado, faringitis o amigdalitis que podría estar detrás del síntoma garganta ardiente, se debió preparar alguna «infusión» con nieve y agua de lluvia. Es bien conocida la función del hielo para ayudar a disminuir la temperatura de tejidos inflamados (como es el caso del trastorno común de la garganta llamado amigdalitis). Por tanto, sería aconsejable ingerir bebidas frías (o a temperatura ambiente) para evitar producir más daño en la garganta. Además, una adecuada prescripción sería el ayuno, hasta que se rebaje el tamaño de las anginas y se supere la dificultad para deglutir.

*2.5.2. Varios medicamentos para un joven (*KTU[3] *1.175 =* RIH *77/18*[30]*)*

En esta prescripción médica se distinguen varios apartados separados por líneas (**§§1-8**). En su conjunto la tablilla está dañada en su parte izquierda, con borde recto en la derecha, faltando inicio del anverso y el final del reverso. Este deterioro es quizás el principal problema para llegar a una traducción por todos aceptada (Bordreuil y Caquot 1979: 296-297; Zamora 2000: 320-322; Del Olmo 2014: 14-15; *RIH* II pp. 196-199).

Anv. *[roto]* [________]__[__________] [x x x ⸢*ld*⸣*h* . *mr*⸢*rt*⸣ [.] ⸢*ả*⸣[*rḫ*] | [x x] *mrrt* . *ảlp*. *ti*[*ḫd*] | [x]*b*/*d* . *d kr* . *w tảsp* . *nảṯt*	*[roto]* §1 [x x x]*ldh*, hiel de no[villa], [x x x x], hiel de buey tú co[gerás]. [x x x] de carnero que tú reunirás (como) *nảṯt*.
[x x x x] . ***ṯrn*** . *dk* | 5') [x x] . *w št* . ***lšn***	**§2** [x x x x] ***ṯrn*** machacado 5') [x x] y una medida *št* de ***lšn***.
[x x x x x] . *ḥmṣ* . *w mlḥt* | [*w yḥ*]*rkn* . *w yšḥmm* | [x x x]	**§3** [x x x x x] vinagre y sal. [Y se que]mará y tostará [x x x].
[x x x]*t* . *w b yn* . *tṯỉbṯn* . *w yšt* 10') [x x x]	**§4** [...]x y en vino xxxx, entonces él beberá 10') [... ...].
[x x x x x x] . ⸤*w šty*⸥ . [x x] *[roto]*	**§5** [... x x x x] y bebió [...] *[roto]*

30. Tablilla hallada en 1977 (medidas: 6,3 cm × 7,7 cm × 3,5 cm), en el Patio II del Palacio Norte de *Rāš Ibn Hani* (sobre sus archivos, *cf.* Del Olmo 2018a: 119-120).

Rev. […]*r*x [x x] [.] [x x x x x]	§6 [...]
[*w y*]*gl* . *ẖrt* . *w rỉš* . *bṯn* | [*w y*]*dk* . *yḥdh*. *w* ***šgbˁll*** 15') [*w mrrt*] . *ảlp* . *w yšt* . *b gbh* | [x x x] . *w ˁlm* . *ylk* . *ġzr* | [*w yrtḥ*]*ṣ*	§7 [Se i]rá a una fosa (a por) una cabeza de serpiente, [que se] machaca[rá] al mismo tiempo. planta *šagabegalzi* 15') [con hiel] de buey que se aplicará en su espalda. [x x x] y al día siguiente marchará el joven [y se la]vará.
[*w yrbṣ*] *mṭt* . *w ṯnt* . ***nˁr*** | [*w y*]*št*. *b gbh*. *b ṯlṯ*	§8 [*Estará* en] cama con un *emplaste* de (harina de cebada) ***nˁr*** [que se colo]cará en su espalda al tercer (día).
[roto]	*[roto]*

Ya avanzó Gregorio Del Olmo que en este documento se percibían partes del cuerpo humano (*gb* «espalda») del paciente (*ġzr* «joven»), así como productos animales (*mrrt ảlp* «hiel de buey»; *rỉš bṯn* «cabeza de serpiente»), vegetales (*ṯrn*, *lšn* [*klb*]), brebajes de vinagre y sal (*ḥmṣ w mlḥt*), vino (*yn*), etc. (Del Olmo 2018a: 120). Aquí, ahora intentaremos realizar un análisis más profundo, con nuevas interpretaciones.

El apartado **§1** efectivamente contiene productos animales. Quizás sería preferible interpretar en lín. 1': *mrrt ả*[*rḫ*] «hiel de novilla» y en l. 3' [x x]°*b*/*d*. *d kr* «[*produc*]*to* perteneciente a un carnero». Seguimos sin encontrar explicación al término *nảṯt* (que aparece también en *KTU*³ 1.172: 30': *yldh nảṯt*[31]). Podría quizás entonces interpretarse **§1** de esta forma: «[Para] su [ni]ño] ([*ly*]*ldh*), hiel de no[villa], [x x x x], hiel de buey que tú co[gerás]. [*Produc*]*to* de carnero que tú reunirás (como) *nảṯt*».

El siguiente apartado (**§2**) contiene dos productos vegetales: *ṯrn* (~ ac. *šarānu* o *šurnû*, véase Watson 2004: 126; Del Olmo 2019: 18, n. 81). El término acadio *šarānu* aparece junto a aromáticas y minerales para ser aplicado como un ungüento (*CAD* Š/2 p. 50) y «jugo de *šurnû* con *maštakal* y *puquttu* son un remedio para enfermedades oculares» (Arbøll 2019: 22). La *Cinoglosa* o *Plantago* podría estar detrás del segundo producto: *lšn* [*klb*] / ac. *lišān kalbi* (véase igualmente **2.2**). El primero es machacado (√DK «machacar, pulverizar») y del segundo se indica una medida de líquidos (ug. *št* / ac. *sūtu*), de ahí que Gregorio del Olmo (2019: 16) vea la posibilidad de una infusión.

Los apartados **§§3-5** contienen líquidos. José Ángel Zamora ya percibía que los preparados medicinales (o pociones mágicas) recogidos en este texto –según él uno de ingesta «nada placentera» (brebaje de vinagre y sal) y el otro «más agradable» (vino)– entran dentro de los usos medicinales del vinagre y el vino bien conocidos en la literatura del Próximo Oriente antiguo (Zamora 2000: 321-322). En el apartado **§4** tenemos un término *ṯṯỉbṯn* con dificultades de interpretación[32]. En el **§5** desconocemos la bebida.

31. Aunque *RIH* II n.º 99 lo interpreta así: *yld hn ảṯt* «enfant voici la femme».

32. *ṯṯỉbṯn* se puede interpretar al menos así: 1) √ˀBṮ (*DUL*³ 15 lo reconoce como verbo, *cf.* Tropper *UG* (2000: 588 [conjugación Š y relacionado con el árabe √ˀBṮ «maldecir»]); 2) «et que *tu le laisse infuser*? dans du vin» (Hawley 2009: 15, n. 53), sin explicaciones sobre el verbo; 3) *RIH* II 196 «Et dans du vin tu dois percer

Después de la rotura en la parte inferior del anverso, pasamos al reverso donde encontramos la línea final del apartado **§6** (imposible de leer). Encontrando seguidamente el apartado más completo, el §7, cuyo inicio anota la marcha (√GLY) a una «fosa, caverna, gruta» (*ḫrt*) a por una cabeza de serpiente (*riš . bṯn*) que será machacada (√DK). Para después ser mezclada, así cabría interpretar, con planta *šagabegalzi* (entendemos de esta forma el término ugarítico *šgbˁll*)[33] y ¿hiel? de buey ([*mrrt*] . *ålp*), una pócima a colocar en la espalda (*gb*) del enfermo (véase **2.4** = *KTU*³ 1.178 14-15: «(Conjuro efectivo) para *ˀUrtēnu*, para su espalda»). Al día siguiente, el joven (*ġzr*) marchará del lugar donde ha sido tratado y [se la]vará ([*yrtḥ*]*ṣ*, √RḤṢ, *DUL*³ pp. 26-727).

Para finalmente, en el apartado **§8**, [reposar] ([*yrbṣ*], √RBṢ, *DUL*³ p. 720) en cama (*mṭt*), con *emplaste* (o vendaje de cuero *ṯnt*, *cf.* *DUL*³ 910 & *CAD* Š/3 p. 55) que contiene cebada ***nˁr*** (*DUL*³ p. 608; Del Olmo 2019: 14 n. 50) o harina de cebada tostada[34] colocado en su espalda en el tercer día de tratamiento.

A pesar de lo fragmentario de los documentos, en las prescripciones aquí expuestas se atisban semejanzas a los *dromena* (libaciones, vendajes, ungüentos, pociones, etc.) de la medicina mesopotámica (Scurlock 2014: 43-66). Compárese, por ejemplo, con «Si la saliva de un hombre está fluyendo (y) no puede ser detenida, para curarlo bebe planta *imḫur-līm*, altramuz, planta *elikulla* (y) semilla de saponaria, separadamente con el estómago vacío» (Bácskay 2015: 5 & 8 = *BM* 42272: **23)** DIŠ NA *il-la-tu-šú il-la-ku* NU KU_5.MEŠ *ana* TI-*šú* Ú.IGI-*lim* **24)** Ú.*tar-muš* Ú.*eli-kul-la* NUMUN Ú.IN.NU.UŠ *ba-lu pa-tan a-ḫe-e* NAG); «[…] aromáticas […] las aplastas juntas. Tú (las) tamizas. Lo cueces con aceite y esparce vino. Lo vendas con un trozo de cuero. Cuando el vendaje […]» (Scurlock 2006: 604 [n.º 288]: […] [ŠEM] […] | [x] *an-na* [1-*niš*] GAZ NAM *ina* Ì.G[IŠ G]EŠTIN ŠUR *tara-bak ina* KUŠ LAL *ki* NÍG.LAL […]); «Ungüento hecho de varias plantas (13 hierbas/plantas/bayas/semillas), machacadas en aceite de cedro y envuélvalo en cuero, cuero de gacela, colóquelo alrededor de su cuello (var. colóquelo alrededor de su cuello y se recuperará)» (Bácskay 2020: 71).

CONCLUSIONES

En Mesopotamia el arte de la sanación se basaba principalmente en conceptos sobrenaturales, donde la magia estuvo omnipresente. Con «la convicción de la eficacia inmediata de ciertos elementos y ciertas acciones que, desde una perspectiva racional, no se someten al principio aristotélico de causalidad, en la acción mágica, el efecto es absolutamente desproporcionado respecto a la causa» (Sanmartín 1993: 413-414). Y si nosotros ahora percibimos en este arte alguna manifestación/demostración empírica o racional, en modo alguno es nuestra medicina actual (*RAE*: «Conjunto de conocimientos y técnicas aplicados a la predicción, prevención, diagnóstico y tratamiento de las enfermedades

---

un serpent, et il (le malade) boira»; 4) ¿Alófono de √ˀBS «alimentar, engordar, cebar»? (véase *HAL*³ 9; DNWSI 1081; *DLU* 7; Halayqa 2008: 34).

33. *Cf.* *DAB* pp. 130-131 «*Ricinus*, castor-oil»; *CAD* Š/1 pp. 61-62 «a medicinal plant» & Geller (2020: 25 Ú.*ša*$_2$-*ga be gal zi* | Ú.TÙN$_3$.MEŠ GIG | SÚD *ina* GEŠTIN NAG «Planta *šagabegalzi* / medicamento para el intestino / triturar, para beber con vino») y 32, n. 114.

34. Harina de grano tostado es habitual en la *Pharmacopea* mesopotámica, véase Scurlock (2006: *passim*).

humanas y, en su caso, a la rehabilitación de las secuelas que puedan producir»). A pesar de ello, ese arte estaba en manos de «expertos» (sum. um.mi$_3$/mi.a / ac. *umm(i)ānum*) con al menos dos tipos de profesionales: el *āšipum* con «autoritaria posición religiosa que garantizaba mejor la eficacia de la prescripción médica» y el *asûm* «igualmente entrenado en el tratamiento de los enfermos, aunque carecía del aura espiritual del primero» (Böck 2015: 33)[35].

El Reino de Ugarit es una región periférica a la civilización mesopotámica, pero con muchos aspectos culturales en común. Especialmente su cultura escrita cuneiforme, que nos ha permitido aquí asomarnos a sus evidencias textuales con relación a la temática de nuestra exposición. Por supuesto, las presencias son mínimas, ante las muchas ausencias que se perciben al compararlas con los resultados de las fuentes de *De materia medica* mesopotámica (*ca.* 600 textos de la colección *BAM*, https://www.geschkult.fu-berlin.de/e/babmed/index.html).

Sin embargo, en Ugarit el *āšipum* lo hallamos implícitamente en la *Epopeya de Kirta* (2.1), relato épico descubierto en la *Casa del Gran Sacerdote* que recoge una escena de conjuro: *Ilu* actúa como *āšipum* y el *asûm* es una curandera/genio: *Šaʿtiqatu*. En el *Relato mítico de la Ebriedad de Ilu* (2.2), conjuro alojado en la *Casa del Sacerdote hurrita*, son *ʿAnat* y *Aštarté* las autoridades religiosas actuantes (divinidades cazadoras con amplio conocimiento de los espacios abiertos, donde crecen las plantas medicinales). Ellas aplicaron el remedio (*trpả*[36]): *Cinoglosa* (o *Plantago*), al mismo tiempo que jugo de oliva temprana. La *Consulta cultual* (2.3) hallada en la *Casa del Sacerdote hurrita* muestra al ancestro *Ditānu* como un verdadero *āšipum*, emitiendo un diagnóstico, donde la mirra depositada en centros de culto (templos de *Ḥōrānu* y de *Baʿlu*) cumplirán con su papel mágico y el tamarisco la praxis profiláctica en casa del paciente.

En cuanto al papel del *asûm*, una carta de *Niqmaddu II* (*ca.* 1370-1340) al faraón Amenofis IV muestra las carencias de ese experto en la corte de Ugarit (o la dependencia del vasallo ante el monarca del G1): «Al rey, el Sol, mi Señor, Mensaje de Niqmaddu, ... "Que mi Señor me entregue dos sirvientes *cušitas* de palacio. Dame también un servidor de palacio que sea médico. Aquí no hay médicos ([22-25]) *ù* LÚ DUMU É.GAL A.ZU-*a* | *id-na-an-ni* | *an-na-ku* LÚ.A.ZU-*ú* | *ia-nu*)". Mira, pídeselo a Ḫaramasa. Con la presente yo te mando ... como don/regalo de homenaje» (*EA* 49: 19-29).

De la importancia de estos expertos en el Mediterráneo antiguo del BF II, y la supremacía egipcia en estas «artes de la sanación», es un claro ejemplo la famosa carta de Ramsés II (*ca.* 1290-1224 a. C.) a Ḫattušili III (*ca.* 1275-1260 a. C.). Misiva que aborda los problemas para engendrar de la hermana del monarca hitita («Que mi hermano me envíe a un hombre para preparar medicinas para ella, para que pueda engendrar»): «Y yo, el Rey, tu hermano, enviaré a un sacerdote experto en encantamientos y a un médico especialista que le prepararán medicinas para que engendre ([30]) *ù* LUGAL SEŠ-*ka li-še-bi-la* | LÚ.*a*-[*š*]*i-pu le-a-á'-a* | *ù* L[Ú.A.ZU-*ú*] *le-a-á'-a* | *ù šu-nu ip-pu-š*[*u*] *a-n*[*a ša*]-*a-ši* | Ú.MEŠ *a-na a-la-di-ša*» (*CTH* 163: 30-34 = Álvarez-Pedrosa 2004: 101-102).

35. Quizás similar a nuestra diferencia actual entre médico: «1. adj. Perteneciente o relativo a la medicina. 2. m. y f. Persona legalmente autorizada para ejercer la medicina», y curandero: «Persona que, sin ser médico, ejerce prácticas curativas empíricas o rituales» (*RAE*).

36. *Cf.* fenicio *rp'* /rōpe/, «Physician» (Krahmalkov 2000: 446 & *DNWSI* 1081).

Ramsés II cumplió con la petición de su homólogo hitita (G1 y G2 en buena sintonía diplomática), enviando un *āšipum* y un *asûm* a preparar Ú.MEŠ (ideograma sumerio para indicar el ac. *šammūm*, literalmente «plantas (medicinales)», *CAD* Š/1, pp. 315-321)[37].

Estas plantas medicinales son la base de la *Pharmacopea* mesopotámica (Böck 2005: 37-40; Böck 2015: 26-27). Un texto de la época de Ḫammurabi (1792-1750 a. C.) nos muestra a *Asqudum*, adivino del Reino de Mari (*ca.* 1779-1764), quien tenía una importante hacienda con un jardín para alojar hierbas medicinales: «Por otro lado, sobre una planta para tratar el mal *ekkêtum* (6') [*ša*]-*am-mi-im ša ek-ke-tim*) misión que me encargó mi Señor, envié (alguien) al jardín de *Asqudum* (8') GIŠ.KIRI$_6$ *ša Às-qú-di-im*). Sólo había una. La arrancamos y lo he enviado a mi Señor» (M. 4523 = Marti 2005).

El conocimiento del mundo vegetal y de las plantas medicinales en Ugarit ha sido ampliamente estudiado (Watson 2004: 138-140; Belmonte 2012; Del Olmo 2019: 14-21), si bien los ejemplos recogidos en sus textos mágico-médicos y sus prescripciones médicas no son muchos. Ya avanzamos algunas de los textos mágico-médicos: cinoglosa o plantago (*šˁr klb*), mirra (*mr*) tamarisco (*bnt*) e hisopo (*ủzb*). Y los ejemplos de las prescripciones tenemos: *ṯrn* (ac. *šarānu* o *šurnû*,), *lšn* [*klb*] (cinoglosa o plantago), *šgbˁll* (¿ricino?) y cebada *nˁr*.

Para concluir, si nos atenemos a la información que se obtiene de Mesopotamia (Biggs 1995), todavía desconocemos muchos asuntos de la medicina en el Reino de Ugarit, como qué partes de las plantas se usan: hojas, flores, raíces, semillas, etc. Las identificaciones son tan complicadas de precisar como las obtenidas de la tradición sumerio-acadia (muchas plantas reconocidas por Reginald Campbell Thompson en *DAB* [1949], o en los diccionarios actuales, no son concluyentes). Tampoco datos sobre los preparativos y el uso de qué líquidos para la creación de ciertos medicamentos: agua, cerveza o vino (quizás una distinción entre lo mesopotámico y lo mediterráneo), aceites, etc. Datos sobre dolencias similares a las del «hombre mesopotámico», vista, oído, boca/dientes, gastro-intestinales, corazón, aparato urinario, relacionadas con la piel, mentales, etc. (véase Biggs 1995: 1915-1918), tampoco las hemos encontrado en nuestras evidencias ugaríticas, excepto la «apatía/depresión» de *Kirta* (por las intrigas palaciegas de su hijo), la «cogorza» de *Ỉlu*, «dolor/locura/rabia/amargura» de un infante real, «mordeduras de alimañas rastreras» y «garganta ardiente» (o amigdalitis), todas ellas con, aparte del remedio empírico, la habitual intervención divina (sobrenatural).

37. *Cf.* nuestra *RAE*: Herbolario: «Persona que se dedica a recoger hierbas y plantas medicinales, o que comercia con ellas»; Medicamento: «Sustancia que, administrada interior o exteriormente a un organismo animal, sirve para prevenir, curar o aliviar la enfermedad y corregir o reparar las secuelas de ésta». Plantas medicinales: «plantas que pueden utilizarse enteras o por partes específicas para tratar enfermedades de personas, animales o para curar lesiones».

ABREVIATURAS

BAM Franz KÖCHER, *Die babylonisch-assyrische Medizin in Texten und Untersuchungen*, Berlin, Walter De Gruyter, 1963-1979 (6 vols.).

CAD Adolph Leo OPPENHEIM *et al.*, *The Assyrian Dictionary of the Oriental Institute of the University of Chicago*, Chicago, Oriental Institute Publications, 1956-2011 (https://oi.uchicago.edu/research/publications/assyrian-dictionary-oriental-institute-university-chicago-cad).

CDA Jeremy BLACK; Andrew GEORGE & Nicholas POSTGATE, *A Concise Dictionary of Akkadian (2nd Corrected Printing)*, Wiesbaden, Harrassowitz Verlag, 2000.

CLUC HALAYQA (2008).

DAB THOMPSON (1949).

CTA HERDNER 1965 = *MRS* 10.

CTH *Catalogue des textes hittites* (https://www.hethport.uni-wuerzburg.de/CTH/index_en.php).

DLU Gregorio DEL OLMO LETE & Joaquín SANMARTÍN, *Diccionario de la lengua ugarítica* (*Aula Orientalis. Supplementa* 7/8), Sabadell/Barcelona, Ausa, 1996-2000 (2 vols.).

DNWSI HOFTIJZER & JONGELING (1995).

DUL[3] Gregorio DEL OLMO LETE & Joaquín SANMARTÍN, *A Dictionary of the Ugaritic Language in the Alphabetic Tradition. Third Revised Edition* (*Handbook of Oriental Studies* I/112), Leiden, E. J. Brill, 2015.

EA MORAN (1992).

HAL[3] Ludwig KOEHLER & Walter BAUMGARTNER, *Hebräischen und aramäischen Lexikon zum Alten Testament (Dritte Auflage)*, Leiden, E. J. Brill, 1967-1996 (5 vols.).

KTU[3] DIETRICH; LORETZ & SANMARTÍN (2013).

MLC DEL OLMO (1981).

MRS *Mission de Ras Shamra* (18 vols.).

PRU *Palais Royal d'Ugarit* (5 vols.; https://www.mission-ougarit.fr/parutions/serie-palais-royal-d-ugarit/).

RAE *Real Academia Española* (https://dle.rae.es/).

RCLU DEL OLMO (1992).

RIH II BORDREUIL; PARDEE & ROCHE-HAWLEY (2019).

RSOu *Ras Shamra – Ougarit* (Paris, Éditions Recherche sur les Civilisations, Paris, 1983 ss; https://www.mission-ougarit.fr/parutions/serie-ras-shamra-ougarit/).

UG TROPPER (2000).

Ug. *Ugaritica. Études relatives aux découvertes de Ras Shamra* (7 vols. https://www.mission-ougarit.fr/parutions/serie-ugaritica/).
Ug. 5 = Jean NOUGAYROL; Emmanuel LAROCHE; Charles VIROLLEAUD & Claude F. A. SCHAEFFER (eds), *Ugaritica V. Nouveaux textes accadiens, hourrites et ugaritiques des archives et bibliothèques privées d'Ugarit, commentaires des textes historiques* (MRS 16), Paris, Imprimerie Nationale / Paul Geuthner, 1968.

BIBLIOGRAFÍA

ÁLVAREZ-PEDROSA, J. A. (2004): «Mundo simbólico y sugestión ritual: Magia y Curación en los Textos hititas», *Huelva Arqueológica* 19: 39-112.

ARBØLL, T. P. (2019): «A Newly Discovered Drawing of a Neo-Assyrian Demon in BAM 202 Connected to Psychological and Neurological Disorders», *Journal des Médecines Cunéiformes* 33: 1-31.

ARNAUD, D. (2007): *Corpus des Textes de Bibliothèque de Ras Shamra-Ougarit (1936-2000) en sumérien, babylonien et assyrien.* Aula Orientalis. Supplementa 23. Sabadell, Ausa.

BÁCSKAY, A. (2015): «Magical-medical Prescription against Fever: an edition of BM 42272», *Journal des Médecines Cunéiformes* 26: 1-32.

BÁCSKAY, A. (2020): «Five Glosses in Six Manuscripts of One Therapeutic Prescription. A Case-study», *Journal des Médecines Cunéiformes* 35: 69-76.

BELMONTE MARÍN, J. A. (1993): «Los productos vegetales de KTU 1.100: 64-67», *Aula Orientalis* 11: 114-115.

BELMONTE MARÍN, J. A. (2005): «Los dialectos acadios y su presencia en Siria-Palestina», en G. Carrasco Serrano y J. C. Oliva Mompeán (coords.), *Escrituras y lenguas del Mediterráneo en la Antigüedad*: 149-190: Cuenca, Servicio de Publicaciones de la Universidad de Castilla-La Mancha.

BELMONTE MARÍN, J. A. (2012): «Comments on Some Botanical Terms in Ugaritic Toponyms», en G. Del Olmo Lete, J. VidaL y N. Wyatt (eds.), *The Perfumes of Seven Tamarisks. Studies in Honour of Wilfred G. E. Watson* (*Alter Orient und Altes Testament* 394): 97-120. Münster, Ugarit-Verlag.

BIGGS, R. D. (1995): «Medicine, Surgery, and Public Health in Ancient Mesopotamia», en J. M. Sasson (ed.), *Civilizations of the Ancient Near East*, III: 1911-1924. New York, Charles Scribner's Sons.

BÖCK, B. A. (2005): «Las plantas y el hombre en la antigua Mesopotamia», en R. Olmos Romera, P. Cabrera Bonet y S. Montero Herrero (coords.), *Paraíso cerrado, jardín abierto: el reino vegetal en el imaginario religioso del Mediterráneo*: 33-54. Madrid, Ediciones Polifemo.

BÖCK, B. A. (2014): *The Healing Goddess Gula. Towards an Understanding of Ancient Babylonian Medicine.* Culture and History of the Ancient Near East 67. Leiden, Brill.

BÖCK, B. A. (2015): «Shaping Texts and Text Genres: On the Drug Lore of Babylonian Practiotioners of Medicine», *Aula Orientalis* 33, 1: 21-37.

BÖCK, B. A. (2021): «Mind-altering Plants in Babylonian Medical Sources», en D. L. Stein, S. Kielt Costello y K. Polinger Foster (eds.), *The Routledge Companion to Ecstatic Experience in the Ancient World*: 121-137. London, Routledge.

BORDREUIL, P. y CAQUOT, A. (1979): «Les textes en cunéiformes alphabétiques découverts en 1977 à Ibn Hani», *Syria* 56: 295-315.

BORDREUIL, P. y CAQUOT, A. (1980): «Les textes en cunéiformes alphabétiques découverts en 1978 à Ibn Hani», *Syria* 57: 343-373.

BORDREUIL, P. y PARDEE, D. (1989): *La trouvaille épigraphique de l'Ougarit, 1, Correspondance* (Ras Shamra-Ougarit 5/1). Paris, Éditions Recherche sur les Civilisations.

BORDREUIL, P.; PARDEE, D. y ROCHE-HAWLEY, C. (2019): *Ras Ibn Hani II. Les textes en écritures cunéiformes de l'âge du Bronze récent (fouilles 1977 à 2002)*. Bibliothèque archéologique et historique 214. Beyrouth, Institut Français du Proche-Orient.

BUCK, M. E. (2020): *The Amorite Dynasty of Ugarit Historical Implications of Linguistic and Archaeological Parallels.* Studies in the Archaeology and History of the Levant 8. Leiden, Brill.

CIVIL, M. (1960): «Prescriptions médicales sumériennes», *Revue d'Assyriologie et d'archéologie orientale* 54, 2: 57-72.

CUNCHILLOS, J. L. (1994): *Visto desde Ugarit. El desciframiento de las escrituras cuneiformes y otros relatos*. Madrid, Ediciones Clásicas.
DEL OLMO LETE, G. (1981): *Mitos y Leyendas de Canaán según la Tradición de Ugarit*. Madrid, Ediciones Cristiandad.
DEL OLMO LETE, G. (1992): *La Religión Cananea según la Liturgia de Ugarit. Estudio Textual*. Aula Orientalis Supplementa 3. Sabadell, Ausa.
DEL OLMO LETE, G. (1995): «Mitología y Religión de Siria en el II Milenio a. C. (1500-1200)», en G. Del Olmo (ed.), *Mitología y Religión del Oriente Antiguo* II/2: *Semitas Occidentales (Emar, Ugarit, Hebreos, Fenicios, Arameos, Árabes*): 45-222, Sabadell, Ausa.
DEL OLMO LETE, G. (2012): «RS 92.2014: a New Interpretation», en G. Del Olmo Lete, J. Vidal y N. Wyatt (eds.), *The Perfumes of Seven Tamarisks. Studies in Honour of Wilfred G. E. Watson.* Alter Orient und Altes Testament 394: 143-157. Münster, Ugarit-Verlag.
DEL OLMO LETE, G. (2014): *Incantations and Anti-Witchcraft Texts from Ugarit. Studies in Ancient Near Eastern Records* 4. Berlin, De Gruyter.
DEL OLMO LETE, G. (2015): «Glosas Ugaríticas VI: Ug. /ṣ-d/, ¿"salir a la caza de" o "danzar"?», *Aula Orientalis* 33, 1: 179-185.
DEL OLMO LETE, G. (2017): «(*bn*) *ảgpṯr* / (*Binu*) *Agapṯarri*'s House: A Functional Analysis of an Ugaritic "Archive" (PH Room 10)», *Journal of the American Oriental Society* 137: 483-503.
DEL OLMO LETE, G. (2018a): *The Private Archives of Ugarit. A Functional Analysis*, Barcino Monographica Orientalia 11. Barcelona, Universitat de Barcelona.
DEL OLMO LETE, G. (2018b): «Glosas Ugaríticas X: el hisopo y la serpiente, persistencia de un ritual mágico», *Aula Orientalis* 36, 2: 397-399.
DEL OLMO LETE, G. (2019): «El vocabulario ugarítico de la agricultura», *Aula Orientalis* 37, 1: 5-24.
DEL OLMO LETE, G. (2020): «Glosas Ugaríticas XIII: de nuevo KTU 1.114: 29 *šˁr klb*», *Aula Orientalis* 38, 2: 411-412.
DIETRICH, M.; LORETZ, O. y SANMARTÍN, J. (2013): *Die Keilalphabetischen Texte aus Ugarit, Ras Ibn Hani und anderen Orten. The Cuneiform Alphabetic Texts from Ugarit, Ras Ibn Hani and Other Places. Third, Enlarged Edition.* Alter Orient und Altes Testament 360/1. Münster, Ugarit-Verlag.
DIJKSTRA, M. (1999): «Ugaritic Prose», en W. G. E. Watson y N. Wyatt (eds.), *Handbook of Ugaritic Studies*: 140-164. Leiden, Brill.
GELLER, M. J. (2010): *Ancient Babylonian Medicine. Theory and Practice*. Oxford, Willey-Blackwell.
GELLER, M. J. (2020): «An Apothecary's Handbook», *Journal des Médecines Cunéiformes* 35: 1-33.
HALAYQA, I. K. H. (2008): *A Comparative Lexicon of Ugaritic and Canaanite*. Alter Orient und Altes Testament 340. Ugarit-Verlag, Münster.
HALAYQA, I. K. H. (2010): «The Demise of Ugarit in the Light of its Connections with Hatti», *Ugarit-Forschungen* 42: 297-330.
HAWLEY, R. (2004): «Hyssop in the Ugaritic Incantation RS 92.2014», *Journal of Ancient Near Eastern Religions* 4: 29-70.
HAWLEY, R. (2009): «Un fragment de recette médicale en langue ougaritique», *Journal des Médecines Cunéiformes* 14: 6-27.
HAWLEY, R. (2020): «Ugaritic», en R. Hasselbach-Andee (ed.), *A Companion to Ancient Near Eastern Languages*: 257-278. Hoboken (NJ), Wiley Blackwell.
HAWLEY, R.; PARDEE, D. y ROCHE-HAWLEY, C. (2015): «The Scribal Culture of Ugarit», *Journal of Ancient Near Eastern History* 2, 2: 229-267.
HOFTIJZER, J. y JONGELING, K. (1995): *Dictionary of the North-West Semitic Inscriptions*. Leiden, Brill.

HERDNER, A. (1965): *Corpus des tablettes en cunéiformes alphabétiques découvertes à Ras Shamra-Ugarit de 1929 à 1939.* Mission de Ras Shamra 10. Paris, Librairie Orientaliste-Paul Geuthner.

HUEHNERGARD, J. (2012): *An Introduction to Ugaritic.* Peabody, Massachusetts, Hendrickson Publishers.

KRAHMALKOV, Ch. R. (2000): *Phoenician-Punic Dictionary.* Leuven, Peeters.

LEWIS, Th. J. (2013): «The Shaʿtiqatu Narrative from the Ugaritic Story about the Healing of King Kirta», *Journal of Ancient Near Eastern Religions* 13: 188-211.

LEWIS, Th. J. (2014): «The Identity and Function of Ugaritic Shaʿtiqatu: A Divinely Made Apotropaic Figure», *Journal of Ancient Near Eastern Religions* 14: 1-28.

LIVERANI, M. (1995): *El Antiguo Oriente. Historia, sociedad y economía.* Barcelona, Crítica.

LIVERANI, M. (2003): *Relaciones internacionales en el Próximo Oriente Antiguo, 1600-1100 a. C.* Barcelona, Bellaterra.

LIVERANI, M. (2014): *The Ancient Near East. History, Society and Economy.* London, Routledge.

MALBRAN-LABAT, F. y ROCHE-HAWLEY, C. (2007): «Urtēnu Urtešub», en *Actes du Congrès «Le Royaume d'Ougarit de la Crète à l'Euphrate. Nouveaux axes de recherche» (Sherbrooke, Canada, 5-8 juillet 2005)*: 63-104. Sherbrooke, Éd. GGC.

MÁRQUEZ ROWE, I. (2014): «The Babylonian Incantation Texts from Ugarit», en G. del Olmo Lete, *Incantations and Anti-Witchcraft Texts from Ugarit.* Studies in Ancient Near Eastern Records 4: 36-80. Berlin, De Gruyter.

MARTI, L. (2005): «Recherche d'un remède contre le mal-*ekkêtum*», *Journal des Médecines Cunéiformes* 5: 1-3.

MORAN, W. L. (1992): *The Amarna Letters.* Baltimore, The Johns Hopkins University Press.

PARDEE, D. (1988): *Les textes para-mythologiques de la 24e campagne (1961). RSOu* 4. Paris, Editions Recherche sur les Civilisations.

PARDEE, D. (2003): «The Kirta Epic», en W. W. Hallo (ed.), *The Context of Scripture. Canonical Compositions, Monumental Inscriptions and Archival Documents from the Biblical World* 1: 333-343. Leiden, Brill.

SANMARTÍN, J. (1993): «Mitología y Religión mesopotámicas», en G. Del Olmo Lete (ed.), *Mitología y Religión del Oriente Antiguo I: Egipto – Mesopotamia*: 207-534. Sabadell, Ausa.

SANMARTÍN, J. (1996): «Superando el futuro. La magia salvífica mesopotámica», en E. Martínez Borobio (ed.), *Literatura e historia en el Próximo Oriente antiguo. Ciclo de conferencias pronunciadas en el curso «El Próximo Oriente Antiguo II»: Textos históricos y literarios en el Antiguo Oriente y en la Biblia, que tuvo lugar en Toledo, noviembre 1995-junio 1996*: 78-86. Toledo, Museo Sefardí.

SANMARTÍN, J. (1999): «Génesis oriental de los dioses fenicios de las colonias occidentales», en *De Oriente a Occidente. Los dioses fenicios en las colonias occidentales.* XII Jornadas de Arqueología Fenicio-Púnica (Eivissa, 1997). Trabajos del Museo Arqueológico de Ibiza y Formentera 43: 9-23.

SANMARTÍN, J. (2018): «"Sangre de Cepas" en el Próximo Oriente Antiguo», *Temas de Antropología Aragonesa* 24: 25-42.

SCURLOCK, J. A. (2006): *Magico-Medical Means of Treating Ghost-Induced Illnesses in Ancient Mesopotamia.* Ancient Magic and Divination 3. Leiden, Brill.

SCURLOCK, J. A. (2014): *Sourcebook for Ancient Mesopotamian Medicine.* Atlanta, SBL Press.

SINGER, I. (1999): «A Political History of Ugarit», en W. G. E. Watson y N. Wyatt (eds.), *Handbook of Ugaritic Studies*: 603-733. Leiden, Brill.

THOMPSON, R. C. (1949): *A Dictionary of Assyrian Botany.* London, The British Academy.

TROPPER, J. (2000): *Ugaritische Grammatik.* Alter Orient und Altes Testament 273. Münster, Ugarit-Verlag.

VAN SOLDT, W. H. (2000): «Private Archives at Ugarit», en A. C. V. M. Bongenaar (ed.), *Interdependency of Institutions and Private Entrepreneurs.* Proceedings of the Second MOS Symposium (Leiden 1998): 229-245. Leiden, Nederlands Instituut voor het Nabije Oosten.
VAN SOLDT, W. H. (2005): *The Topography of the City-State of Ugarit. Alter Orient und Altes Testament* 324. Münster, Ugarit-Verlag.
VAN SOLDT, W. H. (2010): «The City-Administration of Ugarit», en L. E. Kogan (ed.), *Proceedings of the 53e Rencontre Assyriologique Internationale. Vol. 2. City Administration in the Ancient Near East.* Orientalia et Classica 31: 247-261. Philadelphia, Penn State University Press.
VAN SOLDT, W. H. (2016): «The Orontes Valley in texts from Alalaḫ and Ugarit during the Late Bronze Age, ca 1500-1200 b. C.», *Syria. Archéologie, art et histoire* IV (= *Le fleuve rebelle*): 137-144.
VIDAL, J. (2021): «Historia y Cultura de Ugarit», en F. Lucian y L. Rovira (compiladores), *Temas y Problemas de Historia Antiguo-Oriental. Una Introducción*: 131-140. Santa Fe, Ediciones Universidad Nacional del Litoral.
VITA BARRA, J. P. (2021): «Akkadian in Syria and Canaan», en J. P. Vita Barra (ed.), *History of the Akkadian Language. Handbook of Oriental Studies* 1/152: 1213-1265. Leiden, Brill.
WATSON, W. G. E. (2004): «A Botanical Snapshot of Ugarit. Trees, Fruit, Plants and Herbs in the Cuneiform Texts», *Aula Orientalis* 22: 107-155.
WATSON, W. G. E. y WYATT, N. (2014a): «*KTU* 1.124 Revisited: A Second Opinion», *Journal des Médecines Cunéiformes* 24: 41-48.
WATSON, W. G. E. y WYATT, N. (2014b): «*KTU* 1.124 Again: Further Reflexions», *Ugarit-Forschungen* 45: 305-311.
WYATT, N. (2015): «The Evidence of the Colophons in the Assessment of Ilimilku's Scribal and Authorial Role», *Ugarit-Forschungen* 46: 399-446.
WYATT, N. (2017): «National Memory, Seismic Activity at Ras Shamra and the Composition of the Ugaritic Baal Cycle», *Ugarit Forschungen* 48: 351-391.
YON, M. (2006): *The City of Ugarit at Tell Ras Shamra.* Winona Lake, Eisenbrauns.
ZAMORA, J. Á. (2000): *La vid y el vino en Ugarit.* Madrid, CSIC.
ZAMORA, J. Á. (2017): «El consumo (embriagante) de vino en la antigua Siria-Palestina: La consideración de la ebriedad, el beber del padre y los deberes del buen hijo», *El vino en el mundo antiguo / Ardoa Antzinatean.* Antiqua. XXIV Jornadas sobre la Antigüedad (http://antiqua.gipuzkoakultura.net/24-pres_el-vino-en-la-antigua-siria-palestina_eu.php).
ZOHARY, M. (1995): *Pflanzen der Bibel (3. unveränderte Auflage).* Stuttgart, Calwer Verlag.

La curación por los dioses en el mundo griego: Asclepio

Adolfo J. Domínguez Monedero
Universidad Autónoma de Madrid

1. INTRODUCCIÓN. LOS ORÍGENES DE ASCLEPIO

Ya desde los momentos más antiguos de la cultura griega, los griegos asumían que la enfermedad (y la muerte) aguardaban a todo el género humano, en especial después de que Pandora destapase la enorme vasija en la que los dioses habían encerrado todos los males. Solo, y por voluntad de Zeus, permaneció agazapada en el fondo del recipiente la Esperanza, dando a entender que únicamente ella había quedado atrás para aliviar a los mortales. Entre todos esos males, de los que tierra y mar estaban repletos, se hallaban las enfermedades que «ya de día, ya de noche van y vienen a su capricho entre los hombres acarreando penas a los mortales en silencio, puesto que el providente Zeus les negó el habla» (Hes. *Op.* 90-105). Esta visión pesimista, que sería compartida por la inmensa mayoría de los griegos, encuentra un contrapunto interesante en Platón, que en su *República* llega a asegurar que tanto Asclepio, el dios de la medicina, como sus sucesores, los Asclepíadas, no practicaban la sanación tal y como se entendía en su época, puesto que el filósofo ateniense considera que en un Estado bien ordenado, al detentar cada ciudadano una función y tener la obligación de cumplirla, nadie tendría tiempo para enfermar, lo que le llevaría a estar ocupado toda su vida con un tratamiento (Pl. *R.* 3.406 a-c). Ni que decir tiene que esta visión es, sin duda, utópica, pero con ella el filósofo ateniense quiere hacer ver que un buen orden político es el mejor antídoto contra las enfermedades, que serían fruto del comportamiento ocioso.

Una idea parecida la encontramos en Celso, el tratadista romano que vive entre el cambio de era y que establece cómo los antiguos atribuían las enfermedades a la cólera divina y, por ello, buscaban también la curación en los dioses. Sin embargo, ello no le impide asegurar que en aquellos tiempos remotos no debía de haber muchas enfermedades puesto que la buena salud era la consecuencia de las buenas costumbres, un rasgo que muchos autores antiguos, griegos y romanos, suelen atribuir a las épocas pasadas. En realidad, Celso emplea las enfermedades para criticar su sociedad contemporánea, pervertida por la indolencia (*desidia*) y por el lujo (*luxuria*) que son vistas como la causa de los males que afectan a los cuerpos, y que afligieron primero a Grecia y luego a Roma (Cels. *proem.* 5).

Ya en alguno de los pasajes previos ha aparecido la figura de Asclepio que será la principal divinidad encargada de curar a las personas en el mundo griego, aunque, bien entendido, cualquier divinidad podía, si así lo deseaba, sanar a los enfermos. Sobre su genealogía los propios autores antiguos manifestaban sus dudas, tal y como se observa en la obra atribuida a Apolodoro, donde se menciona a Arsinoe, la hija de Leucipo, como su posible madre, si bien dicho autor se decanta más por Corónide, hija de Flegias de Tesalia. Apolo la habría forzado, pero la joven prefirió, en lugar de al dios, a Isquis, hermano de Ceneo, con quien acabó cohabitando. Eso provocó la ira de Apolo, que dio muerte a la joven, si bien, cuando estaba siendo incinerada, y puesto que estaba encinta de Asclepio, el dios salvó a su hijo y se lo confió al centauro Quirón, que fue su educador y su instructor en medicina y caza. Según narra el mismo autor, la pericia del joven llegó a ser tal que no solo se convirtió en experto cirujano, sino que, incluso, conseguía resucitar a los muertos gracias a que Atenea le había hecho entrega de la sangre de la medusa Gorgona, con la cual curaba y revivía a los difuntos si usaba la que procedía de las venas del lado derecho, pero con la que podía también causar daños a los hombres si empleaba la de las venas del lado izquierdo (Apollod. 3.10.3).

Cada una de las tradiciones sobre su nacimiento, como solía ser habitual con los relatos míticos, ha surgido en ambientes diferentes y son un medio de vincular al héroe con un lugar determinado; la tradición que prefiere Apolodoro puede haber sido de origen tesalio, puesto que se liga al personaje a este territorio. Sin embargo, otras tradiciones, que acabarían predominando con el tiempo, lo ponen en relación de forma más directa con el Peloponeso, en concreto con el que sería uno de sus principales lugares de culto, Epidauro. La tradición que convertía en su madre a Arsinoe habría conectado al personaje al ámbito peloponesio, en concreto a Mesenia. Ni que decir tiene que, junto con estas genealogías, los propios epidaurios desarrollarán otra que convertirá en una nativa de esa localidad a la madre del héroe mediante el recurso, simple pero eficaz, de otorgarle este origen a Corónide y a su padre Flegias y dulcificando la relación entre la joven y Apolo. Lo interesante es que esta variación se conoce a través de una inscripción que consagra en el santuario epidaurio un natural de la ciudad, Isilo, hijo de Sócrates, lo que indica que ya desde el siglo IV a. C. al menos esta sería la «versión oficial» que circulaba allí y que convertía a Asclepio en epidaurio por origen familiar y nacimiento (*IG* IV^2 1, 127, ll. 37-61).

A pesar de los esfuerzos de los epidaurios por arraigar al dios a su ciudad y a su santuario, la gran extensión de su culto hizo que muchos lugares se apropiaran del mismo, bien convirtiéndole en nativo de aquellos sitios donde se le rendía culto, bien narrando historias acerca de la llegada en persona del dios, o de alguna de sus representaciones, casi siempre serpientes; las tradiciones al respecto son numerosísimas (Edelstein y Edelstein 1945: 229-231). Pausanias, que defiende la preeminencia epidauria, pero que conoce sin duda otras tradiciones, establece una solución de compromiso, haciendo que Flegias, que iba acompañado de su hija, ya embarazada de Apolo, llegue hasta Epidauro y dé allí a luz al héroe, el cual se hallaba rodeado por un resplandor divino y ya desde ese momento sanaba a los enfermos y resucitaba a los muertos; en su relato, el periegeta aprovecha para rechazar las tradiciones alternativas sobre el origen de Asclepio (Paus. 2.26.1-10), lo que muestra cómo, todavía en el siglo II d. C., este debate seguía abierto (Aston 2004: 18-32). El propio Pausanias, frente a lo habitual en el caso del hijo de un dios y una mortal, que sería considerarle un héroe, asegura que fue venerado como un dios desde el principio (Paus. 2.26.10).

Estrabón, que también conoce numerosas tradiciones al respecto, afirma, sin lugar a dudas, que el más antiguo y el más famoso de los santuarios de Asclepio estaba en Trica, en Tesalia (Str. 9.5.17), pretensión que era bien conocida en Epidauro y que el ya mencionado Isilo descarta de forma evidente en su poema inscrito en piedra en el santuario epidaurio (*IG* IV^2 1, 127, ll. 27-31). Esta disputa por los orígenes, que no es privativa del caso de Asclepio, aunque con este dios/héroe alcanza un desarrollo que pocas otras figuras religiosas llegaron a conocer, tiene que ver, sin ninguna duda, con la relevancia de su especialización como divinidad sanadora, puesto que la recuperación de la salud perdida es uno de los aspectos que más afectan a la vida humana.

Frente a la pretensión de Pausanias de que Asclepio fue considerado un dios desde el inicio, hablan otras tradiciones que mencionan su muerte a manos de un rayo de Zeus. Incluso su capacidad de resucitar a los muertos es puesta en tela de juicio o, al menos, «racionalizada» por autores como Diodoro, el cual llega a decir que los conocimientos de Asclepio permitían curar a enfermos que ya habían sido desahuciados, por lo que parecía que devolvía la vida a los muertos (D.S. 4.71.1). Este matiz, que puede corresponder a Diodoro o alguna de sus fuentes más «racionalistas», no oculta que, como ya habíamos visto, se le atribuyesen esos poderes a Asclepio, prueba de lo cual serían las propias circunstancias de su muerte. Según continúa narrando Diodoro, ante estas capacidades de Asclepio de devolver la vida a los muertos, Hades se habría quejado a su hermano Zeus de que ello perjudicaba a su reino, por lo cual la respuesta del Padre de los Dioses fue fulminar a su nieto con el rayo, tradición que ya es conocida por Hesíodo (frag. 125). La muerte de su hijo provocó gran ira en Apolo, que habría dado muerte a los Cíclopes, que fueron quienes habían forjado el rayo de Zeus. A su vez, este castigó a su hijo obligándole a trabajar bajo las órdenes de un mortal, Admeto, rey de Feras, en Tesalia (D.S. 4.71.2-3). En esta tradición, pues, que no debió de ser aceptada en aquellos lugares en los que se veneraba a Asclepio como dios, se muestra cómo en un inicio (a pesar de que Diodoro es un autor que escribe ya en el siglo I a. C.) el hijo de Apolo no era más que un mortal y que el culto del que gozó habría sido en origen uno de tipo heroico y vinculado a espacios de carácter ctónico, como las cuevas; en una cueva habría sido criado, según muchas tradiciones, por Quirón en la versión tesalia del mito, y una de sus principales representaciones y advocaciones, la serpiente, se vincula sin duda a estos ambientes infraterrenos, que suelen ser tan frecuentes en muchos cultos heroicos. El propio Pausanias recuerda cómo en una cueva en Lebadea se venera a Asclepio, aunque también a Trofonio, puesto que las serpientes están consagradas a ambos personajes (Paus. 9.39.3). En otros lugares de Grecia también había cuevas consagradas a Asclepio (Paus. 3.24.2) y en algunos de los relatos de curaciones que se inscribieron en estelas en Epidauro en el siglo IV a. C., y que son un testimonio extraordinario de los poderes atribuidos al dios, no son infrecuentes las serpientes que se les aparecen en sueños a los enfermos y les instruyen sobre cómo sanar (por ejemplo, *IG* IV^2, 1, 121-122, § XVII, XLII).

En Atenas la introducción del culto de Asclepio también pudo realizarse mediante la llegada de una serpiente al puerto de Zea, según narra la (lamentablemente mutilada) inscripción que describe la introducción del culto en la ciudad hacia el 420 a. C. (*IG* II^2, 4960, col. a, 2-8), y a la que nos referiremos más adelante. Del mismo modo, cuando el culto a Asclepio (Esculapio) se introduce en Roma procedente de Epidauro, Plinio (*HN* 29.4.72) menciona la «serpiente Esculapio» (*anguis Aesculapius*) e insiste en que dicho animal está consagrado al dios. Hay otras tradiciones en otros lugares que vinculan también el culto a Asclepio con la llegada de su serpiente (Paus. 3.23.6-7). También esta relación con la serpiente, que surgiría por su carácter inicial heroico y ctónico, acabaría siendo reinterpretada en clave racionalista, como muestra el filósofo Cornuto, que escribe en la época neroniana, y que relaciona el hecho de que la serpiente sea el atributo de Asclepio con el proceso que sufren quienes son curados, puesto que, en cierto modo, al ser sanados se desprenden de la enfermedad (como la serpiente se desprende de su piel) y así rejuvenecen. También el bastón que suele acompañar a las representaciones de Asclepio es interpretado en esta clave simbólica, puesto que el mismo significaría el apoyo que recibe el enfermo gracias a estas técnicas, lo que le evita recaer de modo innecesario en la enfermedad (Corn. *ND* 70). Serpiente y bastón son, como es bien sabido, los elementos fundamentales de su iconografía (Holzman 1984: 863-897) (fig. 1).

Es, pues, bastante probable que, dentro de la profunda mezcla de tradiciones que se refieren a Asclepio, su vinculación con las serpientes y las tradiciones relativas a su muerte indiquen que, desde el principio, su estatus era el de un personaje relevante, hijo de Apolo y dotado de cualidades excepcionales, vinculadas con sus capacidades curativas, pero no un dios. Sería en todo caso tras su muerte cuando accedería, con gran probabilidad, a ese estatus de héroe (personificado por la serpiente a él consagrada), hasta que acabase siendo considerado un dios en aquellos lugares y en aquellos momentos donde interesase recalcar su vínculo especial con la comunidad (Edelstein y Edelstein 1945: 91-101; Gil 1969: 88-89). Y, en este sentido, Epidauro sí parece haber jugado un papel relevante.

Algunos autores tardíos, como el cristiano Teodoreto de Ciro, que escribe en el siglo V d. C., resumen la trayectoria de Asclepio como una figura que fue rescatada, criada, quemada y, por fin, inscrita entre los otros dioses y, por ello mismo, se le consagraron recintos sagrados y se le dedicaron altares (Theodoret. *De Graec. aff.* 8.22). Pero su aspecto inicial más humano se mostraría en el hecho de su participación en la Guerra de Troya que algunos autores antiguos llegan a sugerir, como Sófocles (*Ph.* 1437-1438), aun cuando la propia Ilíada no alude a ello; sí se menciona, en cambio, a sus hijos los Asclepíadas Podalirio y, sobre todo, Macaón, «excelentes médicos» (*Il.* 1.731-732; 4.190-197; 4.199-209; 11.517-520; 11.613-614; 14.1-8), que aparecen ejerciendo sus actividades entre los heridos en la guerra. Sus importantes servicios al cuidar de ellos les hicieron ganar una alta consideración entre los griegos, a cambio de lo cual se les liberó de los riesgos del combate y de otras obligaciones (D.S. 4.71.2-4).

2. DE LOS ASCLEPÍADAS A HIPÓCRATES

Estos primeros Asclepíadas, es decir, los hijos de Asclepio, se convertirán en los antecesores de toda una serie de individuos que, a lo largo de los siglos, practicarán las artes curativas enseñadas por el dios a sus hijos y transmitidas por estos a sus seguidores. Aunque habrá interacciones constantes entre estos Asclepíadas y los santuarios de Asclepio, podemos considerar que, en cierto modo, se trata de líneas diferentes puesto que no siempre la actividad de los Asclepíadas se vincula con los santuarios, los cuales, por su parte, acabarán convirtiéndose también en centros curativos. El panorama se complicará aún más en el futuro cuando de entre los Asclepíadas surjan figuras que, como Hipócrates de Cos, darán lugar a un tipo de medicina que podemos considerar, siempre con las debidas cautelas, como más «científica».

Esta relación de los Asclepíadas con los hijos de Asclepio es reconocida por múltiples autores, entre ellos por uno de los que han dejado más testimonios de su adhesión a los mismos y al propio Asclepio, como es Elio Aristides, autor del siglo II d.C. y devoto convencido del dios. Este autor considera a los Asclepíadas como un verdadero pueblo o linaje (ἔθνος) y los alaba como salvadores de la humanidad al haber conservado y transmitido las enseñanzas de Asclepio; prueba, para él, de este papel benefactor que desempeñan sería el hecho de que nunca habrían sido desterrados de ninguna ciudad ni habrían tenido que acudir como suplicantes a otras; habrían constituido una auténtica hermandad en su opinión (Aristid. *Or.* 38.16-18). Al mismo tiempo insiste en esto que acabamos de mencionar puesto que considera que ya tan solo la figura de Hipócrates, que procede de los Asclepíadas, habría sido suficiente como para haber merecido el agradecimiento de la humanidad (Aristid. *Or.* 38.16).

Dentro del *Corpus* hipocrático se conserva un discurso (sin duda apócrifo) atribuido a Tésalo, hijo de Hipócrates, que habría pronunciado en el 407 a.C. ante la asamblea de Atenas en favor de su ciudad, Cos, para recordarle

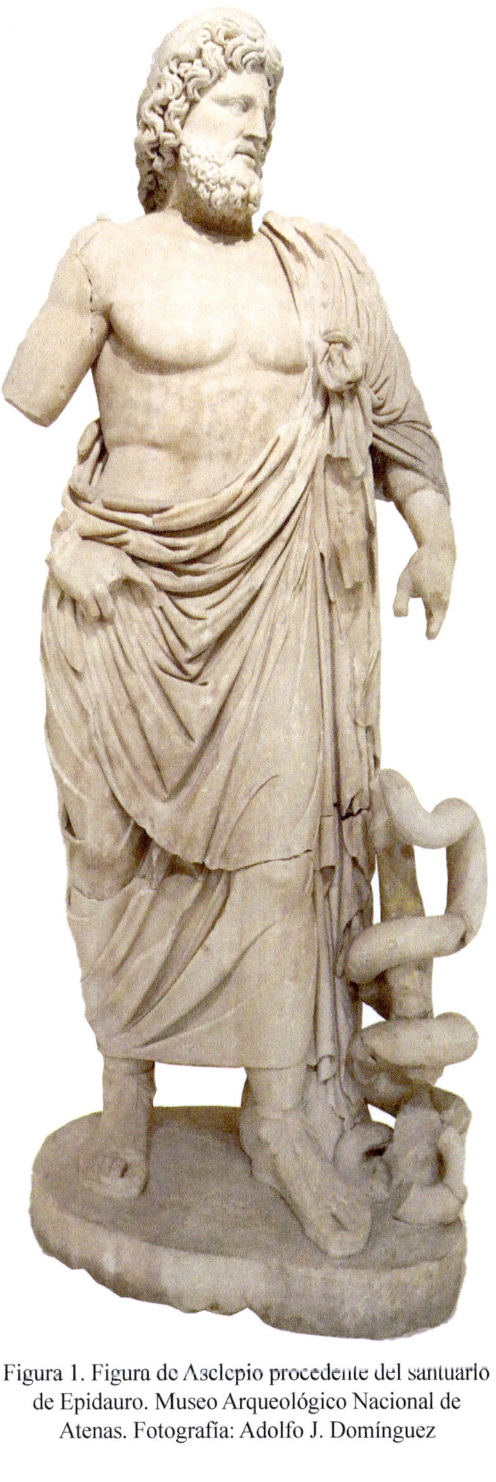

Figura 1. Figura de Asclepio procedente del santuario de Epidauro. Museo Arqueológico Nacional de Atenas. Fotografía: Adolfo J. Domínguez

a los atenienses cómo los Asclepíadas habrían ayudado a Atenas en cuatro momentos claves de su historia (la Primera Guerra Sagrada, la invasión de Jerjes, la plaga del último tercio del siglo V a. C. y la expedición a Sicilia); en esta última, incluso, habría servido el propio Tésalo como médico dentro del ejército ateniense ([Hp.] *Or.Thess.* 8) y, por supuesto, su padre Hipócrates habría combatido la plaga en Atenas, algo que no está en absoluto acreditado (Pinault 1992: 35-49). Dentro de esta apelación al pasado como medio de promover empatía ante un posible ataque ateniense durante la Guerra del Peloponeso (Gazzano 2019: 53-69), Tésalo habría hecho hincapié en el origen divino de la estirpe (γένος) de los Asclepíadas, y que personajes como Asclepio, al que el texto equipara con Heracles, fueron beneficiosos para la humanidad del mismo modo que lo son sus descendientes, entre los que se cuenta el propio orador, que destaca cómo él y los Asclepíadas actúan en beneficio de Grecia. Pero, frente a otras visiones, que consideraban que Macaón y Podalirio habían sido eximidos del servicio militar durante la Guerra de Troya (de la que se recalca en el discurso que no era un mito sino un hecho real), se asegura que también lucharon con las armas y, así, el propio Macaón habría muerto en Troya al formar parte del grupo que iba escondido en el famoso caballo ([Hp.] *Or.Thess.* 9).

Aunque el discurso como tal haya sido apócrifo, como indicábamos con anterioridad, y su redacción corresponda a mediados del siglo IV a. C. (Pinault 1992: 41-44) o, incluso, a mediados del siglo III a. C., como han sugerido algunos autores (Nelson 2005: 209-236), no habría por qué considerar falsas todas sus apreciaciones (Bousquet 1956: 581, 587), y en todo caso revelaría que en el ambiente de los Asclepíadas de Cos se habría ido elaborando la reconstrucción de su origen que hemos mencionado, y que con toda probabilidad dataría de un periodo anterior a aquél en el que se data el *Discurso* como tal. Los Asclepíadas, pues, no solo se identifican con las actividades curativas, reforzadas tras la obra del más famoso de todos ellos, Hipócrates, sino que pretenden también haber realizado servicios importantes en favor de los griegos desde los momentos más tempranos. Se trata, sin duda, de un intento, por parte al menos de la rama de los Asclepíadas residente en Cos, otro centro fundamental del culto a Asclepio, de resaltar el papel de este linaje (*genos*) o pueblo (*ethnos*) a lo largo de la historia, quizá también como medio de desligar (o, quizá mejor, diferenciar) sus actividades de las llevadas a cabo en los santuarios de Asclepio, que estarían en manos de los diferentes sacerdotes de los mismos, pero no de los Asclepíadas, que, en particular a partir de Hipócrates, han ido marcando su propio camino. En efecto, aunque ningún médico antiguo renunciará a considerar a las divinidades como las restauradoras de la salud (porque de haberlo hecho habría incurrido, sin ninguna duda, en *hybris*), están claros los distintos caminos que la práctica de las curaciones tomará a partir de Hipócrates (y con gran probabilidad ya desde antes). Es muy probable, pues, que aunque seguirá habiendo numerosas ocasiones de coincidencia (nunca de conflicto) entre esas tendencias, los Asclepíadas reivindicarán el aspecto más humano, de descendientes de personajes reales que, incluso en Troya, se habrían comportado como otros guerreros y habrían muerto en la guerra, como indicaba el *Discurso* de Tésalo como medio de distinguirse de las prácticas curativas que tenían lugar en los santuarios de Asclepio, donde quien actuaría sería el propio dios mediante procedimientos (entre ellos la ἐγκοίμησις o *incubatio* a la que nos referiremos más adelante), que poco o nada tenían que ver con los empleados por los médicos Asclepíadas.

La creciente importancia de estos Asclepíadas, incluso como receptores de privilegios colectivos, está bien atestiguada en las fuentes; podemos destacar, al respecto, un epígrafe hallado en Delfos y datable hacia el 360 a. C. en el que el santuario de Apolo garantiza a la comunidad (κοινόν) de los Asclepíadas de Cos y de Cnido una serie de privilegios (entre ellos los derechos de consultar y de sacrificar en primer lugar, προμαντεία y προθυσία) siempre que juren que forman parte de este grupo por línea paterna (ἀνδρογένεια) (*CID* I.12) (Bousquet 1956: 579-580). Es curioso observar cómo, más o menos hacia la misma época, Platón plantea la posibilidad de que se puede llegar a ser médico tan solo recibiendo instrucción, a cambio de dinero, de los Asclepíadas (Pl. *Prt.* 311 b-c). Aunque no sabemos hasta qué punto esto ha podido ser así, está claro a partir de la inscripción délfica que puede haber quienes se consideren Asclepíadas y que, en la práctica, no lo sean por no cumplir el requisito de ser descendientes por línea paterna del propio Asclepio. Como sí deja claro, por otro lado, el pasaje platónico, la dedicación natural de esos Asclepíadas que pueden haber pagado por formarse sería la medicina. Sea como fuere, y como hemos ido viendo, la profesionalización de la medicina como actividad desligada de los santuarios parece haber sido una tendencia imparable y los verdaderos Asclepíadas han reaccionado ante ello con mecanismos como el reglamento que hicieron inscribir en Delfos para garantizarse sus derechos ancestrales.

Esta idea de la descendencia Asclepíada pervivirá largo tiempo como muestra también la epigrafía; así, por ejemplo, una inscripción de época de Trajano hallada en Éfeso alude a los médicos que sacrifican a su antepasado (προπάτωρ) Asclepio (*IEph.* 719).

De cualquier modo, las fuentes literarias y la epigrafía enumeran una gran cantidad de divinidades, mayores y menores, dedicadas de manera preferente a la curación; entre ellas aparecen Apolo Epicurio, Apolo Ietros, Apolo Oulios, Zeus Hípsisto, Heracles, Apolo Protector (*Proasterio*), Ártemis Brauronia, héroes diversos como Anfíloco, Aristómaco, Oresinio, Anfiarao, o el genérico *Heros Iatros* (el «Héroe Médico»), muy venerado en diversos puntos del Ática y en la propia Atenas, o el héroe Amynos (*IG* II^2, 4387), por no mencionar más que unos cuantos; en la propia Atenas Asclepio también sería venerado, además de en los santuarios a los que más adelante aludiremos, en el Eleusinio urbano (Lawton 2015: 25-36).

En algunos casos, estas divinidades, del mismo modo que ocurría con Asclepio, han dado lugar a auténticos linajes hereditarios que, igual que los Asclepíadas, han monopolizado el ejercicio de la medicina. De ellos, quizá los más notables hayan sido los Ouliadas de Elea/Velia, si es que se admite su relación con el culto de Apolo Oulios. A este grupo estaría vinculado el propio filósofo Parménides (Vecchio 2003: 86-96; Vecchio 2006: 388-393; Cappelletti 2011: 17-21), pero, de cualquier modo, su eco no sería equiparable al de los descendientes de Asclepio a pesar de las tradiciones existentes sobre la escuela médica eleata (Pugliese Carratelli 1986: 108-111). En todo caso, también se conocen médicos «profesionales» en apariencia no vinculados ni con familias ni tan siquiera con espacios cultuales relacionados con Asclepio, como mostraría, por ejemplo, la trayectoria del famoso Democedes de Crotona, que llegó a ser el médico personal de Darío el Grande y de su madre Atosa en los años finales del siglo VI a. C. (Hdt. 3. 125-137), antes, incluso, de que Hipócrates hubiese nacido.

3. ASCLEPIO, SUS SANTUARIOS Y SUS FIELES, Y SUS RELACIONES CON LA MEDICINA Y LOS MÉDICOS

Dejando, pues, de momento de lado esa tradición médica que representaron los Asclepíadas y que daría paso a la hipocrática, surgida de su propio seno, diremos ahora algo al respecto de la curación practicada en los santuarios de Asclepio, si bien hay que aclarar que, aunque puedan existir unas tendencias generales, cada uno de esos lugares de culto llevaba a cabo sus propias prácticas.

Las curaciones propiciadas por los dioses y, en especial por Asclepio, requerían que el paciente, que a la vez es un fiel, acudiese al santuario puro (ἁγνός), siendo la pureza (ἁγνεία) definida en el santuario de Epidauro como el pensar en cosas santas (Porph. *Abst.* 2.19; Clem.Al. *Strom.* 5.1.13.33). Y esta capacidad está al alcance de cualquiera, como muestra, en el propio santuario de Epidauro, alguno de los casos de curación que fueron recogidos en largas inscripciones, incluso de aquellos que se aproximan de modo inadecuado al recinto sacro. Narra uno de estos epígrafes el caso de un tal Esquines, que quiso ver qué hacían otros fieles que ya se hallaban dormidos en el ἄβατον, pero que tuvo la mala fortuna de caer sobre unas vallas y herirse en los ojos. Como acabó acudiendo al santuario ya ciego, pero lo hizo como suplicante ante el dios (καθικετεύσας τὸν θεὸν), acabó curándose (*IG* IV^2 1, 121, § XI). La inscripción también nos sirve para introducir uno de los principales procedimientos terapéuticos del santuario de Epidauro y de otros muchos templos de Asclepio, que era la dormición (*enkoimesis*) en una parte reservada (*abaton*) del santuario, acompañada de rituales previos o iniciaciones como las que tenían lugar, por ejemplo, en el Asclepieo de Pérgamo durante la segunda mitad del siglo II d. C., como atestigua Elio Aristides (*Or.* 23.15-16). En general, el ciclo completo, observado de forma más o menos semejante en múltiples santuarios de Asclepio, incluía abstinencia, baño ritual, pago de una cuota, sacrificio, incubación, fe, curación y acción de gracias (Dillon 1994: 255). Si todo se realizaba de modo satisfactorio el fiel podía esperar la presencia o aparición del dios (ἐπιφάνεια) durante el sueño para darle indicaciones acerca de cómo curarse o, incluso, para curarle en ese mismo momento con el resultado de que al despertar por el día la enfermedad hubiese desaparecido (Edelstein y Edelstein 1945: 209-254; Petridou 2015: 171-196) (fig. 2).

Todos los preparativos y actividades previas y posteriores al acto principal, que era la *enkoimesis*/*incubatio*, habrían proporcionado, según algunos estudiosos que han empleado una aproximación psicológica, el entorno necesario para el procesamiento cognitivo y afectivo de los estímulos que se percibían en el contexto de la misma (Panagiotidou 2022: 301), que era el principal mecanismo mediante el que Asclepio intervenía para sanar a los fieles (Von Ehrenheim 2016; Diouf 2016; Renberg 2016: 238-270).

Como ya indicábamos en páginas previas, Elio Aristides tiene un gran valor para conocer diversos aspectos del culto de Asclepio en la Asia Menor del siglo II d. C. (Petsalis-Diomidis 2010), puesto que él mismo se convirtió en un gran devoto del dios y de su santuario pergameno y tuvo ocasión de ser curado, como él mismo asegura, por la intervención de dicha divinidad. Los datos que nos da pueden aplicarse, en líneas generales, a otros Asclepieios y a otros momentos previos, dado el gran conservadurismo de los cultos griegos en general y del de Asclepio en concreto; da la impresión, a este respecto, de que los grandes cambios que se produjeron en el culto y la proyección de

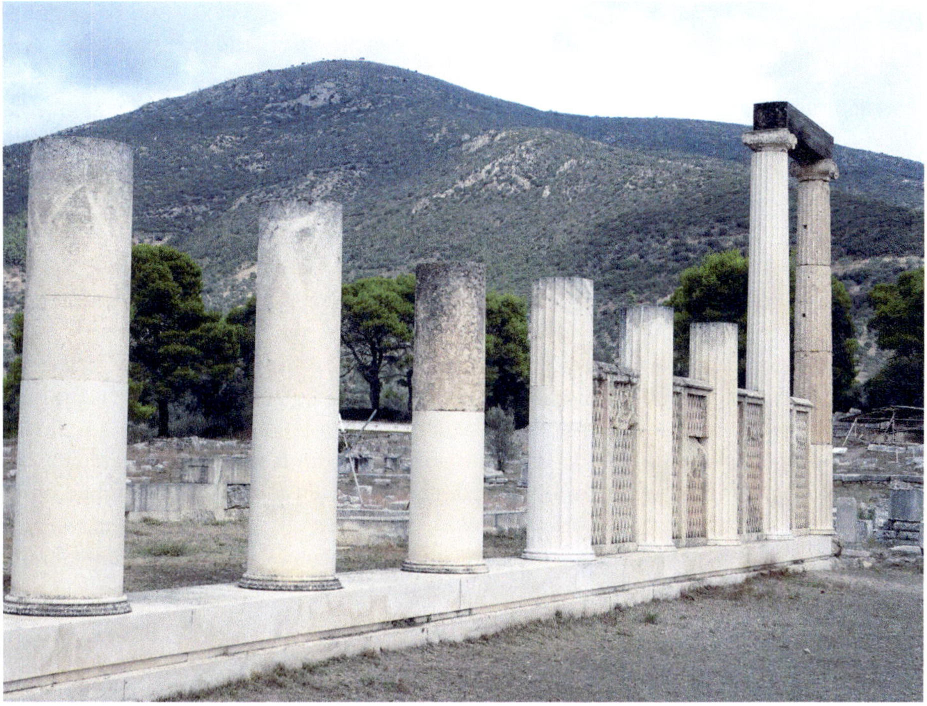

Figura 2. El *abaton* del santuario de Asclepio en Epidauro. Fotografía: Adolfo J. Domínguez

Asclepio durante el Imperio romano (Van der Ploeg 2018: 83-165, 263-273) quizá no afectaran demasiado a los mecanismos de las actividades curativas que tenían lugar en sus santuarios.

En efecto, parece que nuestro autor enfermó y acudió a Pérgamo a tratarse entre el 145 y el 147 d. C. y luego a inicios del 148 d. C., y a partir de ese momento, en varias ocasiones después debido a la variante tipología de sus enfermedades (Israelowich 2012: 105-131); aunque en varias de sus obras se alude a Asclepio y a su santuario, los datos más relevantes sobre el mismo los recogió en sus seis «Discursos Sagrados» (ἱεροὶ λόγοι, los números XLVII a LII), que fueron publicados después del 175 d. C. (Israelowich 2012: 14-15). Recibió numerosos sueños enviados por el dios (unos 130), tanto en su santuario como en otros lugares y, por orden suya, los registró desde el principio (Arístid. *Or*. 48.2). En uno de ellos, cuando enfermó por la plaga del 165 d. C., traída por el ejército de Lucio Vero de Partia, nos narra cómo durante el sueño Asclepio le dio la vuelta en la cama tras lo que se le apareció Atenea con el aspecto y las facciones de la que realizó Fidias en Atenas. Mientras la diosa le curaba de su enfermedad próxima a la muerte es cuando le surgió la idea de lavarse con miel ática, tras lo cual desapareció la bilis negra acabando de curarse con los medicamentos y la comida (Aristid. *Or.* 48.40-43). Vemos aquí uno de los rasgos del tipo de curación propiciada por Asclepio, en la que el dios durante el sueño le da al paciente las claves para que él mismo encuentre el remedio; en el caso en cuestión, es la aparición de Atenea lo que lleva a Elio a averiguar que será mediante la miel ateniense como logrará curarse. Es solo una muestra de la multitud y variedad de mecanismos de curación que Asclepio le recomienda para sus dolencias (Israelowich 2012: 86-101). La psicología y los análisis neurocognitivos modernos han dado cumplida explicación de los procesos que tienen lugar en el cerebro durante las diversas fases del sueño y que hacen que situaciones como las que describe Elio Aristides y otros testimonios puedan llegar a ser percibidas como experiencias reales (Panagiotidou 2022: 303-305).

La aparición de Asclepio en sueños es, pues, uno de los rasgos de su método curativo; el propio Hipócrates de Cos habría experimentado la presencia en sueños del dios, aunque no con motivo de ninguna enfermedad. En su caso, sin embargo, el dios no se apareció de la manera apacible y tranquila en que solían representarle sus estatuas, sino de un modo aterrador y acompañado de enormes y ruidosas serpientes. En esta ocasión, y a pesar de que Hipócrates le pide que se una a él para ayudarle en su tratamiento, el dios lo que hace es indicarle que será la diosa *Aletheia* (la Verdad) la que le guiará; al final, la reflexión que hace el médico es que tanto la medicina (ἰατρεία) como la adivinación (μαντεία) son parientes próximos porque ambas son hijas de Apolo, que es quien presagia los males que existen y los que existirán, del mismo modo que cura las enfermedades presentes y las futuras ([Hp.] *Ep.* 15). La carta hipocrática, con gran probabilidad apócrifa como el resto de la correspondencia atribuida a este personaje, viene a mostrar, en cierto modo, la transición entre la curación promovida por Asclepio y la realizada por el médico, ejemplificándola en el concepto de la Verdad, que Asclepio convierte en guía del médico, al tiempo que él se abstiene de desempeñar este papel con Hipócrates; del mismo modo, con la relación que establece entre medicina y mántica, ambas derivadas de Apolo, Hipócrates (y la escuela hipocrática, responsable en último término de estas apreciaciones) trata de delimitar el ámbito de competencia de los médicos, centrado en el presente, del propio del dios, más enfocado al futuro, aun cuando ambos estén auspiciados por el propio Apolo. Como sugeríamos páginas atrás, y en cierto modo confirman estos testimonios, la medicina racional, basada en la tradición de los Asclepíadas, a la que corresponde, en último término, Hipócrates, busca diferenciarse de esos otros mecanismos de curación ocupados solo en la interpretación de los sueños. A través de un sueño Hipócrates habría recibido la revelación que le indica que debe seguir no tanto a Asclepio sino a la Verdad que él ha puesto a su disposición. Quizá por ello mismo los hipocráticos no obvian el empleo de los sueños con fines terapéuticos, si bien hacen una distinción entre los tipos de ellos que existen y determinan que un uso adecuado de los mismos solo puede venir de una adecuada interpretación por un médico (Hulskamp 2013: 33-68), diferenciándose así del uso que le dan a los sueños los fieles de Asclepio (Pearcy 2013: 93-107).

No obstante, y aunque los distintos autores no pretenden crear un conflicto entre los diferentes métodos curativos, será la postura del paciente la que decidirá la decisión a tomar; ni que decir tiene que es la predisposición del mismo a creer la que, a la postre, informa dicha decisión. Como ejemplo podemos poner, en primer lugar, a un auténtico creyente, como Elio Aristides, el cual, de nuevo, muestra cómo, en caso de enfermedad, la solución no es acudir a los médicos, sino al santuario de Asclepio, puesto que es el dios el único que puede garantizar la sanación o, de lo contrario, la muerte (Aristid. *Or.* 28.132). En esta misma línea de pensamiento narra Elio cómo, ante un gran absceso, los médicos pretendían tratarlo o bien cortándolo o bien cauterizándolo con fármacos, para lo cual Aristides recibió la opinión del dios que ordenó dejar crecer el tumor y eso disipó su preocupación puesto que le quedó claro que, dada la disparidad de opiniones, su decisión no podía ser otra que obedecer al dios (Aristid. *Or.* 47.61-63). Esta obediencia le lleva al autor a realizar, incluso, actividades penosas, como la vez que el dios le ordenó hablar en Cícico, a pesar de su enfermedad. Aun así, Aristides puede percibir la inmensa capacidad del dios para aliviarle y que pueda cumplir sus mandatos (Aristid. *Or.* 27.2). Como consecuencia de ello, el agradecimiento de Elio Aristides se manifiesta más allá de la propia curación propiciada por el dios, puesto que le atribuye al mismo también el don de la retórica y el haber sido el guía de su vida profesional, lo que le ha permitido poder disertar en muchos lugares y gozar de la amistad de los emperadores a los que ha hablado y con los que mantiene un fluido intercambio epistolar (Aristid. *Or.* 42.12-14). Y esta relación con Asclepio le lleva a equipararse, incluso, con Alejandro Magno a través de otro sueño que ubica en su Misia natal y junto al jardín de Asclepio donde se hallaba su casa paterna; allí vio una tumba doble, en una parte de la cual se hallaba enterrado Alejandro y la otra parte le estaba reservada a él. Ello le indica que tanto el rey macedonio como él han llegado a la cima, el primero gracias a la armas y él gracias a sus palabras, y que sus ciudades de origen se gloriarían con ambos (Aristid. *Or.* 50.49).

Todo ello muestra la perspectiva de un auténtico creyente para quien Asclepio no solo le ha salvado la vida, sino que le ha servido de ayuda y apoyo constante a lo largo de su actividad; ello no impide que Aristides incurra en exageraciones a la hora de definir sus síntomas y de percibir el papel jugado por el dios para curar sus enfermedades (Steger 2016: 129-142), no obstante lo cual su testimonio sigue siendo de un valor fundamental. Si esta es la perspectiva de Elio Aristides, no debe extrañarnos cómo, en la disyuntiva entre seguir los consejos de los médicos o las indicaciones del dios, su elección se haya decantado hacia estas últimas, sobre todo si se tiene en cuenta los duros tratamientos a que los médicos le habían sometido, sin resultado (Steger 2016: 138-140).

Si, por el contrario, tomamos algún pasaje procedente de obras atribuidas a Hipócrates, se observa un cambio importante. Los sueños, según uno de estos textos, pueden acertar o equivocarse, pero los mismos no entran en las causas de lo que sucede, ni cuando aciertan ni cuando se equivocan y suelen dar consejos para precaverse, aunque no dicen cómo más allá de rezar a los dioses. El texto hipocrático, aun reconociendo que esto no es malo, acaba recomendando acudir a los médicos para lograr una ayuda efectiva ([Hp.] *Acut.* 4.87); la investigación permite determinar qué contribuye a la vida sana, gracias a la dieta aun cuando los dioses ayudan a realizar estos descubrimientos ([Hp.] *Acut.* 4.93).

Es más, ante la existencia de individuos que emplean distintos ardides para pretender curar enfermedades, falsos médicos, realizando falsas purificaciones y otras artimañas, otro texto hipocrático indica que, en estos casos, lo que debería hacerse sería acudir a los templos y suplicar a los dioses y no dejarse embaucar por estos personajes, puesto que, al final, es la divinidad la que puede purificar y santificar y sirve como clara protección ([Hp.] *Morb.Sacr.* 4). De tal modo, los propios hipocráticos reconocen que es siempre mejor acudir a la divinidad que a charlatanes y magos de diversa índole, de quienes no puede esperarse nada bueno (Gil 1969: 29-30). Son estos últimos quienes, escondiendo su ignorancia, se escudaron en lo divino para ocultar su incompetencia, convirtiendo así en «sagrada» la epilepsia, de la que no sabían nada ([Hp.] *Morb.Sacr.* 1).

Las diatribas de los hipocráticos, y quizá del propio Hipócrates, hasta donde puede reconstruirse su personalidad real a partir del *Corpus* que lleva su nombre (Craik 2015: i-xxxvi; Craik 2018: 25-37; Jouanna 2018: 38-62), parecen ir en contra de los farsantes, pero no parecen atacar a las creencias religiosas, aun cuando, como algún autor ha observado, muchos críticos modernos se muestran incómodos al comprobar que en diversos lugares del *Corpus* hipocrático se recomienda la oración, lo que iría en contra de su visión de una medicina por completo «racional» (Perilli 2018: 140). El propio «Juramento», haya sido obra o no del mismo Hipócrates, algo aún en disputa (Jouanna 1999: 401-402; Temkin 2002: 21-28; Von Staden 2007: 425-466; Leven 2018: 169-177), y que podría haber recogido ideas suyas y de sus adeptos, empieza a enumerar como garantes del mismo, en primer lugar, a Apolo *Iatros* («Médico»), seguido por Asclepio, Salud (*Hygieia*) y Panacea (*Panakeia*) y los demás dioses ([Hp.] *Jusj.* 1).

A este respecto, y aunque como en muchas ocasiones la información corresponde a periodos posteriores, merece la pena valorar lo que dice Estrabón (14.2.19), que considera que los estudios sobre la dieta de Hipócrates procederían, en buena parte, de los tratamientos descritos en los exvotos del Asclepieio de Cos. Sin que esta información tenga por qué ser exacta en todos sus aspectos, a pesar de que encuentra ecos en otros autores, como insistiremos a continuación, lo interesante de esta y otras opiniones es que no establecen una ruptura absoluta entre las curaciones propiciadas por la divinidad y las que practican los médicos por su cuenta; ello establece un vínculo, no siempre fácil de percibir, entre los diversos procedimientos terapéuticos, pero no como enfrentados entre sí.

En esta misma línea va la noticia de Plinio el Viejo (*HN* 29.2.4), quien asegura que los que se recuperaban de las enfermedades en el santuario de Asclepio en Cos describían los remedios y mecanismos que habían seguido para hacerlo, de modo tal que otros pudieran beneficiarse de esa información. Que esto era una práctica no infrecuente lo muestran los testimonios que conocemos de un comportamiento semejante en otros Asclepieios, entre ellos el de Epidauro, al que luego volveremos; añade, no obstante, Plinio, basándose en las informaciones de Varrón, y en línea con lo que había mostrado Estrabón, que Hipócrates habría copiado esas prescripciones, las cuales se habrían conservado gracias a él tras el incendio del templo, y que ello le habría permitido instaurar la práctica médica conocida como «clínica». Este término, como es bien sabido, deriva de la palabra griega κλίνη, lecho, y aludiría a la costumbre habitual de los santuarios de Asclepio, ya mencionada, de dormir en ellos para recibir en sueños la información que el propio dios transmite a sus fieles. También un escritor posterior, Sorano, autor de una biografía de Hipócrates, relata otra tradición, en este caso hostil a este personaje, y propagada por un tal Andreas, que convierte este incendio en un acto intencionado de Hipócrates para hacer desaparecer esas informaciones recogidas en el santuario y de las que se habría aprovechado para desarrollar su técnica médica (Sor. *V.Hp.* 4).

Quizá no sea necesario tomarse al pie de la letra estos testimonios (Gil 1969: 356-357; Nutton 2013: 61), bastante sospechosos como son todos los hechos atribuidos a Hipócrates, así como las biografías que se escribieron sobre él (Pinault 1992: 1-34), aunque no habría por qué rechazar la importancia y la pervivencia en el tiempo, incluso mediante el recuerdo, de las informaciones sobre curaciones conservadas en los Asclepieios (Ahearne-Kroll 2014: 35-51). En cualquier caso, lo que esta tradición referida a Hipócrates muestra es cómo se tenía la idea de que las curaciones que se producían en los santuarios de Asclepio, junto con la gran afluencia de pacientes, pudieron haber creado un gran *corpus* empírico que algunos individuos, entre ellos Hipócrates, habrían aprovechado para tratar de internarse en las causas que generan las enfermedades y en los medios para tratar de curarlas, sin necesidad de recurrir a los procedimientos mucho más imprevisibles que se practicaban en los santuarios de Asclepio. Con respecto a estos, conocemos los casos que acaban en curación, puesto que tanto los documentos emanados de los santuarios, como las obras de devotos creyentes, como el ya mencionado Elio Aristides, inciden en los éxitos; no sabemos, sin embargo, cuántos pacientes acudían a esos santuarios y no obtenían curación y hasta qué punto los médicos, gracias a la observación de los éxitos y los fracasos de Asclepio, podían aportar otros remedios mucho más controlables.

Visiones posteriores, como la recogida en una obra atribuida a un médico del siglo II d. C., el famoso Galeno, tratan, de nuevo, de racionalizar algunas de estas tradiciones previas. Se nos dice, pues, que en un primer momento solo la familia de Asclepio (es decir, los Asclepíadas) podía enseñar y transmitir la medicina, y solo a aquellos que formaban parte de la misma, existiendo acuerdos y juramentos que impedían acceder a ese conocimiento a quienes no pertenecían a ella, y esto se había mantenido en Rodas, Cnido y Cos. Pero habría sido Hipócrates quien, temiendo que esos conocimientos se perdieran, los habría fijado por escrito de forma permanente ([Gal.] *Comentarios sobre el Juramento Hipocrático*).

Así pues, los santuarios de Asclepio seguirán desarrollando sus propios sistemas de curación, basados en la relación directa que se establece entre la divinidad y el paciente, mediante el sueño en la mayor parte de las ocasiones, y dentro de los recintos sagrados, y este tipo de actividad seguirá siendo una herramienta básica de curación como muestran múltiples casos, y no es menor el ya varias veces mencionado testimonio de Elio Aristides, en pleno siglo II d. C. Pero, al mismo tiempo, la existencia de médicos que, sin obviar nunca un adecuado respeto a los dioses que propician las curaciones, se irá haciendo cada vez más frecuente a partir, sobre todo, del periodo clásico. Y aunque en ocasiones pueda haber surgido algún tipo de predilección por un método u otro, como habíamos apuntado antes, da la impresión de que la convivencia entre distintas metodologías no ha sido problemática. Ni los médicos rechazan el papel de los dioses ni los más devotos fieles obvian el papel de los profesionales en proporcionar remedios, aun cuando el paciente pueda dudar, más o menos, de la eficacia de uno u otro procedimiento. Cuestión distinta es que dentro de los santuarios de Asclepio haya médicos «profesionales» ejerciendo, lo cual no parece haberse dado (Cohn-Haft 1956: 29-30), no haber existido, pues una relación directa entre las curaciones en los santuarios y la práctica médica, sobre todo a partir de lo que hemos visto con respecto a Hipócrates, que, aunque sin duda haya sido magnificado por la tradición, habría significado, siquiera en sentido simbólico, la separación de esos dos métodos, ejemplificada, además, en la relación que se establece entre el desarrollo de la actividad de Hipócrates y el incendio del templo de Asclepio en Cos. Que, por ejemplo, Elio Aristides esté en comunicación permanente con médicos de su confianza, así como con muchos otros que no lo son, pero con los que comparte sus enfermedades, y los sueños que le envía Aclepio, no implica que tales médicos realicen sus actividades en el seno del santuario ni, mucho menos, que estén «asignados» al mismo.

Pero a pesar de esa separación entre los diferentes métodos para alcanzar la curación, y como ya hemos avanzado, ello no implicó ni una incomunicación ni, mucho menos, una hostilidad entre unos procedimientos basados en la intervención del dios y otros basados en el estudio de los síntomas de las enfermedades y la búsqueda de métodos empíricos para acabar con ellas (Nissen 2003: 721-744; 2009: 261-281). Quizá cabría hablar de una convivencia entre diversos métodos, quedando con gran probabilidad al criterio del paciente cuál de ellos elegir, si es que no optaba por hacer uso, según sus necesidades, de todos los posibles; el papel de Asclepio, que cura en persona en sus santuarios, pero que es también el protector de los médicos, la divinidad a la que estos se vinculan de modo evidente, como veremos a continuación, podría servir de nexo de unión entre ambos métodos, al menos para aquellos pacientes que buscaban su curación sin preocuparse del método a emplear para ello. Como ha observado algún autor, las curaciones divinas y las seculares se reforzaban mutuamente en lugar de oponerse (Nutton 2013: 115).

Esta convivencia (o, incluso, ambivalencia) se observa también en el plano público, siendo en este terreno la epigrafía de una gran ayuda. Puesto que al fin y al cabo Asclepio es una divinidad, no es extraño que sea objeto de ofrendas y sacrificios como el resto de los dioses por parte de las ciudades para garantizarse la salvación y la seguridad colectivas; con frecuencia, como muestra también la epigrafía para Atenas, estos sacrificios solían realizarse al inicio del año (*IG* II^2, 974). Esto añade una vertiente adicional, puesto que ya no se trata de que los particulares acudan a los Asclepieios a hallar soluciones a sus males concretos, sino que las propias ciudades buscan la seguridad colectiva mediante la celebración de sacrificios y la erección de estelas conmemorativas que den cuenta y recuerden los mismos.

Gracias también a la epigrafía sabemos, por ejemplo, que en Atenas era una costumbre ancestral (πάτριος) que los médicos que estaban al servicio público (δημοσιεύοντες) hiciesen un sacrificio a Asclepio y a Hygieia dos veces al año, en su propio nombre y en el de los pacientes a los que habían curado (*IG* II^2, 772 = *IG* II/III^3 1, 914; 268/7 a. C.) (Cohn-Haft 1956: 11, 76-77). Además de confirmarnos la existencia en Atenas (como en otras ciudades) de médicos públicos, la inscripción atestigua la relación que siguen manteniendo, desde tiempos ancestrales, con el culto de Asclepio y su hija Hygieia, que, como ya vimos, figuraba también en el Juramento Hipocrático.

Otro interesante documento, también procedente de Atenas, es un bello relieve datado a mediados o en la segunda mitad del siglo IV a. C., en cuya mitad izquierda aparecen Asclepio, Deméter y Core, cuya relación es bien conocida en Atenas (Lawton 2015: 25-36), y a la derecha una fila de seis médicos, cuyos nombres figuran en el monumento, cinco de ellos enmarcados en coronas de olivo (*IG* II^2, 4359), que parecen estar siendo recibidos por dichos dioses tras haberles sido concedidas sendas coronas por el *demos* ateniense (Aleshire 1991: 104, 113-114, 128-129, 158, 190; Pilz 2018: 153-154), tal vez por sus éxitos conseguidos en sus actividades médicas, quizá como médicos públicos, aunque también pueden haber recibido el honor por cuestiones relativas al culto de Asclepio (Aleshire 1989: 94-95) (fig. 3). De cualquier modo, la epigrafía también atestigua el otorgamiento de beneficios, incluyendo la concesión de una corona de olivo a médicos que han prestado servicios de interés a la ciudad, relacionados con la actividad médica; y el lugar para ubicar esas estelas es el santuario de Asclepio (*IG* II^2, 483; 304/3 a. C.). Algunos exvotos hallados en los santuarios de Asclepio apuntan a

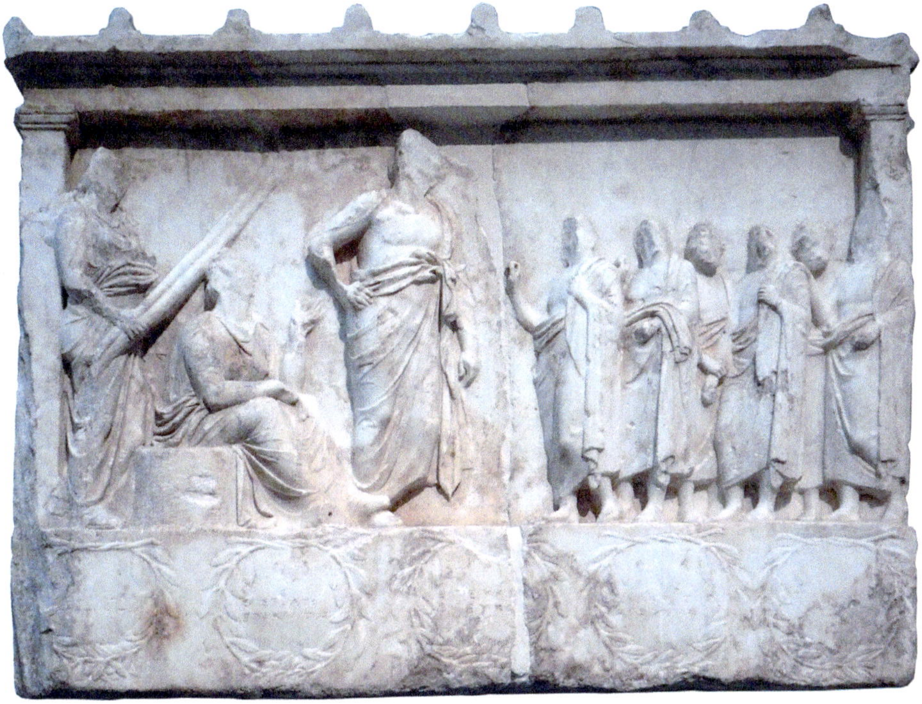

Figura 3. Grupo de médicos oferentes ante Asclepio, Deméter y Core. Relieve procedente del Asclepieio de Atenas. Museo de la Acrópolis, Atenas. Fotografía: Adolfo J. Domínguez

médicos como dedicantes, como veremos más adelante a propósito del de Atenas; del mismo modo, un poema de Posidipo de Pella (el número 95 AB) menciona a un médico depositando un exvoto en honor al padre de Asclepio, Apolo Pitio.

Aún en contexto griego, pero ya en plena época romana, esta interacción entre el ámbito de Asclepio, sus cultos y la profesión médica parece ir marcándose cada vez más. Una interesante inscripción de Éfeso, datada en el año 153-154 d. C., nos presenta un concurso de médicos que se celebra durante la festividad de las Grandes Asclepieias y donde hay competiciones (ἀγῶνες) de cirugía, instrumentos, teoría y problemas con sus respectivos ganadores. La inscripción considera a Asclepio como el guía y líder de los médicos (ἡγεμών) y se menciona al jefe (ἄρχων) de la asociación (συνέδριον) de los médicos, así como a un médico principal (ἀρχιατρός), cargo que parece haber sido electivo, y que habría sido el presidente (ἀγωνοθέτης) de esa festividad de las Grandes Asclepieias; aparte de todos esos cargos está el sacerdocio de Asclepio, que no recae en ninguno de estos individuos, sino, en el caso de esta inscripción en cuestión, de Tiberio Claudio Demóstrato Celiano, que, además, es el Asiarca (*IEph* 1162; 153/4 d. C.). Otras inscripciones efesias, más o menos contemporáneas, confirman la asiduidad de estas celebraciones y su carácter restringido y elitista (Keil 1905: 128-138; Samama 2003: 70-71; Zimonyi 2014: 355-370).

Por fin, y para concluir este apartado, aunque sin ánimo de exhaustividad, podríamos mencionar el altar con inscripción métrica en griego que dedica el médico Antíoco en honor a los «salvadores de la humanidad» (ἀνθρώπων σωτῆρες), Asclepio, Hygieia y a su otra hija, Panacea (*RIB* 3151; siglo II d. C.). Como dato de interés, se puede mencionar que el epígrafe apareció en la ciudad romana y base militar de Deva (actual Chester), en Britannia, en el entorno del pretorio (Wilson y Wright 1969: 235; Clackson y Meissner 2000: 1-6) y ello muestra, junto con otros documentos, la importancia de Asclepio dentro del ejército romano, así como la presencia de médicos (griegos o grecoparlantes) en el mismo (Van der Ploeg 2018: 166-214), pero es un ejemplo más de la estrecha relación que los médicos mantienen con el dios como muestran numerosos otros epígrafes (Samama 2003: 64-66).

4. LOS SANTUARIOS DE ASCLEPIO

Los santuarios de Asclepio, como ya hemos mencionado, se configuran desde la introducción del culto en Grecia como los espacios en los que tiene lugar la interacción del dios con los pacientes/suplicantes mediante el sueño, que propiciará, en su caso, la curación.

Diversos estudios, ya desde los más antiguos, han establecido el catálogo de los santuarios de Asclepio conocidos, bien a partir de la información literaria o epigráfica bien a partir de la arqueológica, o de varias de ellas a la vez (Walton 1894: 95-121; Semeria 1986: 931-958; Riethmüller 2005; Melfi 2007a); ha sido también objeto de atención el tratar de identificar, en los conocidos por la arqueología, los lugares que en los mismos se destinaban a la práctica de la *incubatio* (Renberg 2016: 115-238). Algún hallazgo reciente, como el de Dafnunte (Agios Konstantinos, Lócride oriental) (Papakonstantinou 2022), producido con ocasión de la realización de obras públicas, muestra que todavía es posible que puedan seguir apareciendo nuevos Asclepieios.

Pausanias da una breve relación de algunos de estos santuarios, empezando por el de Epidauro, al que considera uno de los más importantes y que habría dado lugar a muchos otros Asclepieios, entre ellos el de Atenas; según él, también de Epidauro procedería el de Pérgamo que a su vez sería el origen del de Esmirna. El de Balagras en Cirene tendría también su origen en Epidauro, mientras que del santuario cireneo procedería el de Lebena en Creta (Paus. 2.26.8-9).

En las páginas siguientes me limitaré a destacar algunas peculiaridades de las curaciones llevadas a cabo en algunos de estos santuarios, para los que disponemos de informaciones literarias más o menos precisas acompañadas, en ocasiones, de datos arqueológicos y epigráficos.

4.1. El santuario de Epidauro

Uno de los Asclepieios que ha aportado un mayor número de informaciones es el de Epidauro, que puede haber ejercido una gran influencia en otros santuarios, como ya sugería la referencia recién mencionada de Pausanias. Sin querer entrar en el aspecto material de dicho santuario, que no es el objeto de estas líneas (Melfi 2007a: 17-109), tan solo querría mencionar a este propósito que, frente a la idea que se tenía del inicio del culto en dicho santuario a partir de mediados del siglo VI a.C. (Melfi 2017a: 23-25), excavaciones iniciadas en 2019 han sacado a la luz, justo al este de la *tholos* o *thymele* (Pausanias, II, 27, 3), y amortizado en el siglo IV, cuando se construyó este gran edificio de mármol, un edificio rodeado de columnas de madera y que constaba también de un sótano cuyo piso estaba formado por un mosaico de guijarros blancos con reborde negro. Aunque aún no se ha producido una publicación detallada de lo allí hallado, en diversos medios se ha ido dando noticia de esta estructura (Lambrinoudakis *et al.* 2024: 235-249), cuya parte subterránea se ha relacionado con el aspecto ctónico y heroico de Asclepio, que luego retomaría la *thymele*. Un dato importante es que este edificio habría sido construido entre finales del siglo VII e inicios del VI a.C., lo que elevaría en algo más de cincuenta años los inicios del culto de Asclepio en Epidauro.

En su descripción del santuario, Pausanias apunta que dentro del recinto había estelas, escritas en dialecto dorio, en las que se habían grabado los nombres de aquellas personas que habían sido curadas por el dios, junto con la enfermedad que cada una padecía y cómo se habían curado; asegura el autor que en tiempos había más, pero que en su época (siglo II d.C.) quedaban todavía seis (Paus. 2.27.3). Por fortuna, aún se conservan, y algunas de estas estelas han podido analizarse y, en efecto, muestran la enfermedad y la curación, aunque el mecanismo exacto de la misma no se describe de modo tan pormenorizado como da a entender la información de Pausanias; en alguno de los relatos recogidos en dichas inscripciones se presenta a los fieles/pacientes leyendo los testimonios de otros enfermos anteriores (por ejemplo, *IG* IV^2 1, 121, § III). En la actualidad se conservan tres estelas y fragmentos de una cuarta que contienen un total de setenta relatos de curaciones (ἰάματα), algunos de ellos en estado muy fragmentario. Fueron encargadas por el santuario en el siglo IV a.C. para que fueran leídas por los peregrinos que acudían al santuario y mostrar el poder del dios (Herzog 1931; Lidonnici 1995: 15-19, 85-131), incluso hasta el punto de convencer a los no creyentes o a los simples escépticos (Dillon 1994: 235-254). Algunos autores han subrayado cómo esta actividad podría haber tenido implicaciones psicológicas para los pacientes/suplicantes que les habrían podido ayudar en sus curaciones evitándoles, entre otras cosas, caer en pensamientos negativos y tener, así, más fe en los poderes curativos del dios, reforzando su capacidad de ser sugestionados (Gil 1969: 351-399; Panagiotidou 2022: 299-300).

Quizá a estas recopilaciones se esté refiriendo Estrabón cuando asegura que en Epidauro había tablillas votivas (ἀνακείμενοι πίνακες) en las que se registraban las curaciones, lo mismo que ocurría, también según este autor, en Cos y en Trica (Str. 8.6.15). Algunos epigramas de Posidipo de Pella (núms. 95-101 AB), que desarrolló su actividad en el siglo III a.C., muestran muchas semejanzas con los *iamata* epidaurios (Pajón 2015: 71-73), lo que podría sugerir que el autor pudo haber tenido a la vista documentos de este tipo a la hora de componer sus poesías, y se ha sugerido que a través de ellos parece como si Posidipo se estuviese paseando por un santuario de Asclepio como un peregrino o un simple observador y leyendo inscripciones como las de los *iamata* de Epidauro u otros santuarios del dios (Austin y Bastianini 2002: 120-127; Bing 2009: 220).

De los relatos de sanación o *iamata* de Epidauro queda claro que en ellos no hay intervención de ningún médico ni tampoco, en muchas ocasiones, de los sacerdotes del santuario, y en ellos también resulta patente el carácter milagroso (por lo improbable e imposible desde un punto de vista estrictamente físico) de muchas curaciones; su recopilación y publicación por el santuario habría que verla, empero, no como un intento de falsificación, sino como un testimonio de la fe de los fieles que acudían al templo para buscar una cura y que pueden haber prestado, tal vez, demasiada credibilidad a relatos de parte o que han embellecido o exagerado lo que ocurría en el santuario (Dillon 1994: 256-259; Prêtre 2018: 17-29).

No puedo tratar aquí de todos estos textos, que han sido publicados en varias ocasiones y a los que se puede acceder sin demasiada dificultad (Herzog 1931; Edelstein y Edelstein 1945: 221-237; Lidonnici 1995; Girone 1998; Prêtre y Charlier 2009: 21-120), pero me limitaré a reproducir uno de ellos como ejemplo de qué tipo de curaciones trata el santuario, aunque esta, sin duda, resulta, al menos *a priori*, de las más inverosímiles:

> Cleo estuvo embarazada durante cinco años. Al quinto año de estar embarazada acudió al dios como suplicante y se introdujo en el *abaton*. Inmediatamente después de salir del mismo y del santuario, dio a luz a un niño, que al punto fue a bañarse a la fuente y se puso a correr alrededor de su madre (*IG* IV^2 1, 121, § I; traducción propia).

Además de estas inscripciones relativas a las curaciones, procede de Epidauro otro conjunto de inscripciones que enumeran todos los lugares a los que van los embajadores sagrados del santuario (θεωροί) para anunciar y convocar a la fiesta principal que se celebra en el mismo, los *Asklepieia*, así como quién se encargaba de alojar en los sitios visitados a esos embajadores (Θεωροδόκοι); estas listas pueden datarse entre 360 y 355 a. C., aunque algunos lugares y nombres parecen haberse añadido en otro momento. El documento se reparte en dos estelas de mármol (*IG* IV^2 1, 94-95) que contienen más de noventa y cinco nombres distribuidos por buena parte de Grecia, de Italia y de Sicilia, lo que da cuenta de la proyección que las autoridades epidaurias querían dar a las fiestas, quizá aprovechando que el gran proyecto arquitectónico para renovar el santuario y que se habría iniciado hacia el 370, ya se hallaría bastante avanzado (Perlman 2000: 67-81). Las estelas que relatan las curaciones de Epidauro muestran también la amplia proyección internacional de este santuario (Dillon 1994: 243), algo que parece haber sido frecuente en otros de ellos, puesto que, por ejemplo, otro autor del siglo II d. C., que escribe una biografía del filósofo y taumaturgo Apolonio de Tiana (que vivió en el siglo I d. C.), asegura que al Asclepieio de Lebena acudía toda la población de Creta y de Libia, del mismo modo que al de Pérgamo acudía toda Asia (Philostr. *VA* 4.34).

4.2. El Asclepieio de Pérgamo

El Asclepieio de Pérgamo es bien conocido en su funcionamiento sobre todo por el gran número de datos que de él da el varias veces mencionado Elio Aristides, así como la epigrafía, y también ha sido objeto de numerosas excavaciones arqueológicas que han permitido tener informaciones de su aspecto y su desarrollo (Deubner 1938; Riethmüller 2012: 229-234; Melfi 2016: 89-113). Surgiría en el siglo IV a. C. (Paus. 2.26.8-9) y su periodo de florecimiento tuvo lugar en el siglo II d. C.; antes de ese momento, habría que destacar las graves destrucciones que sufrió a manos de Prusias II de Bitinia en el año 155 a. C., que devastó y saqueó el templo y acabó con la estatua de Asclepio, obra de Firómaco. El dios, sin embargo, castigaría al ejército bitinio con una disentería que acabaría con la mayor parte de los soldados (D.S. 31.35). Tras algunos otros episodios violentos durante el periodo final de la República romana, fue en época imperial cuando experimentó una completa restauración, en la que intervinieron diversos emperadores y, especialmente a partir de Adriano se convierte en el más importante Asclepieio activo en el mundo griego (Habicht 1969: 1-20; Hoffmann 1998: 41-61; Strocka 2012: 199-287). Aunque el *corpus* epigráfico del Asclepieio de Pérgamo es abundante, no son frecuentes las inscripciones que den detalles de las curaciones, sino que entran más en el apartado de las dedicatorias en agradecimiento al dios, inscritas sobre diversos soportes, si bien predominan las plaquitas de bronce que actúan como exvotos; en ellas a veces se representan partes del cuerpo humano (ojos, orejas) que aludirían a los órganos curados o a que el dios ha visto y oído lo que se le pedía. Solo en algunos casos se alude al mecanismo empleado en las curaciones, que es, como suele ser habitual, el sueño (κατὰ ὄναρ, κατὰ ὄνειρον, *IvP* 33, 75-77, 91, 116, 117, 127), y en un par de ocasiones se alude a las enfermedades tratadas. Las placas de bronce con expresiones de agradecimiento al dios se concentraban en la esquina suroccidental del santuario, en la zona del *enkoimeterion*, y servirían para que los fieles que acudían a curarse pudiesen comprobar, a partir de las dedicatorias de quienes les habían precedido, el poder curativo del dios (Ferretti 2021: 129-130).

En este sentido, el Asclepieo de Pérgamo no presenta una documentación tan rica como la que mostraba Epidauro. Sin embargo, sí se halló una ley sagrada que da interesantes detalles acerca de los pasos que deben dar quienes deseen acceder al *enkoimeterion* para dormir y recibir la visita del dios; la inscripción dataría del siglo II d. C., pero sin duda está recogiendo normas anteriores. Así, se regulan los sacrificios previos, animales y de pasteles, la deposición de la tarifa (tres óbolos) que se depositará en la caja de ofrendas (θησαυρός). Se prescribe, asimismo, la pureza de quienes entren en el dormitorio, así como la abstinencia de carne de cabra y queso; el incubante (ἐγκοιμώμενος) deberá quitarse la guirnalda que llevará en la cabeza y depositarla en el lecho de paja (στιβάς), en el que deberá acostarse. También alude la ley sagrada a quienes se comprometen a pagar por otros la tarifa, los cuales deberán hacerlo en el plazo de un año y, asimismo, establece la tarifa por curación que será de una *hekte* focea entregada a Apolo y otra a Asclepio (*IvP* 161). Esto ha hecho pensar que el original sería anterior o contemporáneo al siglo III a. C. (Melfi 2018: 95-108); además, se establecen requisitos y tratamientos diferentes a quienes acuden por vez primera, a los que vuelven a consultar sobre el mismo tema y a individuos de estatus especial (Sokolowski 1973: 407-413).

Sea cual sea la antigüedad de esta norma, se asemeja bastante a lo que conocemos para otros santuarios de Asclepio y el hecho de que se haya mantenido hasta el siglo II d. C. indica también el conservadurismo de estos rituales religiosos, de modo tal que podemos pensar que los mismos no sufrieron demasiados cambios ni a través del tiempo ni en los diferentes territorios donde se implantó el culto de esta divinidad. Algún autor ha sugerido, incluso, que se trataría de la ley sagrada original creada en el siglo IV a. C. cuando el primer Asclepieo de Pérgamo, de matriz epidauria, se consolidó como santuario público (Melfi 2018: 95-108), de haber sido así, y aunque quizá las prácticas del siglo II d. C. se hubiesen modificado, resulta interesante observar cómo con la republicación de esas leyes sagradas se pretende sugerir una continuidad ininterrumpida entre el santuario de época romana (mucho más complejo que los Asclepieios griegos) y el momento de la creación de este espacio cultual. Es curioso que un asiduo visitante y residente, como Elio Aristides, muestre tan poco interés en el aspecto del santuario y se centre, sobre todo, en los rituales tradicionales (Jones 1998: 63-76).

En torno a este santuario pergameno, y darían muestra también Elio Aristides o Galeno, así como la epigrafía, funcionó, entre el siglo II e inicios del III d. C., una asociación religiosa, conocida como los θεραπευταί, los cuales consideraban a Asclepio no solo como un dios sanador, sino como consejero y apoyo para todos los aspectos de la vida y ello les llevaba a tener una relación muy estrecha con el dios, reuniéndose con frecuencia para cantar peanes en su honor, y participaban en un puesto de privilegio en las ceremonias en torno al dios (Remus 1996: 152-161; Brabant 2006: 61-75); si servían también, como algún autor ha sugerido, gracias a esta relación con Asclepio, como auténticos asesores para otros pacientes (Petridou 2017: 185-213), es algo que no es del todo seguro. En otras ciudades se conocen distintas asociaciones cultuales vinculadas con el dios que se conocen con el nombre de Asclepiastas (Piguet 2021: 117-142).

4.3. El santuario de Asclepio en Cos

El panorama epigráfico referido a informaciones sobre el funcionamiento del santuario y sus curaciones que presentaba Epidauro y, en bastante menor medida, Pérgamo, no tiene demasiados paralelos en otros Asclepieios. Uno de los más importantes era el de Cos; Estrabón (14.2.19) da una descripción muy breve de la ciudad y de ella casi destaca solo el Asclepieio, del que dice que es muy famoso y repleto de ofrendas. El mismo autor asegura que allí había numerosas tablillas votivas (*anakeimenoi pinakes*) que describían las curaciones (Str. 8.6.15). Como ya se vio, de allí era Hipócrates y la tradición aseguraba que habría recopilado, a partir de esos documentos, datos que luego habría empleado para sus curaciones, aunque poco se conoce del santuario del siglo V a. C. y los detalles al respecto no dejan de ser controvertidos. Sin embargo, y aunque el santuario ha sido objeto de excavaciones (Sherwin-White 1978: 334-346), no se han encontrado inscripciones de este tipo en el mismo, tal vez por los diversos avatares que el mismo sufrió, aunque hay indicios además del texto estraboniano y una referencia en Plinio (*HN* 20.264) de que existieron y de que las prácticas curativas en el mismo eran semejantes a las de otros Asclepieios (Sherwin-White 1978: 275-276; 349-352); quizá también el epigrama 97 AB de Posidipo de Pella se refiera a este santuario (Wickkiser 2013: 625). Se ha pensado que el poeta del siglo III a. C. Herodas ubica su cuarto Mimiambo en el Asclepieio de Cos y en él se encontraría, por lo tanto, una descripción del mismo, así como de las obras de arte y objetos que contendría (Zanker 2009: 98-131); otros autores, sin embargo, creen que no hay datos suficientes para afirmar esta localización (Cunningham 1971: 136).

Entre la abundante epigrafía de Cos hay algunas leyes sagradas que aluden al funcionamiento del Asclepieio y la regulación de los sacrificios (Herzog 1928: 14-16); del mismo modo, se conserva una parte importante de la documentación que generó el santuario a mediados del siglo III a. C. (242 a. C.) para promover los *Asklepieia* y su carácter panhelénico y ser reconocida la inviolabilidad (ἀσυλία) para el santuario, así como muchas de las respuestas recibidas (unas cincuenta) (Herzog y Klaffenbach 1952; Rigsby 1996: 106-153; Buraselis 2004: 15-20; Nelson 2013: 247-266). Esto muestra la importancia que tuvo el Asclepieio de Cos durante el periodo helenístico; aunque ello afecta a la proyección internacional de Cos y de su santuario más que a las curaciones en sí, lo cierto es que el mayor conocimiento del mismo y de sus festividades promovería la llegada de pacientes deseosos de ser curados por el dios. El envío de embajadores sagrados (*theoroi*) cada cuatro años reforzaría la presencia internacional del santuario (Rigsby 2004: 9-14).

4.4. El Asclepieio de Lebena

Otro de los santuarios de Asclepio mencionado en la ya citada enumeración de Pausanias (2.26.8-9) es el de Lebena, en Creta. Los datos arqueológicos acerca de este santuario son bien conocidos gracias a alguna publicación reciente (Melfi 2007b), por lo que no insistiré en este asunto. Desde el punto de vista de las curaciones, la epigrafía muestra cómo en este santuario también existía esta costumbre de algunos o muchos fieles de escribir un texto donde relataban cómo habían sido sanados; suelen datarse en los siglos II-I a. C. y muestran, sobre todo, dedicantes locales (a pesar de lo que aseguraba Filóstrato) (Willetts 1962: 224-227). El epigrama 99 AB de Posidipo de Pella puede aludir también a una curación sucedida en este santuario (Wickkiser 2013: 626). Tal y como se había visto en Pérgamo, se conocen también otras en las que no se alude a la curación, pero se hace la ofrenda en agradecimiento a la divinidad (Melfi 2007b: 110-113).

También en Lebena parece que las autoridades de la *polis* de Gortina han decidido pasar a piedra muchos de esos textos que los fieles habían ido escribiendo en tablillas de madera (σανίδες), tal y como menciona uno de estos epígrafes. A pesar del estado fragmentario de los textos (Prêtre y Charlier 2009: 121-168), en uno de ellos se menciona la fundación del santuario de Lebena, procedente de Epidauro y realizada mediante una serpiente que viaja en el barco del fundador del culto (Teón), que se habría curado en Epidauro; en otros textos se alude al sueño (ὕπνος, καθ'ὕπνον) como mecanismo de curación, pero en algunos se menciona una incisión practicada por el propio dios durante el sueño o a la aplicación de mirto en una articulación, y hay otra en la que el dios resuelve un problema de infertilidad; por fin, para época romana se conservan dedicatorias individuales en las que el dios mismo prescribe a los pacientes los ingredientes para realizar pociones con las que se curarían. En alguno de los epígrafes se alude al *abaton* y al *adyton* (Melfi 2007b: 163-175, 181-185). En otra inscripción se indica también la restauración del *thesauros* y de sus riquezas por parte de la *polis* (Melfi 2007b: 178-179); es posible que esta estructura se haya identificado en Lebena (Costabile 1992: 23-29) y asimismo se atestigua en otros santuarios de Asclepio, puesto que parece que la obligatoriedad de aportar algún tipo de ofrenda (dineraria o no) a los santuarios se ha ido generalizando a partir sobre todo del siglo IV a. C. (Gorrini y Melfi 2002: 257-265).

Aunque de un carácter mucho más fragmentario que en Epidauro, también aquí hay una clara intención de recoger las tradiciones escritas por fieles agradeciendo al dios su curación; todo apunta a la importante influencia del santuario peloponesio sobre el cretense, a pesar de que Pausanias consideraba el culto procedente de Cirene. Del mismo modo, su propagación, a partir de una serpiente, presenta semejanzas con la introducción del culto a Asclepio en Epidauro Limera (Paus. 3.23.7) y en la propia Roma (Liv. 10.47.7; Ov. *Met.* 15.622-745; *Id.*, *Fast.* 1.289-294; Val. Max. 1.8.2).

4.5. Asclepio en Corinto

Dentro del conjunto de Asclepieios, el de Corinto constituye un caso bastante peculiar por la gran cantidad de exvotos representando partes del cuerpo humano que allí se encontraron y, por el contrario, la ausencia de epigrafía. El santuario habría surgido en el siglo IV a. C. y alcanzaría su periodo de esplendor en época helenística; lo que queda de sus estructuras ha sido convenientemente excavado y publicado y no insistiremos aquí en ello (Roebuck 1951; Melfi 2007a: 289-312). El hecho diferencial de este santuario está en la gran cantidad de estos exvotos anatómicos que parecen haber sido frecuentes en los Asclepieios, pero que, salvo en Corinto, apenas han aparecido en tanta cantidad. La causa de su supervivencia parece haber radicado en el hecho de que estaban hechos de terracota; si los hubo en otros materiales debieron de ser saqueados tras la toma de Corinto en el 146 a. C. por los romanos. La mayoría de estos exvotos se halló en siete depósitos cerrados, cinco de ellos datados entre el último cuarto del siglo V a. C. y el final del siglo IV a. C. y contemporáneos entre sí. Predominan, entre ellos, piernas y pies, pechos femeninos y genitales masculinos, aunque hay también orejas, ojos, torsos, brazos, manos, dedos, etc. (fig. 4). Estaban destinados, en su mayoría, a ser colgados de paredes y techos, aunque había otros (cabezas y tórax) que se ubicaban en bancos o repisas. Aunque no llevan inscripciones, se acepta que eran ofrendas realizadas al dios tras la curación de la parte del cuerpo representada. Junto a estos objetos se hallaron en los depósitos votivos otros artículos como terracotas, lucernas o cerámicas sin ningún rasgo característico pero que también habrían servido como ofrendas al dios. En algunas de las cerámicas aparece el nombre de Asclepio y en otra el de su hijo Podalirio (Roebuck 1951: 111-143; Lang 1977: 15-30; Hughes 2017: 27-28, 34-39).

4.6. Asclepio en el Ática

4.6.1. El Asclepieo en el Pireo

Para el Ática se dispone de informaciones sobre dos Asclepieios, uno en el Pireo y otro en la propia Atenas (Sch. Ar. Pl. 621). Se suele aceptar que el más antiguo en surgir fue el primero, en torno al puerto de Muniquia, como sugiere el relato etiológico que da la inscripción del santuario de Atenas sobre el origen del mismo y que menciona que el dios subió de Zea (*IG* II^2, 4960 = *IG* II/III^3 4, 665, línea 9); sin embargo, a partir de los datos existentes parece que el establecimiento de ambos santuarios debió de ser muy próximo en el tiempo. No se conoce con detalle cómo se articulaban las relaciones entre ambos y cómo gestionaban las principales fiestas consagradas al dios, los *Asklepieia* y los *Epidauria* (Garland 1987: 115-117).

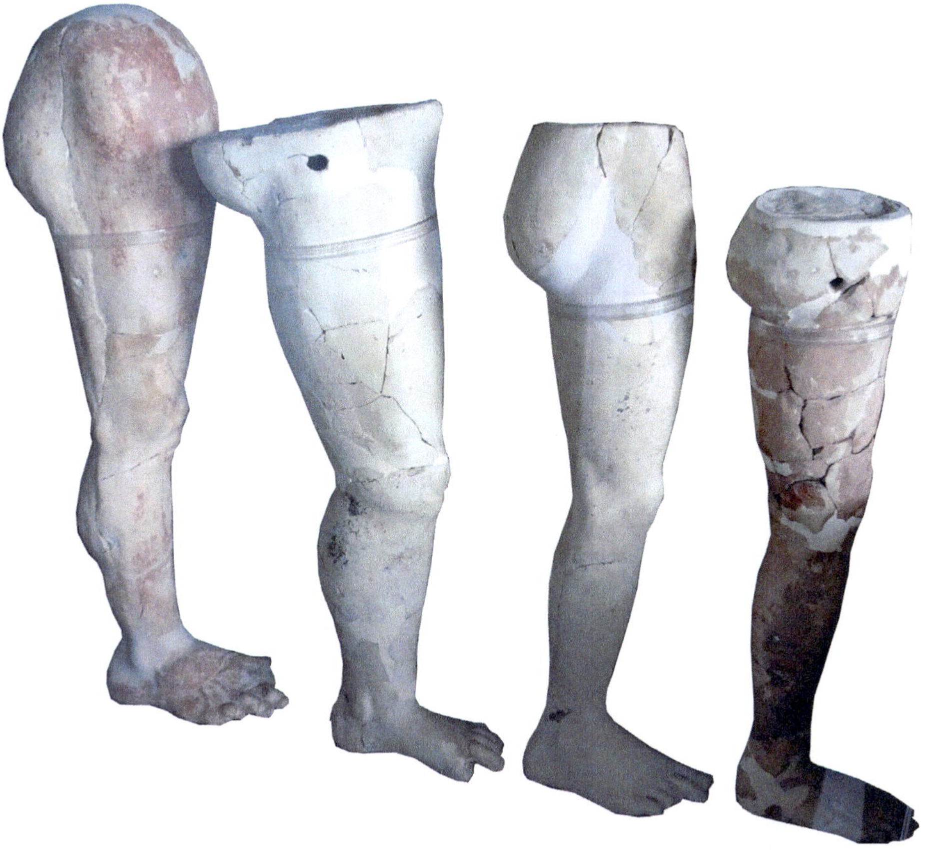

Figura 4. Exvotos de terracota procedentes del santuario de Asclepio en Corinto. Museo Arqueológico de Corinto. Fotografía: Adolfo J. Domínguez

Del santuario del Pireo no se conoce nada desde el punto de vista arqueológico pero sí se hallaron documentos epigráficos e iconográficos (fig. 5). Una ley sagrada de este santuario de inicios del siglo IV a. C. muestra cómo en el mismo eran venerados otros dioses para los que se prescriben una serie de ofrendas previas (προθύματα) de pastelillos redondos (πόπανα) o panales de miel (κηρία) (*IG* II[2] 4962 = *IG* II[3], 4, 1773), que debían realizar quienes acudían a buscar la curación. También relieves votivos, hallados tanto en el Pireo como en Atenas muestran la relación entre Asclepio y otras divinidades, entre ellas Deméter y Core, como ya se vio con anterioridad. En otros de estos relieves se muestra la relación de Asclepio con la serpiente. Asimismo, otros muestran sacrificios de toros en honor al dios. También se conserva una lista de inicios del siglo IV donde se enumeran ofrendas entregadas al dios, entre las que aparecen algunos instrumentos médicos de hierro como fórceps (καρκίνοι ἰατρικοί) y cuchillos de cirujano (μαχαίρια ἰατρικά) (*IG* II[2] 47, líneas 16-19) (Von Eickstedt 2001: 23-30), cuya forma y aspecto, por lo general, son bien conocidos (Bliquez 2015: 23-50).

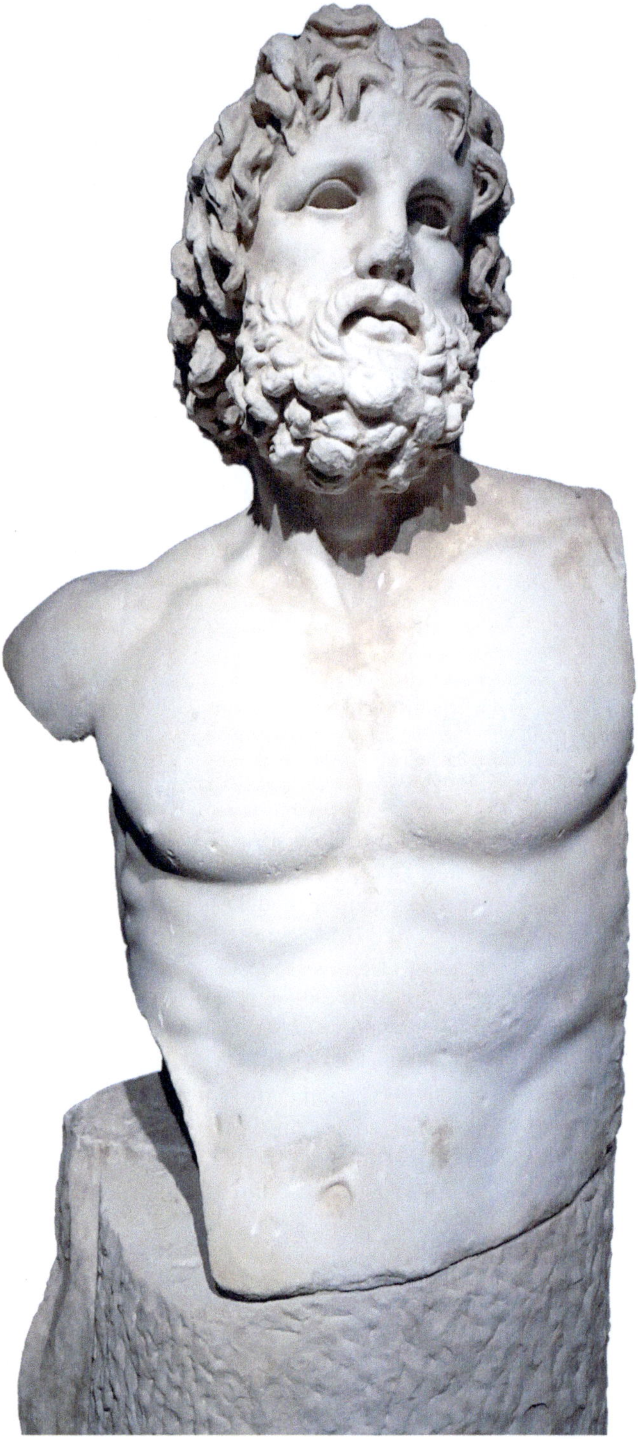

Figura 5. Estatua de Asclepio procedente del santuario del Pireo. Museo Arqueológico Nacional de Atenas. Fotografía: Adolfo J. Domínguez

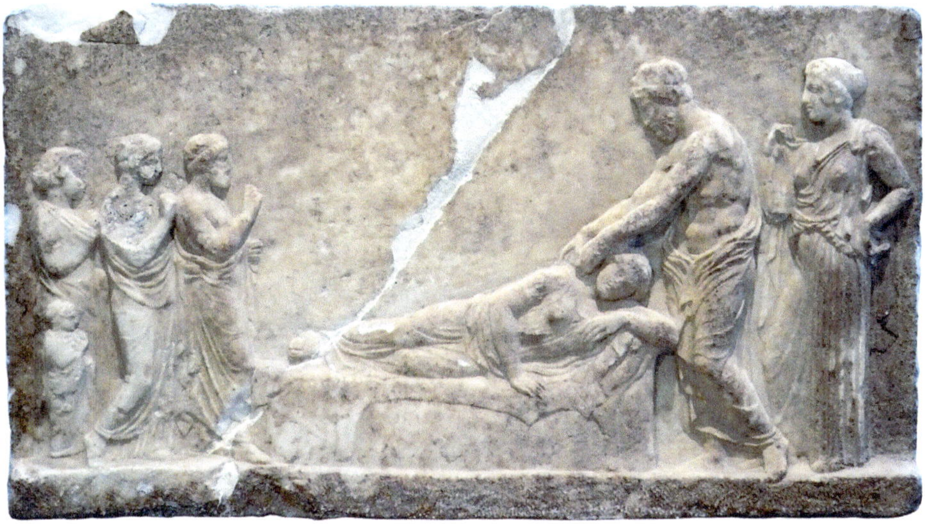

Figura 6. Relieve mostrando a Asclepio curando a una paciente. Santuario de Asclepio del Pireo. Museo Arqueológico del Pireo. Fotografía: Adolfo J. Domínguez

A pesar de todo ello, las referencias a curaciones no son demasiado abundantes, pero sí existe en este santuario como en el de Atenas algún relieve que muestra al propio Asclepio curando con sus manos a pacientes que están reposando en sus lechos; el más representativo muestra a una mujer recostada mientras que Asclepio está maniobrando en su hombro derecho. Tras él está Hygieia y, al pie del lecho, se encuentran tres figuras de adultos (dos hombres y una mujer) y un niño, seguramente la familia de la enferma, que aparecen como suplicantes (fig. 6). Todavía en época romana, en el siglo II d. C., aparece alguna placa con inscripción de agradecimiento a la divinidad y representación de la parte del cuerpo sanada (Forsén 1991: 173-175; Von Eickstedt 2001: 31-42; Renberg 2016: 635-650).

Una referencia literaria de gran interés sobre los rituales del Asclepieio del Pireo se encuentra en el Pluto de Aristófanes (410-412, 620-626, 633-636), cuando pretenden llevar al personaje al santuario de Asclepio y acostarle allí (*kataklinein*) para curarle de su ceguera, lo que al final consiguen. La comedia describe (con múltiples bromas insertas en el relato) el ritual seguido: baño en una fuente de agua salada, entrada al recinto y ofrenda de pasteles (*popana*) y presentes propiciatorios (*prothymata*), ofrenda a la llama de Hefesto, deposición del enfermo en un lecho de paja (*stibas*) junto con otros pacientes, apagado de las lámparas, paseo del dios entre los enfermos, acompañado de Yaso y Panacea, preparación de ungüentos y aplicación al paciente, imposición de manos sobre la parte afectada, aparición de las serpientes y curación (653-747). Se trata, sin duda, del ritual habitual en los Asclepieios de época clásica, de clara derivación epidauria. Aunque sigue habiendo algún debate acerca de si esta escena se ubica en el Pireo o en el santuario de la ciudad (ἐν ἄστει) (Melfi 2007a: 318-321), los argumentos a favor del primero parecen más sólidos (Aleshire 1989: 13). En cualquier caso, es difícil pensar que hubiese diferencias sustanciales entre los ritos desarrollados en ambos santuarios situados en la *polis* de Atenas.

4.6.2. El santuario de Asclepio en el área urbana (ἐν ἄστει) de Atenas

Por lo que se refiere al santuario de Atenas, el mismo se ubica en la ladera meridional de la acrópolis y ha sido objeto de excavaciones arqueológicas desde antiguo (Girard 1881; Riethmüller 2005: 241-278; Melfi 2007a: 313-433) (fig. 7); del mismo modo, la abundante epigrafía hallada permite conocer, con cierto detalle, cómo se administraba el santuario y cómo se nombraba a sus sacerdotes y demás personal (Aleshire 1989: 72-100; 1991), aunque no nos detendremos, como venimos haciendo en este trabajo, en estas cuestiones. Sobre cómo se producían las curaciones en el mismo es algo de lo que, por desgracia, no nos informan las inscripciones de forma directa, aun cuando el hecho de que la mayoría sean de carácter votivo sugiere que las mismas fueron depositadas como agradecimiento a la divinidad por sus acciones (Melfi 2007a: 333-335). Es bastante posible que la decisión de introducir en culto de Asclepio en Atenas fuese una consecuencia de la devastadora plaga que se desató en Atenas en el 430 y a la que le siguieron varios brotes hasta, al menos, el 425 a.C. (Th. 2.47-54); su ubicación, dentro de la ciudad, y junto al teatro, vinculado a Dioniso, ha llevado a algún autor a resaltar las peculiaridades que este culto asumiría en Atenas (Mitchell-Boyask 2008: 105-121). Otros autores prefieren interpretar la introducción del culto de Asclepio no tanto por cuestiones «sanitarias» sino, sobre todo políticas (Wickkiser 2008: 77-105; Van Wijk 2016: 118-138), lo que encajaría

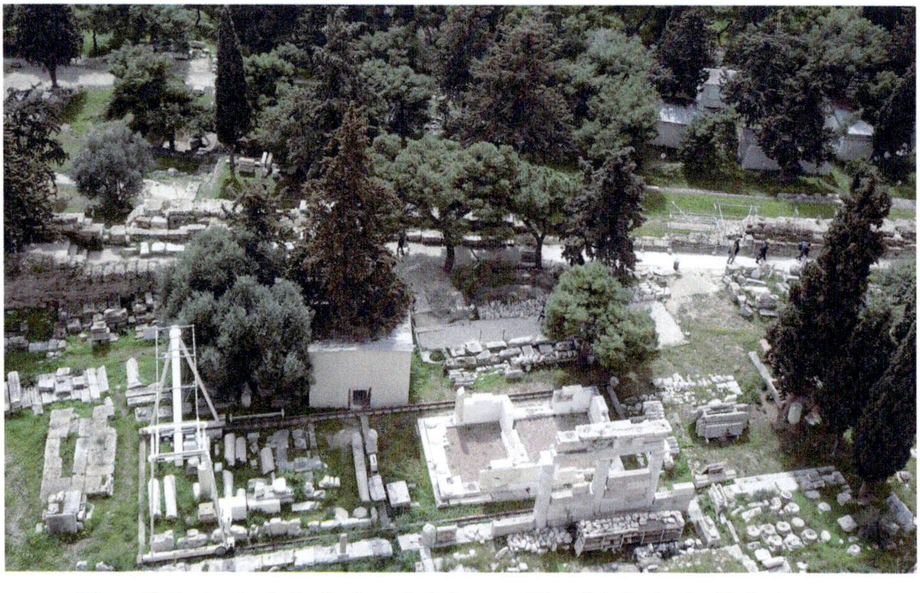

Figura 7. Santuario de Asclepio en la ladera meridional de la Acrópolis de Atenas. Fotografía: Adolfo J. Domínguez

mejor, incluso, con la ubicación en el Pireo del primer Asclepieio ático (Lamont 2015: 37-50).

Disponemos, para el santuario de Atenas, de un documento epigráfico extraordinario, realizado y erigido en el mismo, donde se narra cómo un tal Telémaco de Acarnas fue quien lo estableció en la ladera meridional de la acrópolis hacia el 420 a. C. (*IG* II², 4960 = *IG* II/III³ 4, 665). Se ha venido pensando que en un principio sería un culto privado, pero a partir de mediados del siglo IV a. C. se haría cargo de él la *polis* (Aleshire 1989: 15; Clinton 1994: 17-34), aunque es difícil de creer que la ciudad de Atenas no hubiese tenido una intervención más directa en un asunto tan importante como la introducción de un nuevo culto, como ha observado algún autor (Wickkiser 2008: 62-89). La inscripción aparece formando parte de un pilar en cuyas dos caras figuran sendos relieves; en una de ellas aparece el propio Telémaco ante Asclepio e Hygieia, la cual se sienta sobre un altar bajo el que hay un perro. En el fondo, aparecen instrumentos quirúrgicos. En la otra cara aparece la entrada del santuario y la proa de un barco (Beschi 1967-1968: 381-436) (fig. 8).

En el santuario ateniense de Asclepio se dedicaron numerosos relieves votivos, que suelen representar al dios, acompañado de otras figuras (Hygieia, por ejemplo) y fieles, aunque no en todos ellos parece aludirse a curaciones; su producción se inicia a principios del siglo IV y parecen haber surgido en Atenas sin demasiadas influencias externas (Hausmann 1948; Walter 1923: 49-62; Beschi 1969-1970: 85-117).

Además de estos relieves, han aparecido también exvotos que representan partes del cuerpo, a veces acompañados de inscripciones; como se vio, este tipo de ofrenda no es demasiado conocido en otros Asclepieios, salvo en el de Corinto. En el caso de Atenas, sin embargo, se trata de objetos realizados en mármol, no en terracota; se han hallado piernas, orejas y ojos, sobre todo (Van Straten 1981: 65-151; Forsén 1996). Atenas es el lugar donde se da la mayor concentración de este tipo de exvotos en el mundo griego y, en especial, en el santuario de Asclepio, aunque también aparecen en otros

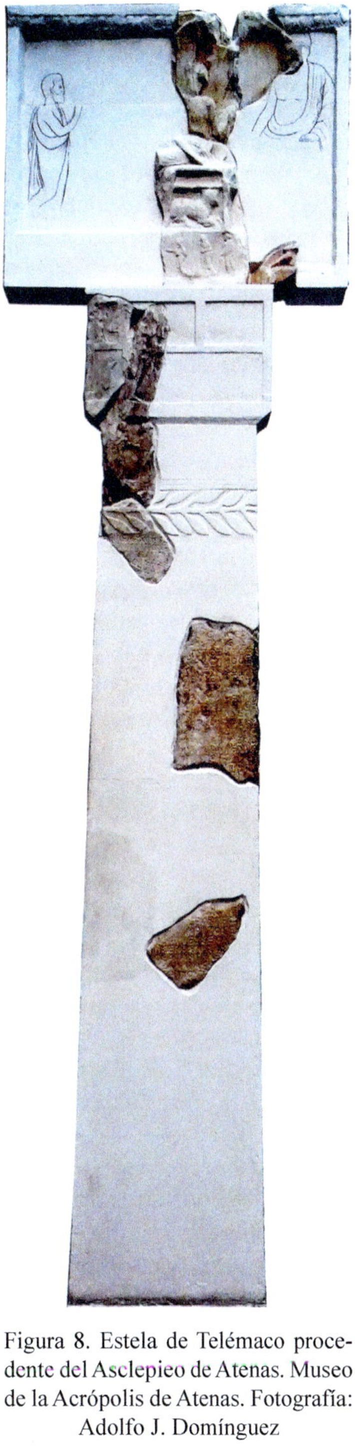

Figura 8. Estela de Telémaco procedente del Asclepieo de Atenas. Museo de la Acrópolis de Atenas. Fotografía: Adolfo J. Domínguez

santuarios áticos dedicados a dioses sanadores (Hughes 2017: 28-29). Una tablilla votiva, procedente también del Asclepieio de Atenas muestra una figura femenina rodeada de partes de un cuerpo femenino y aunque su interpretación no es segura, podría estar representando a la oferente depositando estos modelos en el santuario (Walter 1923: 61-62; Van Straten 1981: 106; Hughes 2017: 46-48).

Además de los objetos como tal, también disponemos de varios inventarios que contienen listas de los exvotos existentes en el santuario o también de los retirados (y por lo general fundidos) para hacer sitio a otros nuevos (καθαίρεσις), escalonados entre los siglos IV y II a. C. (*IG* II^2 1532-1537 y 1539) (Aleshire 1989: 104-369); en concreto, los que consistían en partes del cuerpo eran unos 400 (de un total de 1347). A diferencia de los que se conocen físicamente, los mencionados en estos inventarios son de metal, sobre todo oro y plata, lo que indica que se retiraban para fundirlos y convertirlos en objetos destinados al culto de la divinidad. Su inventario muestra la gran cantidad de objetos desaparecidos de forma definitiva y cómo lo hallado corresponde a una mínima parte, y no la más rica, de lo que contenía el santuario. En estos inventarios, entre otros objetos, aparecen partes del cuerpo humano, sobre todo, por este orden, ojos, cuerpos humanos, piernas, orejas brazos, caras, genitales, pechos femeninos y otras partes en menor cantidad (Van Straten 1981: 108-113; Aleshire 1989: 39-48).

Por fin, otro objeto interesante hallado en este santuario es una base de mármol para ubicar en ella una estatua, hoy perdida, que representa diversos instrumentos médicos, tales como dos copas de succión, escalpelos y una herramienta curva (Anagnostakis 1877: 212-214); sin duda se trata de la ofrenda de un médico, algo no extraño en los santuarios de Asclepio, incluyendo el de Atenas.

CONCLUSIONES

Ante las enfermedades, los griegos suplican a sus dioses y otros entes divinos la curación de las mismas. Una de las figuras que, si bien no de modo exclusivo, va a gozar de mayor predicamento será Asclepio. Considerado un individuo real, hijo de un dios y de una mortal, y muerto por la acción del rayo de Zeus, pronto adquirirá un carácter heroico para, sin llegar a abandonarlo por completo, ser considerado como un dios de pleno derecho. Quizá venerado dentro de un círculo restringido de individuos, los llamados Asclepíadas, que se considerarán descendientes de uno de sus hijos, Podalirio, sus dotes curativas se irán extendiendo en algunas regiones de Grecia (¿Tesalia?) sin que tengamos demasiadas informaciones sobre esos primeros momentos ni acerca de qué tipo de curación dispensaban esos Asclepíadas, aunque no debían de estar muy lejos de las que luego se darían en los santuarios que, con el tiempo, se dedicarían a Asclepio. La presencia, siglos después, de miembros de esta «familia» (*genos*) de los Asclepíadas en zonas del Asia Menor dórica (Cos, Cnido), sugiere desplazamientos por diversas regiones de Grecia de estos expertos en concitar la intervención de su «antepasado» para sanar a los enfermos.

Sea como fuere, las recientes excavaciones en Epidauro, que llegaría a ser uno de los centros principales del culto a Asclepio, parecen situar a partir de finales del siglo VII-inicios del VI (es decir, entre cincuenta y cien años antes de lo que se venía pensando) el inicio del culto a esta figura en el Peloponeso nororiental; no obstante, habrá que esperar a la publicación científica de esos nuevos hallazgos para poder valorarlos de manera adecuada. Epidauro puede haber sido uno de esos sitios en donde el «héroe» Asclepio, cuyo culto habían conservado y transmitido sus «descendientes», se transforma en un dios, aunque sin perder nunca esa relación con la tierra y sus profundidades representada en la gran importancia que la serpiente mantendrá en su culto y en sus epifanías. Como hemos visto, Epidauro desempeñará un papel fundamental en la expansión del culto a Asclepio e, incluso, en la metodología de las curaciones, donde el sueño enviado por la divinidad será la clave de las mismas.

En otra parte de Grecia, en Cos, donde se habrían instalado miembros de esos Asclepíadas se produce un desarrollo particular como será la aparición de lo que se ha considerado como el germen de la medicina científica o, al menos, «racional». La figura de Hipócrates de Cos, en sí misma envuelta en incertidumbres, surgiría, según narraban múltiples tradiciones, del empleo por parte de este Asclepíada de las informaciones relativas a curaciones existentes en el santuario para, con ese *corpus* de datos, elaborar las primeras teorías que desembocarán en la aparición de un nuevo arte o técnica, τέχνη, como siempre se consideró a la medicina profesional. Poco importaría que esas tradiciones, a las que hemos aludido en las páginas previas, hayan sido o no verídicas; lo que importa es que los hipocráticos, o quienes se beneficiaron de sus conocimientos, aceptaban la relación entre Hipócrates y Asclepio. Este vínculo, desde el inicio, hará que ambos modos de sanar, la curación milagrosa propiciada por Asclepio, y la basada en la búsqueda de las causas de las enfermedades para hallar su remedio, no sean rivales sino complementarias. Nadie en el mundo griego, y menos un hipocrático, dudaría del poder divino y de su capacidad de intervención sobre los humanos e, incluso, prestigiosos médicos posteriores, como Galeno, ya en el siglo II d. C. jamás se atrevieron a poner en cuestión el poder de Asclepio, sobre todo porque creían en él.

Como muestra el caso peculiar de Elio Aristides, devoto incondicional de Asclepio, que se comunica con él en múltiples ocasiones a través de sueños y otros métodos, esa fe no le impide estar en contacto con médicos, con los que comenta y discute los sueños que ha recibido y sigue, incluso, procedimientos terapéuticos mandados por estos, aunque eso no mina su fe en la protección que Asclepio le brinda.

Para los griegos, pues, y luego para los romanos (o para muchos de ellos) Asclepio era una opción viable para buscar la curación de las enfermedades y acudían a sus santuarios en busca de milagros, en los que se creía como una manifestación más del poder divino como muestra la abundante información que ha llegado hasta nosotros (Cotter 1999; Gerolemou 2018). Los milagros los producía la divinidad y eran muy distintos de la magia, rechazada tanto por los devotos de Asclepio como por los médicos profesionales.

La historiografía ha debatido largo tiempo, sin llegar a una respuesta unívoca, acerca del tipo de curaciones que se llevaban a cabo en los santuarios de Asclepio y su relación con la medicina «científica» (Sineux 2011: 11-25), y no es, de hecho, tarea fácil resolver dicho problema. Los datos relativos a las curaciones han sido sometidos a análisis diversos para buscar sus causas, dando explicaciones que van desde el «efecto placebo» (Panagiotidou 2016: 79-91), cuya efectividad la propia medicina moderna está sometiendo a notables críticas hoy en día (Blease *et al.* 2023: 1-7), hasta llegar a rebuscadas teorías que terminan por sugerir, para algunas curaciones, la existencia de cirugías encubiertas realizadas bajo el efecto de psicotrópicos como el opio (Askitopoulou *et al.* 2002: 11-17; Cilliers y Retief 2013: 69-92). Durante bastante tiempo también se han analizado posibles paralelos con otros fenómenos considerados semejantes en otras religiones y el caso de Lourdes fue uno de los más evocados (Herzog 1931), aunque es una línea que se ha ido abandonando.

Tales explicaciones tratan de introducir un elemento racional a algo que era percibido por los fieles a Asclepio como una acción divina y, por lo tanto, resistente a cualquier explicación. Quienes eran curados mostraban su agradecimiento al dios mediante la dedicación de exvotos de diversa índole y, en ocasiones, poniendo por escrito sus propias experiencias, personales y subjetivas, para que otros las vieran y creyeran en el poder del dios. Hasta los propios médicos profesionales no tenían inconveniente ni en reconocer esa capacidad divina de curación ni en realizar ellos mismos ofrendas a Asclepio al que consideraban como su divinidad tutelar. Pero ello no debe llevar a pensar que los santuarios de Asclepio eran una especie de hospital donde actuaba de manera encubierta una casta de sacerdotes que, en el fondo, eran expertos médicos y cirujanos que empleaban opio para anestesiar a los enfermos como algunos médicos modernos han llegado a sugerir (Askitopoulou *et al.* 2002: 11-17).

Santuarios de Asclepio o de otros dioses o héroes, médicos acreditados (pero también magos y charlatanes), formaban parte del elenco de medios de los que disponían los antiguos griegos para curar sus enfermedades; la elección de uno u otro no dependía solo del nivel económico o intelectual (el caso de Elio Aristides, miembro de la élite más elevada de la provincia romana de Asia sería prueba suficiente) y optar por uno no excluía a los demás. Por centrarnos en Asclepio, sus santuarios ofrecían un ritual no demasiado complejo y el suplicante encontraba «pruebas» de la eficacia del dios en innumerables exvotos y ofrendas realizadas como agradecimiento de otras tantas curaciones, algunas narradas de manera explícita o representadas mostrando de forma manifiesta la parte del cuerpo sanada por el dios. Por supuesto, no conocemos el «porcentaje de fracaso» que arrastraba cada santuario, aunque puede que el que no acabase por completo curado agradeciese, asimismo, a la divinidad, al menos, el haber tratado de mitigar sus males. Puede observarse que muchas de las inscripciones conservadas no aluden de forma explícita a una curación y muestran fórmulas comunes de agradecimiento (χαριστήριον) o de realización como resultado de un voto (εὐχή) sin detallar el porqué del mismo o su contenido.

Los propios textos inscritos en las estelas de Epidauro revelaban cómo aquellos que se mostraban incrédulos con la acción del dios o se atrevían a criticarla podían acabar recibiendo su castigo; los devotos de Asclepio acudían al santuario con la esperanza de curarse y no verían bien que algún descreído se burlase de la divinidad y, por extensión, de ellos. Pero, en todo caso, y como el ejemplo de Elio Aristides nos vuelve a mostrar, tampoco habría por qué esperar una curación instantánea de modo que muchos podrían seguir frecuentando los santuarios porque allí encontraban consuelo y apoyo en otros pacientes/suplicantes con los que podían compartir experiencias y, quizá, gracias a ello, saber encontrar el camino que el dios les había marcado, en sueños, para su curación.

BIBLIOGRAFÍA

AHEARNE-KROLL, S. P. (2014): «The Afterlife of a Dream and the Ritual System of the Epidaurian Asklepieion», *Archiv für Religionsgeschichte* 15: 35-51.

ALESHIRE, S. B. (1989): *The Athenian Asklepieion: The people, their dedications, and the inventories*. Amsterdam, Gieben.

ALESHIRE, S. B. (1991): *Asklepios at Athens: Epigraphic and prosopographic essays on Athenian healing cults*. Amsterdam, Gieben.

ANAGNOSTAKIS, A. (1877): «Bas-relief représentant une trousse chirurgicale», *BCH* 1: 212-214.

ASKITOPOULOU, H.; KONSOLAKI, E.; RAMOUTSAKI, I. A. y ANASTASSAKI, M. (2002): «Surgical cures under sleep induction in the Asclepeion of Epidauros», en J. C. Diz, A. Franco, D. R. Bacon, J. Rupreht y J. Álvarez (eds.), *The history of Anesthesia*: 11-17. Amsterdam, Elsevier Science.

ASTON, E. (2004): «Asclepius and the Legacy of Thessaly», *CQ* 54: 18-32.

AUSTIN, C. y BASTIANINI, G. (2002): *Posidippi Pellaei quae supersunt omnia*. Milano, LED.

BESCHI, L. (1967-1968): «Il monumento di Telemachos, fondatore dell'Asklepieion ateniese», *ASAA* 45-46: 381-436.

BESCHI, L. (1969-1970): «Rilievi votivi attici ricomposti», *ASAA* 47-48: 85-132.

BING, P. (2009): *The Scroll and the Marble: Studies in Reading and Reception in Hellenistic Poetry*. Ann Arbor, University of Michigan Press.

BLEASE, C.; COLAGUIRI, B. y LOCHER, C. (2023): «Replication crisis and placebo studies: rebooting the bioethical debate», *Journal of Medical Ethics*. Online First, doi:10.1136/jme-2022-108672: 1-7 [consultado el 25 de febrero de 2023].

BLIQUEZ, L. J. (2015): *The Tools of Asclepius. Surgical Instruments in Greek and Roman Times*. Leiden, Brill.

BOUSQUET, J. (1956): «Inscriptions de Delphes», *BCH* 80: 547-597.

BRABANT, D. (2006): «Persönliche Gotteserfahrung und religiöse Gruppe. Die Therapeutai des Asklepios in Pergamon», en A. Gutsfeld y D. A. Koch (eds.), *Vereine, Synagogen und Gemeinden im kaiserzeitlichen Kleinasien*: 61-75. Tübingen, Mohr Siebeck.

BURASELIS, K. (2004): «Some Remarks on the Koan Asylia (242 B.C.) against its International Background», en K. Höghammer (ed.), *The Hellenistic Polis of Kos. State, Economy and Culture*: 15-20. Uppsala, University of Uppsala.

CAPPELLETTI, L. (2011): «Elea/Velia. Il quadro istituzionale dalle origini al I sec. d.C.», *Klio* 93: 7-22.

CILLIERS, L. y RETIEF, F. P. (2013): «Dream Healing in Asclepieia in the Mediterranean», en S. M. Oberhelman (ed.), *Dreams, Healing, and Medicine in Greece. From Antiquity to the Present*: 69-92. Farnham, Ashgate Publishing Limited.

CLACKSON, J. y MEISSNER, T. (2000): «The Poet of Chester», *PCPhS* 46: 1-6.

CLINTON, K. (1994): «The Epidauria and the arrival of Asclepius in Athens», en R. Hägg (ed.), *Ancient Greek Cult Practice from the Epigraphical Evidence*: 17-34. Stockholm, P. Astroms Förlag.

COHN-HAFT, L. (1956): *The Public Physicians of Ancient Greece*. Northampton (Mass.), Department of History of Smith College.

COSTABILE, F. (1992): «Confronti tipologici con la teca locrese: Gortyna, Lebena e Caulonia», en F. Costabile (ed.), *Polis ed Olympieion a Locri Epizefiri. Costituzione, Economia e Finanzi di una città della Magna Grecia*: 23-29. Soveria Mannelli, Rubbettino Editore.

COTTER, W. (1999): *Miracles in Greco-Roman Antiquity. A sourcebook*. London, Routledge.

CRAIK, E. M. (2015): *The «Hippocratic» Corpus. Content and Context*. London, Routledge.

CRAIK, E. M. (2018): «The «Hippocratic Question» and the Nature of the Hippocratic Corpus», en P. E. Pormann (ed.), *The Cambridge Companion to Hippocrates*: 25-37. Cambridge, Cambridge University Press.

CUNNINGHAM, I. C. (1971): *Herodas. Mimiambi*. Oxford, Clarendon Press.
DEUBNER, O. (1938): *Das Asklepieion von Pergamon. Kurze vorläufige Beschreibung*. Berlin, Verlag für Kunstwissenschaft.
DILLON, M. P. J. (1994): «The Didactic Nature of the Epidaurian Iamata», *ZPE* 101: 239-260.
DIOUF, P. M. H. (2016): *L'incubation dans les pratiques thérapeutiques en Grèce ancienne. Recueil de témoignages épigraphiques et iconographiques*. Saarbrücken, Editions Universitaires Européennes.
EDELSTEIN, E.J y EDELSTEIN, L. (1945): *Asclepius. A Collection and interpretation of the Testimonies*. Baltimore, The Johns Hopkins Press.
FERRETTI, L. (2021): «Visual and Spatial Dynamics of Written Texts: Dedications in the Asclepieion of Pergamon», *MDAI(I)* 71: 121-144.
FORSÉN, B. (1991): «Gliederweihungen aus Piraeus», *ZPE* 87: 173-175.
FORSÉN, B. (1996): *Griechische Gliederweihungen. Eine Untersuchung zur ihrer Typologie und ihrer religions- und sozialgeschichtlichen Bedeutung*. Helsinki, Finnish Institute at Athens.
GARLAND, R. S. J. (1987): *The Piraeus from the fifth to the first century B.C.* London, Duckworth.
GAZZANO, F. (2019): «Greek Ambassadors and the Rhetoric of Supplication. Some Notes», *Ktema* 44: 53-69.
GEROLEMOU, M. (ed.) (2018): *Recognizing Miracles in Antiquity and Beyond*. Berlin, De Gruyter.
GIL, L. (1969 = 2004): *Therapeia. La medicina popular en el mundo clásico. 2.ª ed.* Madrid, Editorial Triacastela.
GIRARD, P. (1881): *L'Asclépieion d'Athènes d'après de récentes découvertes*. Paris, Ernest Thonin.
GIRONE, M. (1998): Ἰάματα. *Guarigioni miracolose di Asclepio in testi epigrafici*. Bari, Levante.
GORRINI, M. E. y MELFI, M. (2002): «L'archéologie des cultes guérisseurs: quelques observations», *Kernos* 15: 247-265.
HABICHT, C. (1969): *Die Inschriften des Asklepieions. Mit einem Beitrag von M. Wörrle. Altertümer von Pergamon* VIII, 3. Berlin, W. de Gruyter & Co.
HAUSMANN, U. (1948): *Kunst und Heiltum. Untersuchungen zu den griechischen Asklepiosreliefs*. Potsdam, Eduard Stichnote.
HERZOG, R. (1928): *Heilige Gesetze von Kos*. Berlin, Verlag der Akademie der Wissenschaften.
HERZOG, R. (1931): *Die Wunderheilungen von Epidauros. Ein Beitrag zur Geschichte der Medizin und der Religion*. Leipzig, Dieterich'sche Verlagbuchhandlung.
HERZOG, R. y KLAFFENBACH, G. (1952): *Asylieurkunden aus Kos*. Berlin, Verlag der Akademie der Wissenschaften.
HOFFMANN, A. (1998): «The Roman Remodelling of the Asklepieion», en H. Koester (ed.), *Pergamon. Citadel of the Gods. Archaeological Record, Literary Description and Religious Development*: 41-61. Harrisburg, Trinity Press International.
HOLZMANN, B. (1984): «Asklepios», en J. C. Balty y J. Boardman (eds.), *Lexikon Iconographicum Mythologiae Classicae*, 2: 863-897. Zurich, Artemis Verlag.
HUGHES, J. (2017): *Votive Body Parts in Greek and Roman Religion*. Cambridge, Cambridge University Press.,
HULSKAMP, M. A. A. (2013): «The Value of Dream Diagnosis in the Medical Praxis of the Hippocratics and Galen», en S. M. Oberhelman (ed.), *Dreams, Healing, and Medicine in Greece. From Antiquity to the Present*: 33-68. Farnham, Ashgate Publishing Limited.
ISRAELOWICH, I. (2012): *Society, Medicine and Religion in the Sacred Tales of Aelius Aristides*. Leiden, Brill.
JONES, C. (1998): «Aelius Aristides and the Asklepieion», en H. Koester (ed.), *Pergamon. Citadel of the Gods. Archaeological Record, Literary Description and Religious Development*: 63-76. Harrisburg, Trinity Press International.

JOUANNA, J. (1999): *Hippocrates*. Baltimore, The Johns Hopkins University Press.
JOUANNA, J. (2018): «Textual History», en P. E. Pormann (ed.), *The Cambridge Companion to Hippocrates*: 38-62. Cambridge, Cambridge University Press.
KEIL, J. (1905): «Ärtzeinschriften aus Ephesos», *JÖAI* 8: 128-138.
LAMBRIDOUNAKIS, V.K.; PAPADIMITRIOU, A.; KAZOLIAS, E.; KATSARIOS, N. y SFYROERA, A. S. (2024): «Ανασκαφή αρχαϊκού Κτηρίου με υπόγειο στο Ασκληπιείο της Επιδαύρου (2016-2021)», en M. Xanthopoulou, E. Giannouli, E. Zymi, A. Panou y X. Papadopoulou (eds.), *Το Αρχαιολογικό Έργο στην Πελοπόννησο* 3: 235-249. Kalamata, University of the Peloponnese.
LAMONT, J. (2015): «Asklepìos in the Piraeus and the Mechanisms of Cult Appropriation», en M. Miles (ed.), *Autopsy in Athens. Recent Archaeological Research on Athens and Attica*: 37-50. Oxford, Oxbow Books.
LANG, M. (1977): *Cure and Cult in Ancient Corinth. A Guide to the Asklepieion*. Princeton, American School of Classical Studies at Athens.
LAWTON, C. L. (2015): «Asklepìos and Hygieia in the City Eleusinion», en M. Miles (ed.), *Autopsy in Athens. Recent Archaeological Research on Athens and Attica*: 25-36. Oxford, Oxbow Books.
LEVEN, K. H. (2018): «Ethics and Deontology», en P. E. Pormann (ed.), *The Cambridge Companion to Hippocrates*: 152-179. Cambridge, Cambridge University Press.
LIDONNICI, L. R. (1995): *The Epidaurian Miracle Inscriptions: Text, Translation and Commentary*. Atlanta, Scholar Press.
MELFI, M. (2007a): *I Santuari di Asclepio in Grecia. I*. Roma, L'Erma di Bretschneider.
MELFI, M. (2007b): *Il santuario di Asclepio a Lebena*. Atene, Scuola Archeologica di Atene.
MELFI, M. (2016): «The Archaeology of the Asclepieum of Pergamum», en D. A. Russell, M. Trapp y H. G. Nesselrath (eds.), *In Praise of Asclepius. Aelius Aristides, Selected Prose Hymns*: 89-113. Tübingen, Mohr Siebeck.
MELFI, M. (2018): «La "Lex Sacra von der Hallenstrasse" e l'Asclepieio di Pergamo tra passato e presente», en F. Camia, L. Del Monaco y M. Nocita (eds.), *Munus Laetitiae. Studi miscellanei offerti a Maria Letizia Lazzarini*, II: 95-108. Roma, Sapienza Università Editrice.
MITCHELL-BOYASK, R. (2008): *Plague and the Athenian Imagination. Drama, history and the cult of Asclepius*. Cambridge, Cambridge University Press.
NELSON, E. D. (2005): «Coan Promotions and the Authorship of the Presbeutikos», en P. J. Van der Eijk (ed.), *Hippocrates in context*: 209-236. Leiden, Brill.
NELSON, E. D. (2013): «Coan asylia: Small-state diplomacy and the Hippocratic legend», en F. de Angelis (ed.), *Regionalism and Globalism in Antiquity. Exploring their Limits*: 247-266. Leuven, Peeters.
NISSEN, C. (2003): «Asclépios et les médecins d'après les inscriptions grecques: des relations cultuelles», *Medicina nei secoli. Arte e Scienza* 19: 721-744.
NISSEN, C. (2009): *Entre Asclépios et Hippocrate. Étude des cultes guérisseurs et des médicins en Carie*. Liège, Presses Universitaires de Liège.
NUTTON, V. (2013): *Ancient Medicine* (2nd ed.). London, Routledge.
PAJÓN LEYRA, I. (2015): «Los dioses en la salud y en la enfermedad: curaciones milagrosas en el mundo griego», en O. Martínez García y M. Montero Montero (eds.), *Adivinos, magos, brujas, astrólogos. Aspectos populares de las religiones del Mundo Antiguo*: 61-78. Madrid, Delegación de Madrid de la SEEC.
PANAGIOTIDOU, O. (2016): «Religious Healing and the Asclepius Cult: A Case of Placebo Effects», *Open Theology* 2: 79-91.
PANAGIOTIDOU, O. (2022): «Emotional Arousal, Sensory Deprivation and "Miraculous Healing" in the Cult of Asclepius», en D. L. Stein, S. K. Costello y K. Polinger (eds.), *The Routledge Companion to Ecstatic Experience in the Ancient World*: 296-313. London, Routledge.

PAPAKONSTANTINOU, M. F. (2022): Δαφνούς. Το Ασκληπιείο: *ex umbra in solem / απ'τη σκιά στο φως*. Lamia, Μορφωτικός & Εξωραϊστικός Σύλλογος Αγίου Κωνσταντίνου Φθιώτιδας «Ο Δαφνούς».

PEARCY, L. T. (2013): «Writing the Medical Dream in the Hippocratic Corpus and at Epidaurus», en S. M. Oberhelman (ed.), *Dreams, Healing, and Medicine in Greece. From Antiquity to the Present*: 93-107. Farnham, Ashgate Publishing Limited.

PERILLI, L. (2018): «Epistemologies», en P. E. Pormann (ed.), *The Cambridge Companion to Hippocrates*: 119-151. Cambridge, Cambridge University Press.

PERLMAN, P. J. (2000): *City and sanctuary in ancient Greece: the Theorodokia in the Peloponnese*. Göttingen, Vandenhoeck & Ruprecht.

PETRIDOU, G. (2015): *Divine Epiphany in Greek Literature and Culture*. Oxford, Oxford University Press.

PETRIDOU, G. (2017): «Contesting religious and medical expertise: The therapeutai of Pergamum as religious and medical entrepeneurs», en R. L. Gordon, G. Petridou y J. Rüpke (eds.), *Beyond Priesthood. Religious Entrepeneurs and Innovators in the Roman Empire*: 185-213. Berlin, De Gruyter.

PETSALIS-DIOMIDIS, A. (2010): *«Truly Beyond Wonders». Aelius Aristides and the Cult of Asklepios*. Oxford, Oxford University Press.

PIGUET, E. (2021): «Les associations d'Asclépiastes en Asie mineure occidentale», en J. Demaille y G. Labarre (eds.), *Les associations cultuelles en Grèce et en Asie Mineure aux époque hellénistique et impériale. Compositions sociales, fonctions civiques et manifestations identitaires (époques hellénistique et romaine)*: 117-142. Besançon, Université de Franche Comté.

PILZ, O. (2018): «Zwischen privat und öffentlich. Bemerkungen zum Asklepieion am Südabhang der Akropolis und zum sogenannten Ärtzerelief», *MDAI(A)* 133: 147-171.

PINAULT, J. R. (1992): *Hippocratic Lifes and Legends*. Leiden, Brill.

PRÊTRE, C. (2018): «The Epidaurian Iamata: The first "Court of Miracles"?», en M. Gerolemou (ed.), *Recognizing Miracles in Antiquity and Beyond*: 17-29. Berlin, De Gruyter.

PRÊTRE, C. y CHARLIER, C. (2009): *Maladies humaines, thérapies divines. Analyse épigraphique et paléopathologique de textes de guérison grecs*. Villeneuve d'Ascq, Presses Universitaires du Septentrion.

PUGLIESE CARRATELLI, G. (1986): «Nuove note sulla scuola medica di Parmenide a Velia», *PP* 227: 108-111.

REMUS, H. (1996): «Voluntary Association and Networks. Aelius Aristides at the Asclepieion in Pergamum», en J. S. Kloppenborg y S. G. Wilson (eds.), *Voluntary Associations in the Graeco-Roman World*: 146-175. London, Routledge.

RENBERG, G. H. (2016): Where *Dreams May Come. Incubations Sanctuaries in the Greco-Roman World*. Leiden, Brill.

RIETHMÜLLER, J. W. (2005): *Asklepios: Heiligtümer und Kulte*. Heildelberg, Verlag Archäologie und Geschichte.

RIETHMÜLLER J. W. (2012): «Das Asklepieion von Pergamon», en R. Grüssinger, V. Kästner y A. Scholl (eds.), *Pergamon. Panorama der Antiken Metropole*: 229-234. Berlin-Petersberg, Stäatliche Museen zu Berlin-Michael Imhof Verlag.

RIGSBY, K. J. (1996): *Asylia: territorial inviolability in the Hellenistic World*. Berkeley, University of California Press.

RIGSBY, K. J. (2004): «Theoroi for the Koan Asklepieia», en K. Höghammer (ed.), *The Hellenistic Polis of Kos. State, Economy and Culture*: 9-14. Uppsala, University of Uppsala.

ROEBUCK, C. (1951): *Corinth XIV. The Asklepieion and Lerna*. Princeton, The American School of Classical Studies at Athens.

SAMAMA, E. (2003): *Les médecins dans le monde grec. Sources épigraphiques sur la naissance d'un corps médical*. Genève, Librairie Droz.

SEMERIA, A. (1986): «Per un censimento degli "Asklepieia" della Grecia continentale e delle isole», *ASNP*, Ser. III, 16: 931-958.

SHERWIN-WHITE, S. M. (1978): *Ancient Cos. An historial study from the Dorian Settlement to the Imperial Period.* Göttingen, Vandenbroeck & Ruprecht.

SINEUX, P. (2011): «La guérison dans les sanctuaires du monde grec antique: de Meibom aux Edelstein, remarques historiographiques», *Anabases* 13: 11-25.

SOKOLOWSKI, F. (1973): «On the New Pergamene Lex Sacra», *GRBS* 14: 407-413.

STEGER, F. (2016): «Aristides, Patient of Asclepius in Pergamum», en D. A. Russell, M. Trapp y H. G. Nesselrath (eds.), *In Praise of Asclepius. Aelius Aristides, Selected Prose Hymns*: 129-142. Tübingen, Mohr Siebeck.

STROCKA, V. M. (2012): «Bauphasen des kaiserzeitlichen Asklepieions von Pergamon», *MDAI(I)* 62: 199-287.

TEMKIN, O. (2002): «What Does the Hippocratic Oath Say? Translation and Interpretation», en O. Temkin, *«On Second Thought» and Other Essays in the History of Medicine and Science*: 21-28. Baltimore, The Johns Hopkins University Press.

VAN DER PLOEG, G. (2018): *The Impact of the Roman Empire on the Cult of Asclepius*. Leiden, Brill.

VAN STRATEN, F. T. (1981): «Gifts for the Gods», en H. S. Versnel (ed.), *Faith, Hope and Worship. Aspects of religious mentality in the ancient world*: 65-151. Leiden, Brill.

VAN WIJK, R. (2016): «Negotiation and Reconcilitation. A new interpretation of the Athenian introduction of the Asklepios cult», *Klio* 98: 118-138.

VECCHIO, L. (2003): *Le iscrizioni greche di Velia.* Wien, Austrian Academy of Sciences Press.

VECCHIO, L. (2006): «La documentazione epigráfica», en *Velia. Atti del XLV Convegno di Studi sulla Magna Grecia*: 365-421. Taranto, Istituto per la Storia e l'Archeologia della Magna Grecia.

VON EHRENHEIM, H. (2016): *Greek incubation rituals in classical and hellenistic times*. Liège, Presses de l'Université de Liège.

VON EICKSTEDT, K. V. (2001): *Das Asklepieion im Piräus*. Athens, The Archaeological Society at Athens.

VON STADEN, H. (2007): «"The Oath", the Oaths and the Hippocratic Corpus», en V. Boudon-Millot, A. Guardasole y C. Magdelaine (eds.), *La science médicale antique. Nouveaux regards. Études réunies en l'honneur de Jacques Jouanna*: 425-466. Paris, Beauchesne Editeur.

WALTER, O. (1923): *Beschreibung der Reliefs im kleinen Akropolismuseum in Athen*. Wien, Österreichische Verlagsgesellschaft.

WALTON, A. (1894): *The Cult of Asklepios*. Ithaca, Cornell University.

WICKKISER, B. L. (2008): *Asklepios, Medicine, and the Politics of Healing in Fifth-Century Greece*. Baltimore, The Johns Hopkins University Press.

WICKKISER, B. L. (2013): «The "iamatika" of the Milan Posidippus», *CQ* 63: 623-632.

WILLETTS, R. F. (1962): *Cretan Cults and Festivals*. London, Routledge and Kegan Paul.

WILSON, D. R. y WRIGHT, R. P. (1969): «Roman Britain in 1968: I. Sites Explored. II. Inscriptions», *JRS* 59: 198-246.

ZANKER, G. (2009): *Herodas. Mimiambs*. Oxford, Aris & Phillips.

ZIMONYI, A. (2014): «The Context of Medical Competitions in Ephesus», *Acta Antiqua Hungarica* 54: 355-370.

La farmacia de *Bona Dea*: medicina femenina y sabiduría ancestral en el corazón de la Roma imperial

Mercedes Oria Segura
Universidad de Sevilla

1. SALUD, RELIGIÓN Y MUJERES

Salud, medicina y religión son cuestiones estrechamente vinculadas desde la Antigüedad. Siendo la salud una de las preocupaciones esenciales del ser humano, su buen cuidado se encomienda a quienes mejor conocen el funcionamiento del cuerpo, sus desajustes y los remedios adecuados para solucionarlos, es decir, los médicos. Pero de manera complementaria, cuando no sustitutoria –a falta de médicos o porque se considera realmente más efectivo– también se encomienda a las fuerzas sobrenaturales: las que tienen poder para intervenir en la marcha de los acontecimientos, las grandes divinidades de ámbito general y de manera particular aquellas especializadas en el ámbito de la salud y la curación. Estas dos caras de la acción curativa, la científica y la religiosa, nunca llegaron a enfrentarse en el mundo antiguo, como demostró históricamente el culto de Asclepio/Esculapio (Compton 1998).

El mundo romano cuenta con una serie de divinidades con atribuciones específicas en este campo, empezando por Esculapio (recientemente sobre este dios, Renberg 2006-2007; Van der Ploeg 2018) y *Salus*. Ambos pueden considerarse trasunto de los griegos Asclepio e Hygia, aunque en el caso de esta última las atribuciones de la *Salus* romana amplían su campo de actividad en un sentido más general, más universal, que puede llegar a entenderse como salvador (*vid.* Marwood 1988). Otras divinidades, como Apolo y Minerva, no tienen por así decirlo dedicación exclusiva, siendo la curación una más de sus facetas. En el caso de Apolo se justifica por su capacidad de alejar bajo la amenaza de sus flechas todo tipo de males, fundamentalmente los que atacan a toda la comunidad, como las epidemias; ese era, según Pausanias (8.41.8), el sentido de los epítetos *Alexikakos* y *Epikourios* con los que se veneraba al dios respectivamente en Atenas y Bassae. Esa capacidad se incorporó también, junto con el resto, cuando el culto de Apolo alcanzó su mayor apogeo en Roma a partir de Augusto, si bien con un papel «secundario pero no insignificante» (Miller 2006). La de *Medicus* fue la primitiva advocación del templo de Apolo Sosiano. En cuanto a Minerva, las atribuciones curativas podrían venir de sus raíces itálicas mejor que de la Atenea griega. En Roma se la veneraba bajo el apelativo de *Medica*, en un templo situado en el Esquilino y de localización incierta, aunque posiblemente vinculado con el Iseo existente en la misma región urbana, ya que Atenea/ Minerva e Isis comparten esa faceta, como también la guerrera, lo que motivó la asociación entre ambas diosas mucho antes de su inclusión en el panteón romano, ya desde el siglo V a. C. (Clausen 2013: 105 ss.).

En correspondencia con estas funciones, no es raro que determinados lugares de culto se conviertan a la vez en centros de curación, en auténticos «hospitales» donde los devotos enfermos acuden a solicitar la salud de las divinidades, a aplicarse los remedios sugeridos por estas mismas o por sus médicos-sacerdotes y a agradecer mediante exvotos la curación. Los santuarios griegos de Asclepio, el famosísimo de Epidauro con sus amplias instalaciones que comprenden espacios religiosos, sanitarios, alojamientos y el espectacular teatro del siglo IV a. C.; así como el menos popular pero igualmente destacado de Pérgamo, son los ejemplos más representativos de esta manera de entender la práctica de la medicina (*vid.* recientemente Steger 2018). En una escala más reducida, las Ninfas de las aguas y las fuentes divinizadas (*Fons*, *Fontanus*, *Fontana*) son especialmente activas en el terreno de la curación. Los manantiales de aguas mineromedicinales habitados por estas deidades menores se convierten en balnearios, donde la curación mediante baños o ingesta de las aguas se complementa con el lugar de culto a las Ninfas o la Fuente titulares, sea este un templo propiamente dicho o el mismo manantial, al que se arrojan las ofrendas. Sin ir más lejos, en la península ibérica, en particular en el Noroeste y la vertiente atlántica (Díez de Velasco 1985, 1992, 1998 entre otros trabajos) pero también en la Bética (Ottomano Queraltó 2016: caps. 5.4, 5.5, 6, 179 ss.), son frecuentes estos santuarios-balnearios. El depósito de una gran cantidad de exvotos anatómicos, representaciones de distintas partes del cuerpo, o de algunas en concreto cuando se trata de centros muy especializados (Oberhelman 2014), es la mejor prueba de las intenciones con las que se acude a estos lugares. Lo que no es tan frecuente, sin embargo, es que un templo se convierta, aunque sea parcialmente, en un lugar donde se elaboran y se dispensan remedios; en una suerte de laboratorio o farmacia como el que se desarrolló en el templo de la Buena Diosa en Roma.

Quienes se dirigen a los dioses buscando curación en estos y otros santuarios similares son fundamentalmente individuos a título particular. Aunque son abundantísimas las invocaciones por la salud de los gobernantes del Imperio, la mayoría de carácter formulario pero a veces asociadas a problemas concretos (como la grave enfermedad de Livia en el 22 d. C., cuya recuperación fue conmemorada con monedas que la identificaban con *Salus Augusta*: *RIC* I 47), la enfermedad y su remedio son en el mundo romano cuestiones privadas, que atañen a cada persona y su círculo familiar. En este sentido, y aunque evidentemente una mujer puede verse afectada por cualquier enfermedad, las principales preocupaciones respecto a la salud femenina giran en torno al ciclo reproductivo: menstruación, fertilidad, embarazos y partos, problemas de matriz, menopausia. Para proteger su buen funcionamiento y desarrollo se despliega toda una serie de ritos y cultos focalizados en varias divinidades: Juno en su advocación de Lucina, protectora de los partos; Diana en su vertiente de diosa lunar, que la relaciona con los ciclos femeninos; la ninfa *Carmenta*, *Mater Matuta* y otras diosas relacionadas con la fertilidad con Venus a la cabeza, de las que ya nos ocupamos hace unos años en otro trabajo (Oria Segura 2015: 145-146).

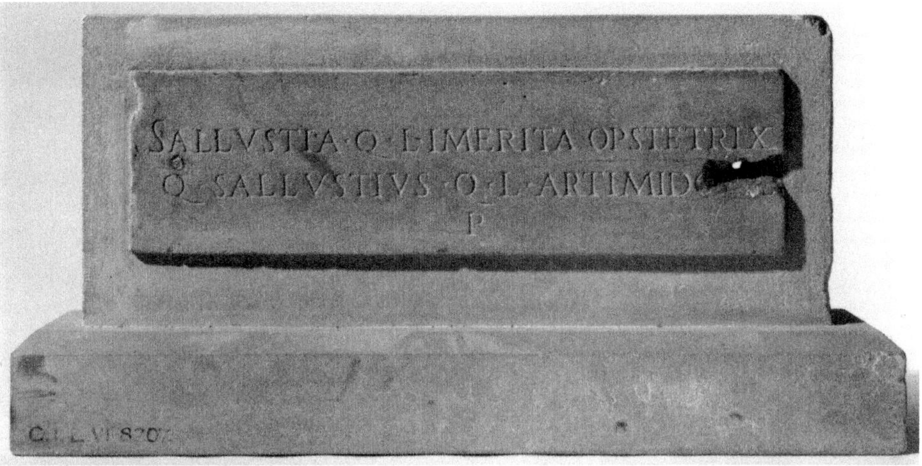

Figura 1. Placa funeraria de una comadrona, Roma, época altoimperial; Museo Británico n.º 1756,0101.195 (Foto: The Trustees of the British Museum)

En la salud femenina tienen un papel importante las propias mujeres. Es frecuente que las enfermas recurran a sus congéneres en busca de una mayor cercanía y confianza, sobre todo en las cuestiones relativas a la maternidad, como demuestran las pocas escenas de partos que conservamos de época romana (*vid.* Coulon 2004: 210-216). Sin embargo, también se acude a mujeres para otros problemas médicos, lo que da lugar a diferentes denominaciones que no siempre dejan claro si son auténticas profesionales de la medicina, comadronas o curanderas: *medica*, que parece de carácter más general; *obstetrix*, específicamente la comadrona; *iatromaea*, un término de significado más impreciso que parece indicar una comadrona con capacidad de actuación un poco más amplia (Parker 1997: 132-134). En ocasiones aparecen subordinadas al médico, que interviene cuando los remedios de ellas han fallado. El ejercicio no requería unos estudios previos o un nivel cultural elevado, sino el simple aprendizaje junto a una mujer ya experimentada, en el caso de las comadronas, o un/a médico/a profesional, padre o marido en algunos de los casos conocidos. Es cierto que existen tratados específicos, como la conocida *Ginecología* del médico griego Sorano de Éfeso, que ejerció en Alejandría y Roma en la primera mitad del siglo II d. C. y concibió su propio trabajo a modo de manual para médicas y comadronas, aludiendo a otros existentes (Dasen 1986), aunque es dudoso que muchas de ellas accediesen a ese nivel de formación. Las noticias sobre las *medicae* y *obstetrices* proceden sobre todo de la epigrafía, generalmente sus epitafios (fig. 1), aunque también aparecen en inscripciones de carácter honorífico o recordando donaciones efectuadas por ellas (Alonso Alonso 2011). Mayoritariamente esclavas o libertas, que podían permanecer al servicio de una familia o establecerse por su cuenta, en el mundo romano se encuentran con frecuencia en un escalón socioeconómico modesto, aunque hay conocidas excepciones (Parker 1997: 134-135).

El motivo de esta situación es que la medicina, que hoy consideramos una profesión altamente especializada que requiere estudios de nivel superior, en la Antigüedad se constituía en buena medida como un saber tradicional, ligado a la práctica y la

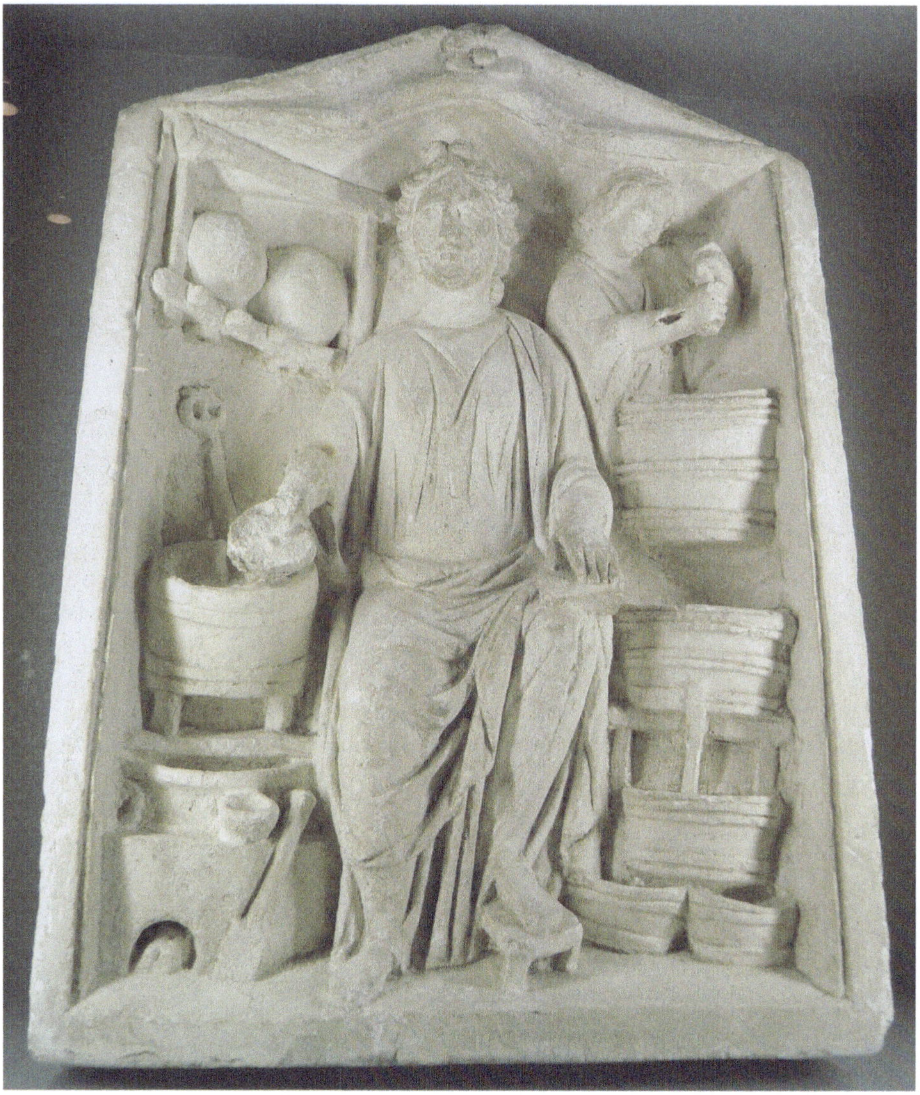

Figura 2. Relieve de la diosa Meditrina en su laboratorio, Andesina (Grand, FR); Museo Departamental de Grand (Foto: C. Raddato, publicada en commons.wikimedia bajo licencia CC-BY-SA-2.0)

experimentación, al empleo de las hierbas medicinales y otros elementos naturales (desde sustancias minerales a todo tipo de fluidos corporales de origen animal, incluida la sangre menstrual), incluso a la magia. Esto es especialmente cierto en el terreno de lo que conocemos como medicina popular. En ese campo, eran mujeres las encargadas de recolectar las hierbas y demás sustancias, y de «cocinar» con ellas remedios de todo tipo, de una manera no muy distinta a como se encargaban de la alimentación de la familia (fig. 2). La opinión general otorga a estas sanadoras un papel ambiguo. En parte son mujeres sabias, con una aguda capacidad de percepción (*sagae*) que les facilita el diagnóstico y las hace auxiliares de la salud, pero también las emparenta con la adivinación (Cic. *Div.* 1.31.65). La curandera es la *pharmakis*, la experta en *pharmaka*, que prepara igualmente curas para la fiebre o los trastornos intestinales, pociones favorecedoras tanto del embarazo como de la anticoncepción y el aborto, filtros amorosos, protectores contra el mal de ojo y tantos otros preparados similares. Por ello mismo, son vistas como brujas cuyas pócimas pueden utilizarse igual en sentido positivo que en el negativo. Así, por ejemplo, las mujeres de avanzada edad muestran signos –debilidad, «sequedad»– que también se atribuyen a los envidiosos; de ahí que ciertas ancianas, por su propia naturaleza, fuesen consideradas capaces de ejercer una suerte de homeopatía o magia simpática, actuando contra los efectos dañinos de la envidia, causa popularmente atribuida a numerosas enfermedades. Pero la lógica de la magia homeopática hace de estas sanadoras agentes de «doble dirección», que también pueden emplear su capacidad en sentido contrario, como portadoras y causantes de los mismos males que pueden curar (Ripat 2016: 111-115, 117-118). Incluso si se limitan a remediar enfermedades, el simple hecho de controlar elementos de la naturaleza y revertir los procesos de esta se consideran actividades que lindan con la magia (Camps Gaset 2000: 324-325). La desconfianza de los hombres ante prácticas que desconocen explica las frecuentes acusaciones de envenenamiento que se lanzan contra las médicas y parteras (Cantarella 1991: 32-33), así como la mala reputación que acarrean.

Hoy consideraríamos de manera despectiva a estas especialistas en salud y remedios como simples curanderas, pero desempeñaban una importante función teniendo en cuenta que los médicos «profesionales» escaseaban, sus servicios –al menos los de los más prestigiosos– no estaban al alcance de cualquiera y el nivel de sus conocimientos científicos tampoco era excesivamente diferente, según los síntomas, interpretaciones y remedios que podemos leer en buena parte de las obras médicas de la Antigüedad (*vid.* Pollard 2001: 217 ss.). Lo cierto es que en el mundo antiguo existía una medicina femenina paralela, vinculada en cierta medida a fuerzas sobrenaturales, que podía ejercerse de manera más o menos individual en el ámbito más cercano (familia, vecinos); rara vez en el oficial, que sin embargo sí podía incluir entre los cultos públicos ceremonias orientadas hacia la salud comunitaria (Camps Gaset 2000: 331). Pero de manera un tanto insólita, en la Roma clásica de época republicana e imperial existía un foco activo de medicina femenina en un centro de culto público, el templo de *Bona Dea*.

2. *BONA DEA* Y SU CULTO EN EL MUNDO ROMANO

¿Quién era esta divinidad y cómo se relaciona su culto con la medicina? Se trata de una diosa de carácter peculiar, conocida por un epíteto, la Buena Diosa, destinado a mantener en secreto su verdadero nombre (fig. 3). Aunque ya en la Antigüedad había diferentes versiones acerca de su identidad, la más extendida es la que permite identificarla con *Fauna*, la compañera femenina (hija, hermana o esposa) de *Faunus*, un dios de la naturaleza agreste que habita en los bosques llenos de manantiales que se extienden a los pies del Aventino arcaico. *Fauna* comparte con él las características de vinculación a la Naturaleza y las facultades oraculares, tan ligadas a los manantiales por emanar estos del

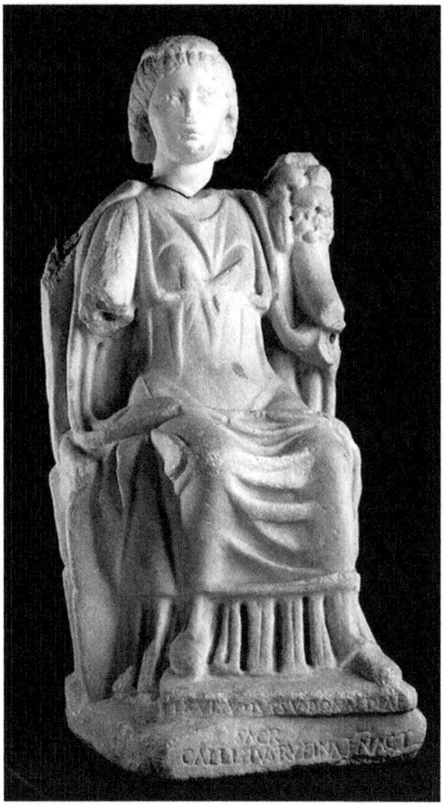

Figura 3. Imagen con dedicatoria de Bona Dea, Albanum (Albano Laziale, IT), época antonina; colección privada (Foto: A. Pancotti, publicada en commons.wikimedia bajo licencia CC-BY-SA-4.0)

mundo subterráneo controlado por dioses, aunque en origen no se la considera una diosa. Lo que sí podría considerarse es un modelo de castidad, hasta el punto de permanecer totalmente oculta al resto de los hombres, que ni siquiera conocen su nombre. Sobre su divinización hay dos versiones. En la primera (Plutarco, *Quaestiones Romanae* 20; Arnobio, *Aduersus Nationes* 5) es la esposa de *Faunus*, que en una única ocasión falta a la castidad emborrachándose a espaldas de su marido. Ello le acarrea un violento castigo por parte de este, que la azota con ramas de mirto hasta matarla, aunque debido a los remordimientos y a modo de compensación, establece después un culto en su honor (Lactancio, *Diuinae Institutiones* 1.22.9-11). Otra versión del mito la considera hija de *Faunus* (Servio, *In Aeneidos* 8.314; Macrobio, *Saturnalia*, 1.12.24-25), quien intenta violarla emborrachándola y amenazándola con el mirto, aunque solo consigue su objetivo al transformarse en serpiente, con semejante resultado final: la muerte y divinización de *Fauna*. Estas narraciones tratan de explicar la exclusión del vino y de las ramas de mirto en los rituales de la diosa, así como la presencia de serpientes en su templo.

A partir de estos datos tomados de las fuentes literarias, Marcattili (2010: 15) y Mastrocinque (2014: cap. 1) caracterizan a la Buena Diosa como una divinidad de la naturaleza agreste, habitante de un entorno que favorece la comunicación oracular con la divinidad. Este entorno es también, por su alejamiento físico y cultural de la ciudad, el lugar ideal para las ceremonias de iniciación femenina que se esconden tras el mito de la embriaguez, los azotes y la serpiente: la castidad absoluta de la niña sufre una transgresión en el momento de la pubertad, que conlleva una «muerte» simbólica y el renacimiento a un nuevo estado de mujer adulta. De hecho, una de las narraciones literarias que con mayor detalle cuenta la situación del templo aventino y la exclusividad de sus ritos es un poema de Propercio (4.9.21-70), que narra cómo Hércules sediento es desatendido en el santuario de la Buena Diosa, donde se encuentran precisamente niñas que ríen y juegan en un entorno cerrado y vedado a los hombres, bajo la custodia de una sacerdotisa anciana. En este ambiente cerrado mujeres maduras formarían a las más jóvenes contra los excesos del vino y el desenfreno sexual, dos cuestiones que en la mentalidad romana van estrechamente asociadas y de las que la buena esposa debe alejarse por completo (Marcattili 2010: 15-16). La propia fiesta central de la diosa, que se celebra una noche de diciembre en casa de uno de los más altos magistrados de Roma, cónsul o pretor, con participación de las mujeres de su familia, las Vestales y otras matronas de distintas edades pertenecientes a la élite romana, sería igualmente una ceremonia iniciática femenina relacionada con la preparación al matrimonio. En ella eran excluidos todos los elementos masculinos de la casa, se realizaba un sacrificio en un altar llameante y se bebía vino «disfrazado» como leche. Gracias a diversos escritos de Cicerón tenemos detalles especialmente abundantes respecto a dos de las fiestas: la del 63 a. C. se celebró en su propia casa y un *prodigium* ocurrido durante la misma se interpretó como confirmación de su línea de actuación política; la del 62 a. C., en casa de César, estuvo marcada por la irrupción del joven y ambicioso patricio P. Clodio, disfrazado de mujer, con el consiguiente escándalo social y político.

Contra esta visión más restringida, el clásico estudio de Brouwer (1989) sobre *Bona Dea* lo considera un culto de Estado de carácter amplio. En la misma línea insiste Hemelrijk (2017), cuando recuerda que el rito se celebra en favor del pueblo romano –de ahí que sea en casa de uno de los más altos magistrados de la ciudad– y que son numerosos los hombres que dirigen exvotos a la diosa. Livia se muestra como una destacada devota, restaurando su templo de Roma y confirmando así los vínculos con los más altos estamentos del poder. Desde otro punto de vista, Staples (1998: 11-12) considera que el festival femenino de diciembre sí tiene en cuenta en realidad la presencia simbólica del hombre y que, en el fondo, remite a la forma de relación entre ambos. Sin embargo, el vínculo especial con el ámbito femenino es innegable y son también mujeres las que ejercen su sacerdocio, en calidad de *magistrae* y *ministrae* que se agrupan en *collegia cultorum* (sobre las mismas y su organización, recientemente Gatto 2016). Estas sacerdotisas son normalmente mujeres de las clases populares y libertas, como atestigua una serie relativamente numerosa de epígrafes (24 recoge Brouwer 1989: n.º 25-27, 30, 35-36, 38, 44, 51-54, 69, 72, 74, 85, 93, 97, 102, 105, 109, 110, 113, 117), que se extienden desde el siglo I a. C. al III d. C. en Roma y otras ciudades de Italia como *Aquileia*, uno de los principales centros del culto a *Bona Dea*.

En el resto del Imperio los testimonios sobre *Bona Dea* son notoriamente más escasos (Brouwer 1989: 127-143, n.º 127-141; Gatto 2020: 67, con la lista de inscripciones provinciales documentadas), pero apuntan hacia una organización religiosa similar: una liberta *ministra* en *Arelate* (*CIL* XII 654), otras dos *ministrae* de condición no especificada en *Glanum* (*AE* 1946, 153 y 154); las tres sacerdotisas galas (Brouwer 1989: n.º 130, 133, 134). Los exvotos a la diosa se dispersan por Dalmacia (1), Panonia Inferior (2), Galia Narbonense (7), Britania (1), Numidia (4), Byzacena (1) y Mauritania Cesariense (1). En opinión de Brouwer (1989: 398), la diosa venerada en la Roma tardorrepublicana por las matronas aristocráticas difiere en gran medida de la que es objeto de devoción popular por gentes de todo tipo, en Italia y las provincias occidentales, durante la época imperial.

3. LAS ATRIBUCIONES SALUTÍFERAS DE LA BUENA DIOSA

En cualquier caso, lo que aquí nos interesa es una de las facetas menos conocidas de la *Bona Dea*. Como diosa vinculada estrechamente a la Naturaleza, que vive en un entorno rodeado de plantas y manantiales, presenta atribuciones salutíferas. En algunas inscripciones es asociada a Hygia (*CIL* VI 74) y a *Valetudo*, la buena salud (*CIL* VIII 20747, de *Auzia*, en la Mauritania Cesariense). Su identificación con Damia, una arcaica diosa griega del parto vinculada igualmente al agua y las grutas (Marcattili 2010: 17), permite relacionarla con esta esencial función femenina. Sus atribuciones salutíferas también parecen estar especializadas, al menos parcialmente, en la curación de enfermedades oculares. Así, un esclavo público de Roma le agradece haberle devuelto la vista después de diez meses de esfuerzos inútiles por parte de los médicos (*CIL* VI 68). En *CIL* VI 73 es apelada como *Lucifera* y en *CIL* VI 75 como *Oclata* (fig. 4), dos epítetos que pueden

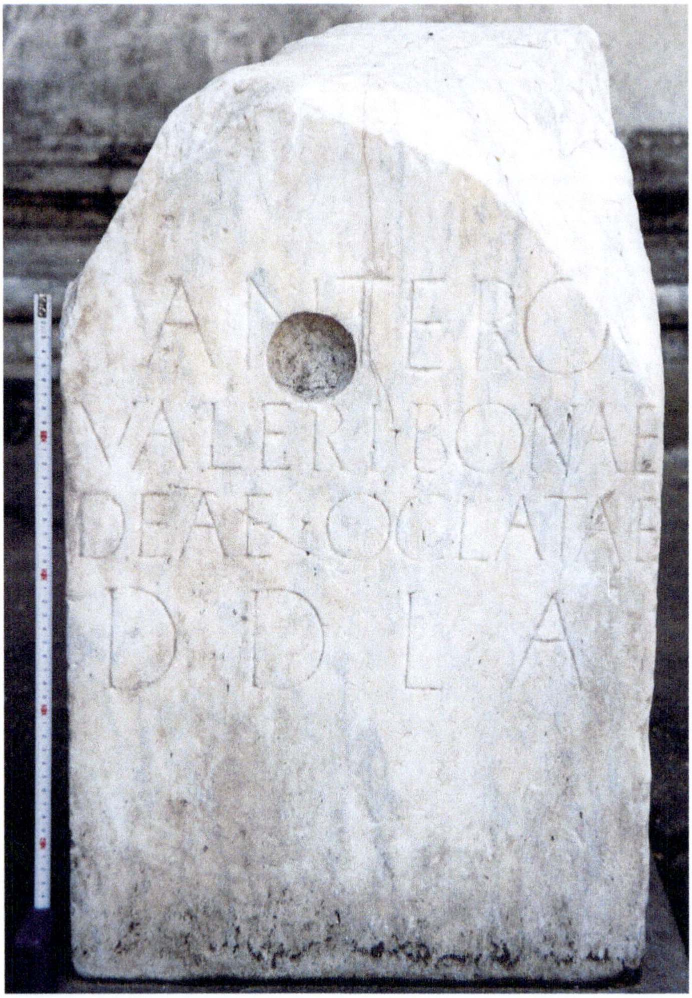

Figura 4. Exvoto dedicado a Bona Dea Oclata, Roma, segunda mitad del s. I a. C.; Museos Vaticanos, inv. 34377 (Foto: Archivo CIL, inv. n. PH0004214)

considerarse alusivos a la vista. Como contrapartida, se creía que podía castigar a los hombres con la ceguera, especialmente si violaban la prohibición de acercarse a su templo y a sus ritos (Tibulo 1.6.21-24). No olvidemos que en el mito relativo al rechazo de Hércules por parte de la sacerdotisa de *Bona Dea*, esta invoca el castigo de Tiresias por haber visto a Atenea mientras se bañaba, que precisamente consistió en la pérdida de la visión. En el famoso caso de la entrada de Clodio en la fiesta del 62 a.C., Cicerón (*Dom.* 39.104, 40.105) lo acusa de «ceguera mental y no física», dando a entender en cierto modo cuál era la enfermedad más directamente asociada con *Bona Dea*. ¿Era esa ceguera enviada por la diosa exclusivamente masculina? Resulta ya más difícil de afirmar ante la escasez de testimonios. El gobernador de Numidia *Petronius Iustus* ofrece su exvoto a la diosa, asimilada en *Lambaesis* con Hygia, *recuperata salute* (*AE* 1960, 107), pero sin especificar cuál había sido su enfermedad.

Sin embargo, la diosa no ejerce la curación de una manera genérica o meramente milagrosa, sino mediante una forma de actuación muy concreta: la aplicación de medicamentos preparados en su propio templo. El texto que de manera expresa se refiere a la existencia de un *herbarium* en el templo romano de *Bona Dea* es una breve cita de Macrobio (*Sat.* 1.12.26), que dice textualmente:

> Algunos piensan que es Medea, puesto que hay en su templo todo tipo de hierbas con las que las sacerdotisas [*antistites*] producen remedios [*medicinas*] y puesto que no está permitido que entre en su templo un varón a causa de la injuria que sufrió de su marido Jasón (trad. Mesa Sanz 2009).

La traducción de Navarro Antolín (2010) utiliza el masculino «sacerdotes» como traducción de *antistites*, un término que tiene la connotación jerárquica de «sumo sacerdote», pero esto no es coherente ni con la exclusión de los hombres de la organización del culto, ni con lo que conocemos acerca de las sacerdotisas de la diosa y su organización jerarquizada, que incluye al menos dos categorías, *magistra* la superior y *ministra* la secundaria. Macrobio es una fuente tardía, del siglo V, pero que para esta parte de la obra sigue al parecer –y quizás no de manera directa– una obra perdida de Suetonio sobre el año romano (Navarro Antolín 2010: iii), lo que llevaría el origen de la información como mínimo a la primera mitad del siglo II d.C.

En este pasaje, Macrobio recoge una de las menos frecuentes entre las tradiciones circulantes en la Antigüedad respecto a la verdadera identidad de la diosa, pero los datos que proporciona se corresponden muy bien con lo expuesto hasta ahora respecto a la naturaleza de esta y a la medicina femenina. La identificación con Medea es muy significativa acerca de la consideración que recibe la práctica de elaborar remedios con hierbas, ya que la reputación asociada a este personaje es precisamente la de hechicera, bruja. Su nombre tiene la misma raíz en griego que *médomai*, verbo que significa «meditar, reflexionar, tramar», pero también «curar», de donde deriva el latín *medicus* y también la palabra «remedio» (Camps Gaset 2000: 325), remitiendo a ese mundo de sabiduría tradicional femenina emparentada con lo sobrenatural, que antes comentábamos. Medea es una de esas mujeres sabias, sabiduría ancestral y heredada puesto que el nombre de su madre, Idyya, puede traducirse por «la que conoce» y su padre Eetes tiene conocimientos mágicos, aunque la hija los supera a ambos. Son sus pócimas y también sus instrucciones las que ayudan a Jasón a conquistar el vellocino de oro, sus conocimientos le permiten rejuvenecer a personas ya envejecidas, tratando de superar incluso los límites entre la vida y la muerte (Camps Gaset 2000: 326-329). La asociación entre Medea y la diosa romana se justifica entonces por su conocimiento de los preparados que propician la curación y la regeneración. Las sacerdotisas responsables del templo, mujeres en su mayoría de extracción popular y verosímilmente conocedoras de los sistemas para luchar contra las enfermedades empleados habitualmente en su ambiente, serían quienes elaborasen los remedios a base de hierbas medicinales, seguramente bajo la supervisión de la principal de ellas (*antistites*, quizás a entender aquí como sinónimo de la *magistra*) y aplicando las recetas tradicionales.

Como complemento y apoyo a esta referencia, recordamos aquí una inscripción hallada en la ciudad dálmata de *Cissa* (*ILJug* 260, Delplace 2000), fechable en época julio-claudia. En ella una dama de origen senatorial, Calpurnia, hija del augur L. Pisón y nieta de Cn. Pisón (y sobrina carnal del Cn. Calpurnio Pisón acusado de la muerte de Germánico), ofrece un exvoto a la Buena Diosa asimilada con la divinidad liburnia Heia, aquí llamada Augusta. El texto completo es el siguiente: «*B(onae) D(eae) dom(inae) Heiae A[ug(ustae)] / triumphali terrae / marisq(ue) dominatric[i] / conservatrici / mentiumque bo[n]arum / ac remediorum potenti / deae bene iudicanti / [C]alpurnia L(uci) Pisonis aug(uris) f(ilia) / Cn(aei) Pisonis neptis / d(onum) d(edit)*». Podemos comprobar que, entre un buen número de epítetos grandilocuentes, la llama de forma expresa «poderosa diosa de los remedios» (*remediorum potenti deae*). Esta atribución se asocia además de forma directa al bienestar mental en sentido amplio, no solo salud mental, también buenos pensamientos y sentimientos (*mentium bonarum*). Las posesiones en la Liburnia y otros puntos del Adriático norte de la familia Calpurnia, uno de cuyos miembros ejerció como gobernador de Dalmacia y otro como primer duunviro de Pula, justifican la presencia aquí de esta dedicatoria, por parte de una dama de la aristocracia romana que, sin duda, estaba familiarizada con las formas y celebraciones típicas de la capital, como bien puntualiza Brouwer (1989: 386). La traslación a las provincias del culto a *Bona Dea* incluye por tanto esta faceta que no es simplemente curativa, atribución que compartiría con otras divinidades según hemos visto, sino referida a una de las aplicaciones más prácticas de la medicina, la preparación de los medicamentos.

La desconfianza hacia los preparados elaborados por mujeres no parece afectar excesivamente a los devotos de *Bona Dea*, como tampoco parece ser un impedimento la prohibición de que los hombres accedan al templo, puesto que sabemos que hay varones entre los beneficiados por los remedios que proporciona la diosa. Aunque Staples (1998: 41) interpreta esta circunstancia en el sentido de que la exclusión no era ni mucho menos estricta, también podríamos pensar que la «farmacia» era un espacio más o menos independiente del templo propiamente dicho. ¿Sería posible identificar algo semejante en los templos conocidos de la diosa?

4. LOS TEMPLOS DE *BONA DEA*

El templo de la Buena Diosa en Roma se encontraba, como hemos indicado, al pie del Aventino por su lado sureste, por lo que se denominaba *Bona Dea Subsaxana*, «bajo la

Figura 5. Ubicación del templo de *Bona Dea Subsaxana* en Roma (Foto: fr:User:ColdEel & edited by nl:Gebruiker:Joris1919, publicada en commons.wikimedia bajo licencia CC-BY-SA-3.0-migrated)

roca» (sobre las circunstancias de su fundación, Cavallero 2019) (fig. 5). Esta zona también se conocía como *Remuria* por su relación mítica con Remo, quien habría tomado allí los auspicios para fundar la ciudad en ese punto, quedando desplazado después por las actuaciones de su hermano Rómulo. El contexto originario es descrito en las fuentes literarias antes citadas como un paisaje semisalvaje, con bosques, fuentes y una gruta, incluyendo una pequeña *aedes* y donde no puede faltar el fuego. Estos rasgos concuerdan con el carácter marginal del Aventino, fuera del *pomerium* primitivo y sede de la plebe romana y sus cultos, así como de otros dioses exóticos. Es de suponer que para la época republicana e imperial el entorno conservaba pocas de estas características, pero desgraciadamente apenas tenemos datos respecto al espacio de culto en sí, que se encontraría en el área que ocupan actualmente la iglesia de Santa Balbina y la sede de la FAO (Marcattili 2010: 8). Un pequeño fragmento de la *Forma Vrbis* (n.º 517383) publicado hace quince años (ficha de S. Fogagnolo en Meneghini y Santangeli Valenzani 2006: 25-26, figs. 26-27) recoge un par de líneas murarias que posiblemente correspondan al cierre del recinto, identificado por la inscripción fragmentaria *[Bona Dea Sub]saxa/na*. En el sector ocupado por la FAO se conoce al menos desde el siglo XVIII, cuando es recogido en un plano de la ciudad elaborado por G. Nolli (en dos versiones, 1736-1744 y 1748), un

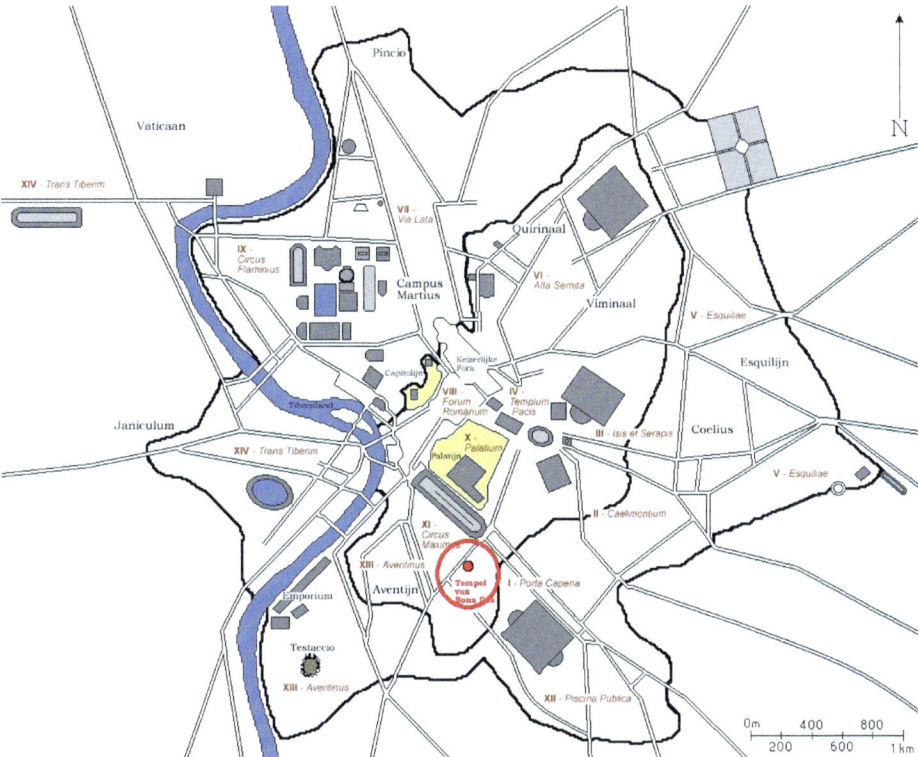

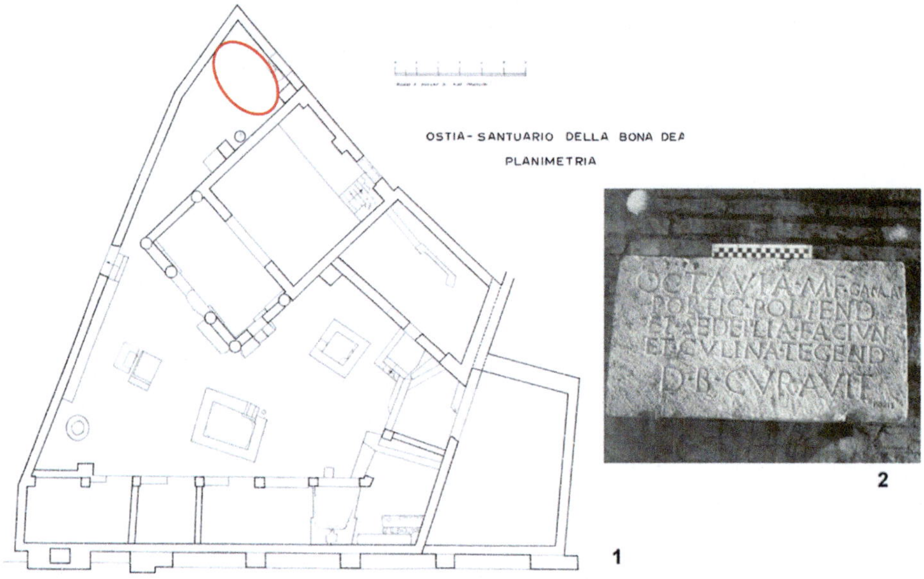

Figura 6. El santuario de Bona Dea en Ostia, Regio V: 1. Planta con la posible situación de la cocina, marcada en un óvalo; 2. Dedicatoria de Octavia M. f. Gamalae (Foto: Archivio Fotográfico del Parco Archeologico di Ostia Antica)

potente muro construido con bloques de tufo y travertino que debía pertenecer al templo. De este sabemos que fue restaurado por Livia y también en época de Adriano, y que en el siglo III aún recibía culto, como testimonia una inscripción dedicada conjuntamente a la diosa, a Hércules y a Silvano (*AE* 1946, 93 = *AE* 1949, 173, donde sin embargo se propone restituir *Bon[—]* por *Bonus Euentus*), hallada fuera de contexto en las Termas de Caracalla, vecinas del complejo religioso. Sin embargo, estos datos no nos permiten conocer cómo era el templo ni su entorno, mucho menos plantear ni siquiera hipotéticamente dónde se situaba la farmacia.

Podríamos intentar buscar pistas en otros templos de la diosa que sí han sido localizados y excavados, aunque no tenemos la certeza de que en ellos se desempeñaran funciones similares. Ostia, tan cercana a Roma, cuenta con dos templos conocidos de *Bona Dea*, uno en Porta Marina y otro en la *Regio* V de la ciudad portuaria (fig. 6). Este último consiste en un recinto de forma irregular con cinco lados, dentro del cual, al menos en sus tres primeras fases (entre el siglo II y principios del I a. C.), solo se identifican algunos altares y un pozo. No hay huellas del primitivo templo, enmascarado por las restauraciones posteriores, pero sí una interesante inscripción (*CIL* I 3025) en la que una matrona senatorial de la ciudad, Octavia M.f. esposa de Gamala, dona al templo de la diosa un pórtico, un asiento y una cocina techada, elemento sobre el que volveremos enseguida. Esta inscripción podría fecharse, por distintos argumentos materiales, ortográficos y prosopográficos, hacia la primera mitad del siglo I a. C. y había sido reutilizada como material de construcción en las remodelaciones posteriores del edificio (un análisis exhaustivo de la misma en Cébeillac 1973). En efecto, en etapas sucesivas se añaden el templo tetrástilo, que sería una reedificación augustea o julio-claudia del edificio original, y un espacio al sur del mismo pavimentado con ladrillos dispuestos en *opus spicatum*, que por la humildad de este material y los usos más comunes de esta clase de suelos se interpreta como una renovación de la cocina; este espacio contaba con puerta independiente al exterior. Reformas posteriores de época neroniana-flavia y del tránsito entre los siglos I-II d. C., relacionadas con la construcción de las vecinas Termas del Nadador, inutilizan primero este acceso externo, destruyendo después el espacio identificado como cocina (Medri y Falzone 2018: 54 ss.). El edificio cultual se mantiene en pie hasta el final, con modificaciones bastante drásticas en época antonina que afectan tanto al templo como al recinto circundante, aunque continúa activo hasta su abandono y destrucción en el siglo IV.

La presencia de una cocina en el recinto de un templo no tiene por qué resultar sorprendente, si pensamos en la celebración de banquetes con motivo de las diferentes fiestas y sacrificios; más aún si el culto corre a cargo de un *collegium*, como parece ser el caso de las sacerdotisas de *Bona Dea*. Incluso en ocasiones las cocinas son objeto de una donación evergética, conociéndose doce dedicatorias en contexto religioso, para templos de divinidades diferentes: a la citada de Ostia podemos añadir otra también a *Bona Dea* en *Privernum* (*AE* 2012, 335), al Genio en *Aesernia* (*CIL* IX 2629), a Venus en *Paestum* (*AE* 1966, 467) y en *Casinum* por un grupo de libertas (*AE* 1975, 197), a Júpiter en *Sulmo* (*CIL* IX 3075) y en *Augusta Treuerorum* (*CIL* XIII 3650), a las Junos de las mujeres de una familia en *Aquileia* (*CIL* V 781), a Hércules en *Tibur* (*CIL* XIV 3543), a Silvano en *Brigetio* (*AE* 1944, 119), a los dioses locales de *Sarmizegetusa* (*CIL* III 7954) y a divinidades indeterminadas en Roma (*CIL* VI 2219) y *Peltuinum* (*CIL* IX 3440). Es difícil identificar con seguridad este tipo de estructuras en los recintos templares excavados, por lo que se ha sugerido que podría tratarse de instalaciones efímeras (Nonnis 2001: 34-36). La cuestión es que, tratándose de *Bona Dea* y con la información existente sobre el templo de Roma, M. Cébeillac (1973: 551-552) consideró, al publicar la dedicatoria de Octavia en Ostia, que la cocina en este caso se utilizaría para la preparación de las fórmulas medicinales. Si efectivamente se situaba en la sala pavimentada en *spicatum* que antes hemos mencionado, su puerta a la calle facilitaría el acceso de cualquier persona enferma con independencia de su sexo, sin perturbar la exclusión masculina del culto de la diosa. Nada impediría por tanto interpretar en el mismo sentido la donación de otra cocina a *Bona Dea* en *Privernum*, aunque en este caso no existe ninguna información arqueológica relativa al templo y sus anexos (Evangelisti 2012: 323 ss.). La especulación a partir de ese tipo de testimonios, cuyo vínculo con la elaboración de medicamentos en estos templos de *Bona Dea* es sugestivo, pero difícilmente probable, conduce todavía más lejos y con menos fundamento en el caso de otra dedicatoria encontrada en *Fidenae*. En esta ciudad, una liberta *magistra* de la diosa le ofrece entre otros dones un *armarium clusum* (Brouwer 1989: 62, n.º 54), que L. M. Michetti (2001: 243) imagina destinado a custodiar las medicinas; estas se prepararían en una hipotética cocina, la cual se sustenta a su vez en el resto de la donación, consistente en elementos útiles en los *lectisternia* preparados para la diosa. En realidad, es mucho más verosímil que el armario se destinase precisamente a guardar los objetos litúrgicos, formando con ellos una donación unitaria.

En cuanto al santuario ostiense de Porta Marina, fue identificado y descrito por G. Calza (1942: 160 ss.) como un recinto de forma trapezoidal irregular que incluía un templete tetrástilo, zonas abiertas y varias salas. Una de estas, pavimentada con un mosaico del que se conservan algunos restos, presenta una franja junto al muro en mejor estado de conservación, que el arqueólogo italiano atribuía a haber estado cubierta con un mueble corrido junto a la pared. De esta hipótesis deriva su propuesta de identificar la habitación con la «farmacia», opinión que no puede sustentarse en un indicio tan débil como este. Se conserva por quintuplicado la inscripción dedicatoria, que corrió a cargo de uno de los *duumuiri* de la ciudad (Brower 1989: n.º 55-59). Recientes estudios a cargo de S. De Togni (2021) han permitido emplazar el edificio en su contexto urbano y analizar sus principales fases constructivas.

También el complejo cultual de *Tergeste* presenta rasgos comunes a los demás: el recinto cerrado, la pequeñez de la cella principal y las cámaras anexas. F. Fontana (2001: 110-111) se muestra más escéptica respecto a la posibilidad de relacionar estas últimas con actividades médicas, como se ha tendido a hacer para los otros lugares citados. Su actitud parece prudente, puesto que, en realidad, no hay datos seguros y fiables para ninguno de los santuarios mejor conocidos. Las atribuciones salutíferas de *Bona Dea* están confirmadas por distintos epígrafes y referencias literarias, y también parece bien contrastada la idea de que estas atribuciones se traducen de forma concreta en la elaboración de remedios bajo el patrocinio de la diosa. Siendo esta una actividad esencialmente femenina, no es de extrañar que sean las sacerdotisas del templo las responsables de la misma, lo que cuadra sin ningún problema con la noticia de Macrobio sobre la «farmacia» del templo de Roma. Los excavadores de los distintos templos extrapolan al resto esta noticia, que hacen concordar con otro dato confirmado: la existencia de cocinas al menos en dos santuarios de *Bona Dea*. Con todo ello se arma un modelo, el de los templos de *Bona Dea* dedicados de manera generalizada a la preparación de medicamentos en cocinas situadas en sus anexos, que sin duda tiene una apariencia verosímil, pero que resulta muy arriesgado sustentar en la dedicatoria de un armario o en la posible situación de un mueble dentro de una estancia secundaria.

Un detalle interesante, que con probabilidad no es casual, permite de todas formas acentuar los vínculos entre los santuarios de *Bona Dea*, dotados con un espacio tan cotidiano y doméstico como la cocina, y el «universo femenino» tal como lo definen las sociedades tradicionales como la romana. Varios de los templos mejor conocidos de la diosa presentan una peculiaridad arquitectónica, la ausencia de podio, que los asimila a las viviendas mejor que a los templos al uso en los cultos oficiales (Marcattili 2010: 22-23). El empleo por parte de algunos autores latinos del término *penetralia*, para definir este y otros santuarios de divinidades también muy vinculadas al universo femenino como Vesta y Ceres, alude al *penus*, el lugar recóndito donde se guardan los bienes más preciados y necesarios, custodiados por la señora de la casa y los dioses Penates. No perdamos de vista que la sede de una de sus más conocidas celebraciones en Roma es precisamente una casa, que por una noche queda bajo el control exclusivo de las mujeres. La habilidad aprendida y transmitida de unas a otras en la intimidad del espacio doméstico, para combinar ingredientes y elaborar con ellos preparaciones que pueden alimentar, curar, transformar o dañar, coloca a la Buena Diosa en el centro de un entramado donde la vertiente médica de la religión (la curación por intervención divina) se ve reforzada por la sabiduría ancestral de las mujeres.

BIBLIOGRAFÍA

ALONSO ALONSO, M.ª Á. (2011): «*Medicae* y *obstetrices* en la epigrafía latina del Imperio Romano. Apuntes en torno a un análisis comparativo», *Classica & Christiana* 6, 2: 267-296.

BROWER, H. H. J. (1989): Bona Dea. *The sources and a description of the cult*. Leiden, Brill.

CALZA, G. (1942): «Regione I (Latium et Campania). XI. Ostia. Il tempio di Bona Dea», *Notizie degli Scavi* III: 152-165.

CAMPS GASET, M. (2000): «La sabiduría de las mujeres: magia y medicina», *Arenal* 7, 2: 323-340.

CANTARELLA, E. (1991): *La calamidad ambigua. Condición e imagen de la mujer en la antigüedad griega y romana*. Madrid, Ediciones Clásicas.

CAVALLERO, F. G. (2019): «Il santuario della *Bona Dea Subsaxana*, l'ara di Licinia e i Gracchi», *Studi Classichi e Orientali* 65: 103-115.

CÉBEILLAC, M. (1973): «Octavia, épouse de Gamala, et la Bona Dea», *MEFRA* 85, 2: 517-553.

CLAUSEN, K. B. (2013): «Domitian between Isis and Minerva. The dialogue between "Egyptian" and "Graeco-Roman" aspects of the sanctuary of Isis at Beneventum», en L. Bricault y M. J. Versluys (eds.), *Egyptian gods in the Hellenistic and Roman Mediterranean: Image and reality between local and global*: 93-122. Caltanisetta, Salvatore Sciascia Editore.

COMPTON, M. T. (1998): «The union of religion and health in ancient Asklepieia», *Journal of Religion and Health* 37, 4: 301-312.

COULON, G. (2004): «Images et imaginaire de la naissance dans l'Occident romain», en V. Dasen (ed.), *Naissance et petite enfance dans l'Antiquité* (Friburgo 2001): 209-225. Fribourg-Göttingen, Academic Press Fribourg / Éditions Saint-Paul-Vandenhoeck & Ruprecht.

DASEN, V. (1986): «Midwives and maternity care in the Roman world», en *Rescuing Creusa: New methodological approaches to women in Antiquity. Helios* New Series 13, 2: 69-84.

DE TOGNI, S. (2021): «Il santuario della Bona Dea fuori Porta Marina a Ostia. Nuove osservazioni», en A. Esposito, N. Delferrière y A. Fochesato (a cura di), *Itinéraires d'hommes, trajectoires d'objets. Mélanges offerts à Daniele Vitali*: 327-343. Dijon, Éditions Universitaires.

DELPLACE, C. (2000): «Cultes féminins dans l'Adriatique romaine: autour de *Bona Dea*», en C. Delplace y F. Tasoux (dirs.), *Les cultes polythéistes dans l'Adriatique romaine*: 110-123. Bordeaux, Ausonius Éditions.

DÍEZ DE VELASCO, F. (1985): «Balnearios y dioses de las aguas termales en Galicia romana», *Archivo Español de Arqueología* 58: 69-98.

DÍEZ DE VELASCO, F. (1992): «Divinités des eaux thermales dans le Nord Ouest de la provincia Tarraconensis et dans le Nord de la provincia Lusitania: une approche au phénomène du thermalisme romain dans l'occident des Provinces Iberiques», en *Les eaux thermales et les cultes de eaux en Gaule et dans les provinces voisines* (Aix-les-Bains 1990). *Caesarodunum* 26: 133-147.

DÍEZ DE VELASCO, F. (1998): «La sacralización del agua termal en la Península Ibérica y el Norte de África en el mundo antiguo», *Ilu. Revista de Ciencias de las Religiones*. Monografía 1, cap. 3: 121-150.

EVANGELISTI, S. (2012): «Sacerdozi municipali ed edilizia pubblica a Privernum», en *Colons et colonies dans le monde romain. Actes de la XVe Rencontre franco-italienne d'épigraphie du monde romain* (Paris 2008): 323-336. Roma, École Française.

GATTO, F. (2016): «Las sacerdotisas de *Bona Dea*. Condición social y aspectos organizativos del culto», en R. Cordeiro Macenlle y A. Vázquez Martínez, A. (eds.), *Estudos de Arqueoloxía, Prehistoria e Historia Antiga. Achega dos novos investigadores*: 289-305. Santiago de Compostela, Andavira Editora S.L.

GATTO, F. (2020): «Bona Dea et ses agents cultuels en Afrique», *Revue Belge de Philologie et d'Histoire* 98: 67-86.

HEMELRIJK. E. A. (2017): «Attilio Mastrocinque, *Bona Dea and the cults of Roman women, 2014*». *Klio* 2017-0024. Publicación on line accesible en https://www.degruyter.com/document/doi/10.1515/klio-2017-0024/html (consultado 29 de octubre de 2021).

MACROBIO (2009): *Saturnales* (ed. y trad. J. F. Mesa Sanz). Madrid, Akal.

MACROBIO (2010): *Saturnales* (trad. F. Navarro Antolín). Biblioteca Clásica Gredos 384. Madrid, Gredos.

MARCATTILI, F. (2010): «Bona Dea, η Θεος Γυνακεια», *Archeologia Classica* LXI: 7-40.

MARWOOD, M. A. (1988): *The Roman cult of Salus*. BAR International Series 465. Oxford, BAR.

MASTROCINQUE, A. (2014): *Bona Dea and the cults of Roman women*. Stuttgart, Franz Steiner Verlag.

MEDRI, M. y FALZONE, S. (2018): «Il santuario di Bona Dea (V, x, 2): fasi costruttive, relazioni con il quartiere e decorazione pittorica», en C. De Ruyt, T. Morard. y F. Van Haeperen (eds.), *Ostia Antica. Nouvelles* études *sur les quartiers occidentaux de la cité. Actes du Colloque International* (Roma-Ostia 2014): 53-64. Bruxelles-Roma, Institut Historique Belge de Rome.

MENEGHINI, R. y SANTANGELI VALENZANI, R. (eds.) (2006): Formae Urbis Romae. *Nuovi frammenti di piante marmoree dallo scavo dei Fori Imperiali. Atti della Giornata di Studio* (Roma 2004). Roma, L'Erma di Bretschneider.

MICHETTI, L. M. (2001): «Aspetti della devozione popolare nel territorio di Fidenae: Il culto di Bona Dea», *Bullettino della Commisione Archeologica Comunale di Roma* 102: 242-250.

MILLER, J. F. (2006): «Apollo Medicus in the Augustan Age», en *Convention of the Classical Association of the Middle West and South* – Southern Section (Memphis 2006). Accesible *on line* en https://camws.org/southernsection/meeting2006/abstracts/miller.html (consultado 18 de marzo de 2022).

NONNIS, D. (2001): «Dotazioni funzionali e di arredo in luoghi di culto dell'Italia repubblicana. L'aporto della documentazione epigrafica», en O. De Cazanove y J. Scheid (dirs.), *Sanctuaires et sources dans l'Antiquité. Les sources documentaires et leurs limites dans la description des lieux de culte* (Nápoles 2001): 25-54. Napoli, Centre Jean Bérard–Collège de France.

OBERHELMAN, S. M. (2014): «Anatomical votive reliefs as evidence for specialization at healing sanctuaries in the ancient Mediterranean World», *Athens Journal of Health* 1, 1: 47-62.

ORIA SEGURA, M. (2015): «La maternidad protegida. Cultos y ritos públicos y privados en torno a la maternidad en el mundo romano», en E. Ferrer Albelda y A. Pereira Delgado (eds.), *Hijas de Eva. Mujeres y religión en la Antigüedad*. Spal Monografías XIX: 143-162. Sevilla, Universidad de Sevilla.

OTTOMANO QUERALTÓ, M.ª L. (2016): *Cultos salutíferos en la Bética romana (s. III a. C.-IV d. C.)*. Tesis doctoral inédita, Universidad de Sevilla. Accesible *on line* en https://idus.us.es/handle/11441/34837

PARKER, H. N. (1997): «Women doctors in Greece, Rome and the Byzantine Empire», en L. R. Furst (ed.), *Women physicians and healers: climbing a long hill*: 131-150. Lexington, University Press of Kentucky.

POLLARD, E. A. (2001): *Magic accusations against women in the Graeco-Roman World from the first to the fifth centuries C.E.* Tesis Doctoral, Universidad de Pensilvania (microfichas – UMI Microform 3015357, copia impresa a demanda).

RENBERG, G. H. (2006-2007): «Public and private places of worship in the cult of Asclepius at Rome», *Memoirs of the Roman Academy in Rome* 51-52: 87-172.

RIPAT, P. (2016): «Roman women, wise women, and witches», *Phoenix* LXX, 1-2: 104-128.

STAPLES, A. (1998): *From Good Goddess to Vestal Virgins. Sex and category in Roman religion*. London-New York, Routledge.

STEGER, F. (2018): *Asclepius: medicine and cult*. Stuttgart, Steiner Franz Verlag.

VAN DER PLOEG, G. (2018): *The impact of the Roman Empire on the cult of Asklepios*. Leiden-Boston, Brill.

Las curaciones de Jesús de Nazaret

Ianire Angulo Ordorika[1]
Universidad Loyola Andalucía

Independientemente de cuáles sean nuestras creencias religiosas, la tradición sobre Jesús de Nazaret que ha llegado hasta nosotros lo recuerda como alguien que realizaba curaciones. Él se sitúa en esa confusa frontera entre los sanadores populares y aquellos que ostentan alguna especial autoridad religiosa. Frontera que calificamos como confusa porque, en la Antigüedad, apenas se diferencian ambos personajes. Aunque estos límites no estén claros, sus sanaciones configuran una parte importante de la vida pública del Nazareno e influirán tanto en el cristianismo como en la cultura occidental que se construirá a partir de esta fe. Tal repercusión nos anima a analizar qué sabemos de estas acciones terapéuticas y cómo pueden ser interpretadas a la luz del contexto cultural en el que se enmarcan.

Con esta intención, nuestro estudio va a realizar dos pasos que creemos necesarios. El primero nos acercará a cómo se vivían e interpretaban los males físicos en el judaísmo ambiental en el que vive Jesús, para, en un segundo momento, centrarnos en sus curaciones.

1. EL CONTEXTO: SALUD Y ENFERMEDAD EN EL JUDAÍSMO ANTIGUO

Todo modo de comprender la salud y la enfermedad tiene un fuerte elemento cultural. Nuestra percepción, además, resulta muy distinta a la que se tenía en el mundo antiguo. Cualquier pretensión de acercarnos a las curaciones de Jesús tiene que venir acompañada del esfuerzo por situarnos en una cosmovisión muy ajena a la nuestra. Necesitamos, para ello, familiarizarnos tanto con una mentalidad compartida por los pueblos antiguos como con el modo más peculiar de abordar estas cuestiones por parte del judaísmo del cambio de era. Es lo que intentaremos hacer a continuación.

---

1. Departamento de Teología, Universidad Loyola Andalucía; iangulo@uloyola.es. ORCID: 0000-0003-3682-4151.

1.1. Una mentalidad común: la inseparable unión de lo religioso y lo «científico»

El documento médico más arcaico que ha llegado hasta nosotros es un repertorio farmacológico procedente de Mesopotamia fechado entre el 2112 y el 2004 a.C. (Yuste 2010: 29-30). A pesar de este resto arqueológico, el origen de la medicina se encuentra mucho antes. Se remonta, más bien, a los inicios de la humanidad (Carrillo Arriaga y Cavazos Guzmán 2009), pues la preocupación por la salud es tan antigua como el ser humano. Esta inquietud ha adquirido rasgos diversos según cada cultura y momento histórico, de ahí que sea necesario trazar aquellos elementos que nos permitan situarnos de modo más ajustado a cómo se percibía la enfermedad en la época de Jesús y en su contexto cultural.

Más que conocer los tratamientos o los conocimientos médicos de la Antigüedad, nos interesa asomarnos a la interpretación y al significado que se hace de la enfermedad y de su sanación. La idea de medicina que se baraja en los pueblos antiguos y que, en parte, compartirá también el judaísmo, es muy diversa a la actual y está conectada con su particular modo de percibir el cuerpo físico. Para ellos, en la corporalidad se expresa la identidad individual y colectiva, las funciones de cada persona y sus relaciones con el cosmos y con la divinidad (Estévez López 2003: 90-143). Así, la salud es percibida de un modo muy holístico, pues implica la totalidad de dimensiones de la existencia humana.

Según el planteamiento de Hipócrates, la medicina tenía que estar atenta a los cuatro humores fundamentales. Si bien la armonía entre sangre, flema, bilis amarilla y negra aseguraba la salud, su desequilibrio generaba la enfermedad. Pero, por más que la medicina hipocrática diera comienzo a cierto proceso de desacralización (Borghi 2018: 19-25), la constante en las culturas antiguas es hallar dos tendencias a la hora de concebir la relación entre salud y enfermedad. Una que podríamos denominar más «científica», dentro de la inevitable inexactitud que supone emplear este término refiriéndonos a la Antigüedad, y otra más «espiritual», sin que ambas estuvieran claramente delimitadas (Gil 2004: 21-33; Richter Reimer 2012: 11-42). Estas dos miradas se entremezclan de manera natural, en coherencia con cómo lo religioso empapaba el conjunto de la realidad en esa época.

Frente a nuestra facilidad para distinguir la ciencia y las creencias, las convicciones religiosas y la vida cotidiana configuraban una unidad inseparable. Estos dos aspectos estaban tan entrelazados que es difícil encontrar tratamientos médicos que no vengan acompañados de oraciones, ritos o prácticas que podríamos denominar mágicas o religiosas (Fernández Uriel 1999: 18-19). Sirvan de ejemplo los usos empleados en los templos dedicados al dios griego Asclepio, al comienzo hijo de Apolo y después dios de la Medicina[2]. El enfermo que accedía a los «Asclepiadas», o descendientes de Asclepio, pasaba la noche en el santuario donde, a través de los sueños inspirados por la divinidad, se sugería el mejor tratamiento para su mal (Gil 2004: 351-399). Esta práctica convivía, sin enfrentamiento, crítica ni rivalidad, con la medicina hipocrática más «científica».

---

2. Una visión rápida del mito y de los procesos de sanación en estos santuarios en Fernández Uriel (1996: 201-202).

La medicina natural, transmitida de generación en generación, y lo religioso permanecían unidos, por más que pudieran existir quienes personificaran una u otra tendencia, como sucede en el período paleobabilónico entre los exorcistas y los terapeutas[3]. La existencia de un sector más profesional y otro más popular no suponía ni que estos se opusieran ni que no existiera interrelación entre ellos[4].

Si se percibe el milagro como una actuación divina capaz de recuperar la salud, y la magia como una técnica realizada a través de acciones y palabras, que puede cambiar una situación problemática, podemos comprender los difusos contornos que separan la medicina, el milagro o la magia en el mundo antiguo y la facilidad con que estas se enmarañan (Kee 1988: 1-8). Tras tal confusión late la mezcla entre una percepción religiosa y otra más «científica» tanto en los modos de sanación como en la explicación de la enfermedad.

Cuando no resulta evidente el origen de un mal físico, las sociedades antiguas han buscado una respuesta en la acción de seres superiores. Es frecuente la comprensión de la enfermedad como resultado, bien de un pecado que ofende a la divinidad protectora, o bien como efecto de espíritus malignos. Según se perciba la causa de la enfermedad, así será también la solución que se le aplique. De ahí que los rituales religiosos y los exorcismos configuren una parte importante de la medicina popular en la Antigüedad.

A modo de ejemplo, los egipcios consideraban que eran cuatro las realidades externas que, al entrar en el cuerpo, generaban la enfermedad: el viento, los gusanos, la combinación inadecuada de alimentos y las materias malignas que propiciaban un espíritu o una divinidad (Fernández Uriel 1999: 25). Aunque los exorcismos eran recursos de sanación habituales en Mesopotamia (Bottéro 2001: 213-231), los textos mesopotámicos hablan incluso de enfermedades originadas por la acción de un dios o de un demonio, por más que las causas directas fueran golpes o heridas (Yuste 2010: 36). A pesar del desarrollo más «científico» de la medicina griega, también en esta cultura se comprendían las llamadas «enfermedades del alma» como posesión de alguna divinidad que había de ser apaciguada (Fernández Uriel 1996: 206-207).

Como sugeríamos al inicio, cada cultura construye modelos explicativos capaces, no solo de identificar qué es y qué no es una situación normal[5], sino también de comprender la enfermedad, determinar cómo afecta a la situación social de quien la padece y de plantear cómo se ha de afrontar. Esto justifica que demos un paso más y nos ocupemos de la forma en que el judaísmo configura su cuidado de la salud.

---

3. Como describe Yuste, las sanaciones del *šipu* (exorcista) y del *ašu* (terapeuta) no resultan tan diferentes. Si bien estos últimos parecerían más científicos, es difícil no considerar que los remedios o bebedizos de los primeros carecieran de alguna base empírica (Yuste 2010: 30).

4. Hay autores que plantean que el sistema sanitario, entendido este como el modo en que una sociedad piensa y actúa en relación a la salud, se estructuraba en tres sectores que interactuaban entre sí: un sector popular, otro profesional y uno étnico. Lo explica de forma sintética y aplicada a la época de Jesús, Guijarro Oporto (2002: 249-254).

5. No olvidemos que aquello que podría estar normalizado en un contexto cultural, podría no responder a nuestros parámetros de lo que comprendemos como enfermo. Sirva de ejemplo el hecho de que en China se considerara una aberración los pies femeninos que no hubieran sido reducidos o que la homosexualidad fuera catalogada como enfermedad (Estévez López 2003: 73, n. 132; Gil 2004: 31).

1.2. La peculiaridad judía

Hablar de características propias en el judaísmo implica, a la vez, reconocer la existencia de muchos elementos compartidos con otros pueblos de la Antigüedad. Es lo que sucede, por ejemplo, con el significado social otorgado al cuerpo físico, con la comprensión holística de la salud o con la inexistente diferenciación entre lo religioso y lo «científico». Ocurre lo mismo con el tabú de estudiar cadáveres. Aunque la costumbre egipcia de embalsamar a los difuntos familiarizó a este pueblo con la anatomía humana (Fernández Uriel 1999: 25-26), se trataba de la excepción que confirma la regla entre los pueblos antiguos. De hecho, el rechazo griego a la disección de cadáveres tuvo, como consecuencia, unos conocimientos anatómicos muy deficientes (Fernández Uriel 1996: 206-213).

Lo habitual entre los pueblos antiguos era diseccionar animales y, en el caso del judaísmo, ni siquiera eso, pues no desarrollaron la medicina interna. Se valoran dos razones que justificarían este hecho. Por una parte, la impureza que supone el contacto con cadáveres para la mentalidad judía y, por otra, la convicción de que las analogías deducidas desde los animales no serían válidas para los seres humanos, dado su lugar excepcional en la creación (Wolff 2017: 199, n. 28). Esta resistencia a estudiar animales muertos no será el único matiz diferenciador que va configurando la peculiaridad judía en cuestiones médicas.

Desde la mentalidad que evidencia la Biblia, la creación se comprende como un cosmos ordenado, como la obra de un Creador que mantiene un perfecto orden y que está preñada en su interior de la sabiduría divina. Este hecho explica la estrecha relación que establece la literatura sapiencial entre la sabiduría y la creación, pues es repetida la convicción de que acompaña a Dios en su acción creadora (*cf.* Prov 8,22-31, Eclo 24,2-5.9) (Morla Asensio 1994: 50-53).

La palabra hebrea *Shalom* (שָׁלוֹם) es mucho más que *paz* o ausencia de conflicto (Foerster y Von Rad 1967: 191-244; Léon-Dufour 1982: 656-660; Stendebach 1995: 12-46). Este término concentra en sí la armonía universal que caracteriza el proyecto originario de YHWH[6]. Este *Shalom* es el que se pretende retratar narrativamente en los dos primeros capítulos del Génesis. Se hace patente, por ejemplo, en la armoniosa relación entre el ser humano, la naturaleza y Dios que se trasluce del segundo relato creacional (Gn 2,4b-25), o en el reconocimiento divino de que todo lo creado «era bueno» (Gn 1,10.12.18.21.25.31), que se repite como un mantra en la primera narración.

La Alianza, entendida esta como el vínculo afectivo que une a YHWH con la humanidad a través del pueblo elegido, es el marco desde el que se comprende esta armonía a la que se alude en los primeros capítulos de la Biblia. En la medida en que las relaciones con los demás, con nosotros mismos y con Dios no son acordes con el proyecto divino, la Alianza queda dañada y se pierde el *Shalom*. De ahí que, según expresa Génesis y la tradición bíblica, el dolor y la muerte entran en el mundo como fruto del pecado humano (*cf.* Gn 3,16-19).

La buena salud es, por tanto, lo que responde al proyecto divino. Las promesas escatológicas, que apuntan al cumplimiento definitivo del sueño de Dios al final de los tiempos, también remiten indirectamente a la ausencia de enfermedades. Sirva de ejemplo

---

6. Recurrimos a «YHWH» para transcribir en nuestra grafía el tetragrama divino (יהוה) que configura el nombre de Dios en la Biblia hebrea.

este pasaje del libro de Isaías: «*No habrá allí jamás niño que viva pocos días, o viejo que no llene sus días, pues morir joven será morir a los cien años, y el que no alcance los cien años será porque esté maldito*» (Is 65,20).

Desde esta perspectiva, la enfermedad es lo que no debería ser y, además, evidencia una ruptura en la Alianza. Así lo demuestra, por ejemplo, el hecho de que dolencias y defectos físicos incapaciten a la estirpe sacerdotal para oficiar su servicio en el espacio sagrado del Templo:

> Habla a Aarón y dile: Ninguno de tus descendientes en cualquiera de sus generaciones, si tiene un defecto corporal, podrá acercarse a ofrecer el alimento de su Dios; pues ningún hombre que tenga defecto corporal ha de acercarse: ni ciego ni cojo ni deforme ni monstruoso, ni el que tenga roto el pie o la mano; ni el jorobado ni raquítico ni enfermo de los ojos, ni el que padezca sarna o tiña, ni el eunuco (Lv 21,17-20)

Es fácil deducir la repercusión comunitaria que tiene la salud y cómo se convierte en una causa de integración o de expulsión social, pues su ausencia se comprende como una declaración pública y evidente de que el afectado no responde al proyecto divino de armonía.

Los pueblos de la Antigüedad no perciben la identidad como algo personal, sino como grupal. Es el grupo humano al que se pertenece lo que define quiénes somos ante los otros. Podemos imaginar las duras implicaciones que supone ser apartado de la comunidad en este contexto cultural. Es lo que sucede con muchas enfermedades que en la Escritura se consideran como causantes de impureza y que exigen tomar distancia con respecto a los demás. El sistema de pureza e impureza, que recoge la legislación bíblica y configura el judaísmo, es un claro ejemplo de esa ausencia de separación entre la medicina y la religión que, como hemos visto, caracteriza a los pueblos antiguos.

Algunas de las normas religiosas tienen su origen remoto en una cuestión sanitaria. Es lo que sucede, por ejemplo, con la prohibición de comer cerdo, que evitaría la triquinosis, o con la circuncisión. Esta adquirió después el sentido religioso de ser el signo de pertenencia al pueblo de la Alianza, pero parece haber surgido como una cirugía para evitar la fimosis. Otras muchas prácticas legisladas en el Levítico podrían estar vinculadas con lo que hoy denominaríamos medicina preventiva (Wiseman 1986: 35-36; Darling 1986: 85-99)[7].

Cualquier otra variante entre cómo percibe la enfermedad el judaísmo y cómo lo hacen otras culturas antiguas son consecuencias inevitables del monoteísmo. No hay problema cuando la ausencia de salud tiene su causa directa en la acción de alguien[8], pero, en el momento en que no existe una clara responsabilidad humana, las opciones se reducen de forma significativa para la cosmovisión judía. No hay dioses malignos a los que se pueda responsabilizar de las dolencias (Fernández Uriel 1999: 18), ni estas pueden deberse al conflicto entre divinidades, pues no existe otra distinta a YHWH. Solo Él es el Señor de la salud y de la enfermedad (Hogan 1992: 3-26; de León Azcárate 2011: 67-71; Wolff 2017: 195-202), y su comportamiento no es caprichoso ni arbitrario.

---

7. En contra de esta postura, por más que reconoce como frecuente entre los estudiosos, Douglas 2006: 170; de León Azcárate 2011: 70.

8. Véase la legislación, por ejemplo, en torno a los golpes y heridas (*cf.* Ex 21,18-36). Los rabinos se apoyarán más tarde en estos versículos para justificar la actuación de los médicos.

De esta comprensión de la realidad se deriva con facilidad interpretar la enfermedad como el resultado de un juicio divino, por más que este no sea irreversible. La interpretación de las desgracias como castigo divino tiene un fuerte elemento pedagógico, pues pretende generar una reacción que lleve al arrepentimiento y que provoque un cambio en la situación. Desde esta perspectiva se comprende, por ejemplo, la secuencia *pecado – castigo – conversión – salvación* que atraviesa como esquema teológico la llamada «historia deuteronomista», compuesta por los libros bíblicos de Josué, Jueces, 1 y 2 Samuel y 1 y 2 Reyes (González Lamadrid 2000: 34.80-82).

A partir de esta convicción brota la llamada «teoría de la retribución», que, simplificando mucho, entiende que Dios bendice o maldice al sujeto durante su vida, según sea el comportamiento de este. Esta creencia está muy vinculada con el hecho de que en los libros bíblicos que configuran el Antiguo Testamento los pasajes que reflejan cierta fe en la resurrección de los muertos son escasos y prácticamente anecdóticos.

Como consecuencia, una larga y sana existencia, una amplia descendencia y la abundancia de bienes materiales son la clara muestra de que el Señor reconoce y valora positivamente la actuación de una persona. En cambio, la enfermedad o cualquier otro mal responden a un castigo divino que reprocha su comportamiento y, de cara a los demás, prueba que no ha sido fiel a la Alianza.

Esta construcción mental, que pretende comprender los problemas teológicos que siempre ha generado la existencia del mal y del sufrimiento, pronto es disputada por el incontestable hecho de que los justos sufren y a los malvados les va bien, como la propia Biblia expresa. De hecho, dos libros bíblicos golpean con dureza la teoría de la retribución: Eclesiastés y Job. Este último se centra en el sufrimiento del inocente. La enfermedad es, precisamente, el detonante de las duras protestas del protagonista contra YHWH (*cf.* Job 2,7).

Desde estos parámetros, la enfermedad se considera causada, bien por los propios pecados o bien por los pecados de los padres. Por más que el profeta Ezequiel ya en el siglo VI a. C. se posicionara con claridad contra quienes encuentran la razón de los males que sufren en el comportamiento de los padres, abogando por la responsabilidad personal (*cf.* Ez 18,1-9), esta lógica seguía presente en época de Jesús. Así se evidencia en la pregunta por un ciego que los discípulos lanzan al Maestro en el cuarto evangelio: «¿Quién pecó, él o sus padres, para que haya nacido ciego?» (Jn 9,2).

Esta convicción de que YHWH es Señor de la salud y de la enfermedad le convierte a Él en causante de esta última, bien de modo directo o bien a través de intermediarios, como los malos espíritus o el mismo pecado humano. Parece que fue a partir del destierro que, por influencia babilónica, adquiere fuerza la idea de los demonios como origen del sufrimiento y, por tanto, también de la enfermedad (Chapa 2002: 121-122). Otros autores sitúan el comienzo de esta creencia en el siglo II a. C. (Kee 1988: 21-26), pero, sea cuando fuere, tal creencia se va extendiendo sin cuestionar por ello el monoteísmo judío.

Así, también variará el significado que se le otorgue a la sanación (Hogan 1992: 301-312). Esta puede ser resultado de la fe, de una vida virtuosa o del arrepentimiento humano, que restablece el vínculo roto con Dios y, de este modo, recupera la salud perdida.

La curación divina también puede ser mediada a través de médicos o sanadores populares, de un exorcismo o de la acción de personajes religiosos. En relación con estos últimos, conviene apuntar que los difusos contornos entre la magia y el milagro, que constatábamos en los pueblos antiguos, adquieren en el judaísmo una notable divergencia con respecto a otras culturas. Esto se debe a que la Biblia prohíbe duramente las prácticas mágicas, lo que no impidió que estas se dieran en el pueblo judío. La prohibición bíblica se sitúa en un pasaje que busca diferenciar al profeta de quienes pretenden descubrir y manipular la realidad con artes mágicas (*cf.* Dt 18,9-14) (Bovati 2008: 27-31). Con todo, es innegable la existencia de la magia en el judaísmo, como muestra la monografía de Bohak (2008).

Los profetas destacan como mediadores entre YHWH y su pueblo. Aunque no sea la actividad que más les caracteriza, no faltan pasajes bíblicos en los que se les atribuye milagros o se describen acciones que podrían interpretarse como propias de curanderos. A modo de ejemplo, la tradición bíblica otorga cierto carácter milagrero a Eliseo, de quien se cree que resucitó a un niño muerto (2Re 4,32-37) y que sanó a Naamán de su lepra (2Re 5,1-14). También podría entenderse la sanación del rey Ezequías como el resultado de una acción de curandero realizada por un profeta. Tras el arrepentimiento y la oración del monarca, Isaías le informa de que YHWH ha escuchado su plegaria y sanará, aunque para su curación el profeta le aplique una masa de higos sobre la úlcera del gobernante (Is 38,1-21).

Los médicos profesionales no debían estar demasiado bien valorados en el judaísmo, al menos según el testimonio que la Biblia nos ofrece[9]. Así parece evidenciar, por ejemplo, este texto que recrimina el comportamiento del rey Asá:

> El año treinta y nueve de su reinado enfermó Asá de los pies, pero tampoco en su enfermedad buscó a YHWH, sino a los médicos (2Cro 16,12).

Como se deduce de este versículo, la consulta a los médicos se percibe como una muestra de falta de confianza en Dios. Paradójicamente, un amplio texto sapiencial que elogia a los profesionales de la medicina confirma que estos requerían ser defendidos frente a las suspicacias que generaban, planteando que su actuar no está reñido con la piedad religiosa. Este texto dice así[10]:

> Da al médico, por sus servicios, los honores que merece, que también a él le creó el Señor. Pues del Altísimo viene la curación, como una dádiva que del rey se recibe. La ciencia del médico realza su cabeza, y ante los grandes es admirado. El Señor puso en la tierra medicinas, el varón prudente no las desdeña. ¿No fue el agua endulzada con un leño para que se convirtiera en virtud? Él mismo dio a los hombres la ciencia para que se gloriaran en sus maravillas. Con ellas cura él y quita el sufrimiento, con ellas el farmacéutico hace mixturas. Así nunca se acaban sus obras, y de él viene la paz sobre la faz de la tierra. Hijo, en tu enfermedad, no seas negligente, sino ruega al Señor, que él te curará. Aparta las faltas, endereza tus manos, y de todo pecado purifica el corazón. Ofrece incienso y memorial de flor de harina, haz pingües ofrendas según tus medios. Recurre luego al médico, pues el Señor le creó también a él,

---

9. También la sociedad romana parecía mostrar cierta ambigüedad a la hora de valorar a los médicos (Gil 2004: 66-75).

10. No resulta irrelevante apuntar que el Eclesiástico o Sirácida, del que procede este pasaje, no pertenece al canon judío de libros bíblicos, aunque sí al canon cristiano católico.

> que no se aparte de tu lado, pues de él has menester. Hay momentos en que en su mano está la solución, pues ellos también al Señor suplicarán que les ponga en buen camino hacia el alivio y hacia la curación para salvar tu vida. El que peca delante de su Hacedor ¡caiga en manos del médico! (Eclo 38,1-15).

Este pasaje de Eclesiástico combina la valoración del actuar médico con la necesidad de recurrir al Señor. La literatura judía intertestamentaria que no es recogida en la Biblia también reflejará una valoración contradictoria de la medicina. A modo de ejemplo, el primer libro de Henoc enumera la medicina natural entre las enseñanzas negativas que los ángeles caídos enseñaron a las mujeres (1Hen 7,1). En cambio, el libro de los Jubileos también atribuye a los ángeles caídos el conocimiento de la medicina, pero dado y transmitido por Noé, que es un personaje valorado en la tradición judía (*cf.* Jub 10,9-14).

Esta ambigüedad con la que se percibe a los médicos resulta coherente con el hecho de creer que YHWH es el Señor de la salud y de la enfermedad. La valoración positiva o negativa de estos profesionales dependerá de si se interpreta su acción como mediación divina o como quienes arrebatan la confianza que solo Dios merece. Este mismo criterio regirá a la hora de valorar las prácticas de medicina popular.

La estrecha unión entre los recursos naturales para la sanación y el exorcismo queda reflejada en el libro de Tobías:

> Preguntó entonces el muchacho al ángel: «Hermano Azarías, ¿qué remedios hay en el corazón, el hígado y la hiel del pez?» Le respondió: «Si se quema el corazón o el hígado del pez ante un hombre o una mujer atormentados por un demonio o un espíritu malo, el humo ahuyenta todo mal y le hace desaparecer para siempre. Cuanto a la hiel, untando con ella los ojos de un hombre atacado por manchas blancas, y soplando sobre las manchas, queda curado (Tob 6,7-8).

El ángel enviado por YHWH será el que le instruya sobre el uso de las entrañas del pez para exorcizar y la utilización de la hiel para sanar la ceguera, remedio atestiguado desde Mesopotamia y empleado aún hoy (Fernández Uriel 1999: 20). Esta combinación de curación popular y de exorcismo es lo que vamos a encontrar en las tradiciones sobre Jesús de Nazaret que abordamos a continuación.

2. JESÚS DE NAZARET: SANADOR Y EXORCISTA

A pesar de la dura crítica a la que fueron sometidas las acciones milagrosas de Jesús de Nazaret a partir del racionalismo, hoy existe cierta unanimidad en reconocer la veracidad histórica de sus acciones taumatúrgicas o, al menos, la historicidad que le atribuyeron en su época (Meier 2000: 713-743; Bartolomé 2002: 15-52). Más allá de que se confiese o no la religión cristiana, el consenso mayoritario de estudiosos reconoce al Jesús histórico como sanador y exorcista.

A este acuerdo general se ha llegado, por una parte, a través de la aplicación de los criterios de historicidad empleados para rastrear y valorar históricamente los datos que tenemos del Nazareno (Meier 2004: 183-209). Por otra parte, el acercamiento a otros personajes de la Antigüedad, que parecen haber realizado acciones extraordinarias semejantes a las atestiguadas en el Nuevo Testamento (Meier 2000: 666-711; Chapa 2002: 126-144), ha permitido situar a Jesús entre ellos y relativizar lo insólito que se había considerado el testimonio evangélico. Abandonar nuestra actual percepción de la realidad, racional y científica, para acercarnos a la mentalidad antigua y a su comprensión de cuanto acontece nos permite situarnos en una perspectiva similar a la que reinaba en el cambio de era.

Las pocas veces que se menciona en los evangelios el término «médico» (ἰατρός) revelan las reticencias que despertaban estos profesionales. Así se evidencia en el dicho que los vecinos de Nazaret aplican a Jesús, expresando sus sospechas de ineficacia: «Médico, cúrate a ti mismo» (Lc 4,23). Además, se subraya la impotencia de la ciencia médica y sus altos costes en la mención al gasto infructuoso en sus servicios que había realizado una mujer que padecía flujos de sangre desde hacía doce años (Mc 5,26; Lc 8,43)[11].

Aun así, Jesús mismo parece valorar la labor médica, pues se identifica con esta tarea al defenderse de las acusaciones que despierta su relación con pecadores. Los tres sinópticos recogen la misma réplica: «No necesitan médico los fuertes, sino los que están mal» (Mc 2,17; Mt 9,12; Lc 5,31). A pesar de esta expresión, la acción sanadora de Jesús no se puede enmarcar en el ámbito profesional, sino en uno más popular. Además, la gratuidad de sus curaciones le hace distanciarse de la práctica habitual de médicos y curanderos.

Los relatos evangélicos están jalonados por *sumarios*. Se trata de unos resúmenes generales sobre la acción de Jesús. Narrativamente realizan una labor de bisagra que articulan las escenas y concentran lo esencial de su vida pública. En ellos se menciona repetidamente su actividad sanadora y exorcista[12]. Puesto que en la lógica antigua muchas de las enfermedades se consideran causadas por espíritus malignos, se difuminan las fronteras entre curaciones y exorcismos. Esto explica que nos ocupemos de ambas acciones del Nazareno[13], para ello nos centraremos en Marcos, por tratarse del evangelio más antiguo y una de las fuentes que emplean Mateo y Lucas en sus relatos[14].

1.1. Sanador

En un esfuerzo por convertir en aceptables para nuestra mentalidad las acciones milagrosas de Jesús, no han faltado quienes han intentado ofrecer para ellas una explicación científica a partir de los conocimientos médicos actuales (Hemer 1986: 42-83; Lloyd

---

11. La referencia a que la mujer había perdido su fortuna en esos tratamientos parece coincidir con los precios abusivos de los médicos de la Antigüedad (Gil 2004: 72-73).

12. Aunque existen sumarios con estas características en los tres sinópticos, recogemos como ejemplo los de Marcos: Mc 1,32-34; 3,10-11; 6,54-56.

13. Los milagros de Jesús son más amplios que las curaciones y exorcismos, pues incluyen milagros de la naturaleza e incluso regresos a la vida. Para un estudio detallado desde una perspectiva histórica, Meier (2000).

14. Como se observa, seguimos la habitual hipótesis de las dos fuentes. Según esta, Mateo y Lucas, además de recurrir a tradiciones propias de cada uno, comparten como fuente de sus evangelios una colección de dichos que denominamos «Q» y Marcos o una versión primitiva de este. Las peculiaridades teológicas de Juan, especialmente al abordar lo que él denomina «signos», hacen que no lo tengamos en cuenta en estas páginas. Sobre curaciones en Marcos, Hogan (1992: 257-267).

Davies y Lloyd Davies 1991). Estos intentos, desde nuestro punto de vista fallidos, solo hacen más notoria la necesidad de situarnos desde las claves interpretativas de los pueblos antiguos. Si nos acercamos a la práctica del Nazareno descrita en Marcos, es fácil descubrir la divergencia entre su actuar y el de un mago o curandero de la época[15]. No hay conjuros ni palabras o gestos misteriosos, pero tampoco hay terapias ni tratamientos farmacológicos.

En los evangelios no encontramos trazas de técnicas médicas, ni fórmulas mágicas, brebajes ni ungüentos. A pesar de esta ausencia, el evangelio de Marcos presenta dos escenas que rompen la tendencia y describen acciones que podrían asemejarse a las de un curandero. La primera narración es la curación de un sordo que hablaba con dificultad (Mc 7,32-35). Jesús lo aparta y, a solas con él, le mete los dedos en los oídos y toca con su saliva la lengua. Estos gestos vienen acompañados de algo que podría parecer una oración, pues alza los ojos al cielo, un gemido y el imperativo «¡ábrete!» en arameo (*effatá*).

La segunda sanación es la de un ciego en Betsaida (Mc 8,22-26) al que Jesús le hace recuperar la vista de una forma algo similar. Le saca del pueblo, le pone saliva en los ojos cegados y le impone las manos. En este caso, además, la sanación se produce de modo progresivo, pues no recupera la vista hasta que le impone las manos por segunda vez. Ambos relatos comparten el contacto físico por parte del Nazareno y el empleo de la saliva como recurso sanador. Esto último resultaba bastante frecuente como remedio popular e, incluso, valorado entre los médicos más profesionales (Marcus 2010: 555-556).

Por otra parte, estos no son los únicos pasajes en los que se alude a la capacidad sanadora de tocar o ser tocado por Jesús. En dos ocasiones Marcos sugiere que la fuerza curativa del Nazareno alcanza a quienes son capaces de rozar sus ropas. Así se afirma en un sumario (Mc 6,54-56) y en el caso de la curación de la hemorroísa (Mc 5,25-34) (Estévez López 2003). En este último pasaje resulta llamativo que la sanación parece producirse también en dos momentos. Uno, de modo incompleto, cuando ella alcanza el manto del Maestro y desaparece la hemorragia, y otro, plenamente, cuando Él, siendo consciente de que una fuerza había salido de sí, busca el encuentro personal con quien le ha tocado. Es en ese segundo momento cuando las palabras de Jesús parecen concluir la sanación: «*Hija, tu fe te ha salvado; vete en paz y queda curada de tu enfermedad*» (Mc 5,34).

Frente a estos textos, en los que la iniciativa procede de los enfermos, Marcos también narra escenas en los que es Jesús quien recurre al contacto físico para realizar las sanaciones. Así sucede cuando coge de la mano a la suegra de Pedro para levantarla (Mc 1,30-31), cuando desafía las reglas de impureza ritual y, movido por la compasión, cura a un leproso tocándolo (Mc 1,40-42) y cuando, al visitar Nazaret, le sorprende una falta de fe en Él que le impide realizar ahí milagros, más allá de algunas curaciones que hace «imponiéndoles las manos» (Mc 6,4-6).

Estas menciones al contacto físico son escasas y anecdóticas, pero no dejan por ello de darnos claves de interpretación. Aquellos pasajes en los que la iniciativa partía del

15. Meier presenta un claro elenco de diferencias entre lo narrado en los evangelios y las prácticas mágicas antiguas (Meier 2000: 638-642).

enfermo, si bien subrayan la energía sanadora que dimana casi involuntariamente del Nazareno, también apuntan a la necesidad de un encuentro personal, pues solo así se completa una curación que no se limita al fin de la dolencia física.

Los textos donde es Jesús quien toma la iniciativa subrayan diversos elementos. Por una parte, el carácter trasgresor que supone tocar precisamente a quien la enfermedad le alejaba necesariamente de la relación con los demás. Por otra parte, la exigencia de fe de quienes están enfermos para ser sanados, hasta el punto de que su ausencia le incapacita para realizar acciones milagrosas. El carácter conflictivo de sus sanaciones frente al judaísmo oficial y la necesidad de fe en quien requiere la curación son dos aspectos que trascienden estos casos particulares y que se van a repetir constantemente en los demás relatos de curaciones.

Con todo, la práctica mayoría de las curaciones que Marcos atestigua se realizan a través de la palabra de Jesús. El hecho de que no requiere, a veces, ni estar cerca de los enfermos para sanarlos evidencia su poder. Esto conecta con la vivencia creyente de Israel, pues YHWH se experimenta como Alguien que habla y cuya Palabra es creadora y salvadora. Esta capacidad comunicadora de Dios lo distingue de los falsos dioses, que «tienen boca y no hablan» (Sal 115,5a; Sal 135,16a). Según el primer relato de la creación, el *Shalom* originario fue generado por su Palabra, que realiza todo cuanto dice (*cf.* Gn 1,1-31). Del mismo modo, es la Palabra divina la que sana y salva, como reconoce el salmo:

> Y hacia YHWH gritaron en su apuro, y él los salvo de sus angustias; su palabra envió para sanarlos y arrancar sus vidas de la fosa (Sal 107,19-20).

El hecho de que Jesús sane hablando no solo engarza con el poder sanador que ostenta la Palabra de YHWH, dándole una autoridad inusitada, sino que también pone en evidencia el modo en que interpreta la salud y la enfermedad. En este sentido, destacamos dos cuestiones. Por una parte, es habitual la relación que establece el Nazareno entre la sanación y el perdón. El pasaje marcano que mejor refleja esta cuestión es la curación de un paralítico que es descolgado por el techo por otros para poder presentárselo a Jesús. Ante este gesto de fe, declara perdonados sus pecados y se despierta la polémica entre los escribas presentes, pues esta es una acción que solo le corresponde a Dios. Jesús responde a la polémica diciendo:

> ¿Qué es más fácil, decir al paralítico: «Tus pecados te son perdonados», o decir: «Levántate, toma tu camilla y anda»? Pues para que sepáis que el Hijo del hombre tiene en la tierra poder de perdonar pecados –dice al paralítico–: «A ti te digo, levántate, toma tu camilla y vete a tu casa» (Mc 2,9-11).

En este pasaje, Jesús se atribuye una absoluta autoridad que genera un profundo escándalo entre los judíos más formados. Como hemos visto, en esta mentalidad perdonar es una acción divina que implica restablecer el *Shalom* roto y recomponer la Alianza herida. Al sanar perdonando, Jesús muestra cómo relaciona la salud física con la ruptura del proyecto originario de YHWH. Esto no implica que suscriba la teoría de la retribución, pues no es el arrepentimiento del enfermo lo que provoca su curación, sino la declaración del perdón divino. Se confirma, una vez más, que en los relatos evangélicos la sanación va más allá del mero final de una dolencia física.

Por otra parte, también es frecuente el conflicto que generan sus curaciones frente al judaísmo oficial. Es una constante en los evangelios que Jesús cuestione la práctica restrictiva del descanso sabático. Este, que tiene su origen en la exigencia de dedicar un tiempo semanal a actividades que dignifican y humanizan, fue adquiriendo concreciones pormenorizadas que, aún a día de hoy, rozan el ridículo. No nos debería extrañar que muchas de las curaciones que realiza el Nazareno sean precisamente en sábado, adquiriendo cierto tinte retador. Así se muestra en la curación de un hombre con la mano paralizada. En el contexto litúrgico de la sinagoga, dice lo siguiente:

> Dice al hombre que tenía la mano seca: «Levántate ahí en medio». Y les dice: «¿Es lícito en sábado hacer el bien en vez del mal, salvar una vida en vez de destruirla?» Pero ellos callaban (Mc 3,3-4).

El bien humano y la pretensión de restablecer el *Shalom* perdido debe ser la orientación final de toda normativa religiosa. Si esto no es así, ha de ser cuestionada, tal y como hace Jesús en este y otros pasajes. De modo inevitable, esta actitud genera conflicto con los líderes judíos del momento.

1.2. Exorcista

Antes de ahondar en la práctica exorcista de Jesús en Marcos, conviene insistir una vez más en la ausencia de límites claros entre esta acción y las curaciones. Como hemos visto, era frecuente en la Antigüedad considerar que muchas dolencias tenían su origen en los malos espíritus. Esto se hace evidente, por ejemplo, en la descripción de los síntomas de posesión que se hace en este texto:

> Maestro, te he traído a mi hijo que tiene un espíritu mudo y, dondequiera que se apodera de él, le derriba, le hace echar espumarajos, rechinar de dientes y le deja rígido (Mc 9,17-18).

Se trata de la única ocasión en la que se describe con estos detalles la situación que impulsa a pedir un exorcismo. La pérdida del habla y lo que parecen ser convulsiones recuerda a la epilepsia. Igual que apuntábamos en el caso de las sanaciones, también se ha pretendido dar una respuesta psiquiátrica que explicara desde nuestra lógica los relatos de exorcismos (Sims 1986: 165-189). Con todo, no nos resulta tan interesante intentar explicar una realidad como acercarnos al modo en que se interpreta en un contexto determinado. Por eso, consideramos más iluminador para comprender este fenómeno de las posesiones espirituales un acercamiento desde la antropología cultural[16].

Por más que nuestra civilización lo rechace, es habitual en muchas sociedades, especialmente en las antiguas, la convicción de que existen espíritus que influyen e interactúan con los seres humanos. Ante el comportamiento extraño o violento de un individuo, son muchas y diversas las culturas que lo interpretan como la posesión de

---

16. Una obra de referencia desde esta perspectiva es la de Miquel Pericás (2009). Encontramos una síntesis de la misma autora en Miquel Pericás (2008: 143-170).

una fuerza ajena a la persona, que actúa en ella anulando su voluntad y limitando su capacidad para controlar su conducta. Como hemos planteado antes, la valoración sobre qué es y qué no es «normal» es una realidad cultural y depende de la consideración del grupo al que se pertenece.

En estas sociedades antiguas se concibe, por tanto, como un modo privilegiado de acceso y relación con la divinidad, de tal modo que la valoración positiva o negativa del fenómeno depende de qué realidad espiritual sea la que posee al ser humano. Será considerado positivamente si el grupo al que se pertenece valora que el actuar de la persona poseída es acorde con el actuar de la divinidad protectora, mientras que, si trasgrede los principios morales del grupo, se considerará negativa y requerirá realizar una acción que le libere de ese espíritu, es decir, un exorcismo.

Los estudios antropológicos muestran que, en las sociedades que reconocen la existencia de la posesión, esta suele estar estrechamente vinculada con problemas en el ámbito político y social, de modo que afecta a sectores sociales marginales u oprimidos. Quienes sufren estos estados alterados de conciencia no son considerados responsables de sus actos, de tal modo que se les permite comportamientos que serían reprochables en situaciones normales. Las posesiones, además, servían para consolidar la moral del grupo al que se pertenece, pues refuerzan las conductas que se consideran correctas y estigmatizan como poseídas las que no.

Como ya hemos mencionado, y sin que se opusiera a su monoteísmo, el judaísmo también albergaba la convicción de que las personas podían ser poseídas por malos espíritus. De hecho, son abundantes los testimonios en la literatura judía intertestamentaria, especialmente entre los manuscritos de Qumrán, que remiten al poder para exorcizar de personajes bíblicos como Salomón y David, así como oraciones sálmicas que seguían teniendo esa misma función (Bohak 2008: 88-114). Estas prácticas podrían clasificarse en tres tipos fundamentales. Los exorcismos que requieren manipular alguna sustancia, los que emplean rituales específicos y textos adecuados y, finalmente, aquellos en los que depende más de quién lo hace que de cómo lo lleva adelante. Sin lugar a dudas, los que realiza Jesús pertenecen a esta última clasificación.

Si el contacto físico entre las curaciones narradas en Marcos era una excepción, en el caso de los exorcismos del Nazareno estos se realizan siempre a través de su palabra[17]. Se trata de una clara expresión de autoridad, tal y como expresa el relato evangélico:

> Todos quedaron pasmados de tal manera que se preguntaban unos a otros: «¿Qué es esto? ¡Una doctrina nueva, expuesta con autoridad! Manda hasta a los espíritus inmundos y le obedecen (Mc 1,27).

La absoluta autoridad de Jesús sobre los espíritus no solo asombra a sus contemporáneos, sino que marca la diferencia con respecto a las narraciones sobre quienes también realizaban estas prácticas en la Antigüedad (Grindheim 2019: 53-75). Esta rotunda autoridad del Nazareno no impide que sus gestos sean mal interpretados:

---

17. La importancia de la palabra en este tipo de curaciones es una constante entre los pueblos antiguos (Gil 2004: 26-27).

> Los escribas que habían bajado de Jerusalén decían: «Está poseído por Beelzebul» y «por el príncipe de los demonios expulsa los demonios». Él, llamándoles junto a sí, les decía en parábolas: «¿Cómo puede Satanás expulsar a Satanás? Si un reino está dividido contra sí mismo, ese reino no puede subsistir [...] Es que decían: «Está poseído por un espíritu inmundo» (Mc 3,22-24.30).

Tal y como plantean los estudios antropológicos, también en el caso de Jesús los líderes judíos son quienes han de valorar si su actuar está impulsado por el Espíritu Santo o por el príncipe de los demonios, según lo consideren acorde o no con los principios morales que configuran el *statu quo* religioso. Como evidencia el texto, el Nazareno no aprobó ese examen, por más que su comportamiento fuera el reflejo más claro de cómo la fuerza de Dios vence a los poderes del mal.

Como sucedía en el caso de las sanaciones, también los exorcismos de Jesús refuerzan su autoridad y generan conflicto, mientras restablece la situación de salud y armonía en quien es liberado del espíritu maligno. El pasaje marcano que resulta más gráfico a la hora de representar la salud devuelta por la expulsión de espíritus es el del endemoniado de Gerasa (Mc 5,1-20). Este relato describe con detalle las condiciones infrahumanas de quien vivía solo y entre sepulcros, hiriéndose con piedras y gritando. Tras las palabras liberadoras del Nazareno, se le dibuja «sentado, vestido y en su sano juicio» (Mc 5,15). La recuperación de la dignidad perdida que implica el exorcismo queda patente en el contraste entre la situación inicial y la final del gerasareno.

Algunas pistas en el relato evangélico nos permiten intuir un uso que algunas fuentes históricas han demostrado después. Se trata de las resonancias mágicas que, según parece, adquirió el empleo del nombre de Jesús en prácticas exorcistas del comienzo de nuestra era (Swartz 2018: 71-88). Así se trasluce de la queja de los discípulos:

> Juan le dijo: «Maestro, hemos visto a uno que expulsaba demonios en tu nombre y no viene con nosotros y tratamos de impedírselo porque no venía con nosotros». Pero Jesús dijo: «No se lo impidáis, pues no hay nadie que obre un milagro invocando mi nombre y que luego sea capaz de hablar mal de mí. Pues el que no está contra nosotros, está por nosotros» (Mc 9,38-40).

Parece plausible considerar que tras la protesta del discípulo late una situación que la primera comunidad cristiana podría estar viviendo. El uso del nombre del Nazareno como invocación para ciertas acciones no resulta extraño. El mismo libro de los Hechos de los Apóstoles tiene unos capítulos que se suelen denominar la *sección del nombre* (Hch 3-5), pues en ellos se insiste en que la salvación acontece *por el nombre* de Jesucristo.

2. JESÚS ¿MÉDICO?

No fue extraño que los Santos Padres se refirieran a Jesús como médico[18]. Por más que el testimonio evangélico no nos permita afirmarlo en el sentido más estricto del término, su actividad pública fue profundamente sanadora.

---

18. Sirva de ejemplo estas palabras de Ignacio de Antioquía: «Hay un solo médico, carnal y espiritual, creado y no creado, que ha llegado a ser en la carne Dios, en la muerte vida verdadera, [nacido] de María y

De las acciones curativas y exorcistas del Nazareno podemos deducir algunas cuestiones. En primer lugar, se trata de acciones significativas a nivel personal. No solo afectaban a los enfermos sanados o endemoniados liberados, sino que para los primeros cristianos resultaba fácil identificarse con esas dolencias, interpretándolas de tal forma que trascendían lo físico. A modo de ejemplo, si la fe es comprendida como un «ver más allá», los relatos de curaciones de ciegos permiten fácilmente a los creyentes identificarse con el paso de ceguera a visión e identificar a los incrédulos como ciegos que ven (*cf.* Jn 9,39-41).

En segundo lugar, se trata de narraciones elocuentes también a un nivel comunitario. Las acciones de Jesús reintegran en la sociedad no solo a los enfermos y considerados poseídos, sino también a quienes el sistema de pureza discriminaba. No olvidemos que el Nazareno se identifica con los médicos precisamente cuando es recriminado por establecer vínculos con los considerados pecadores públicos (*cf.* Mc 2,17; Lc 5,31).

Por último, los exorcismos y sanaciones de Jesús resultan significativos también en clave religiosa, pues se trata de prácticas que cuestionan el *statu quo* religioso. Si los exorcismos declaran la victoria definitiva de Dios frente al mal, las curaciones no solo cuestionan las normas de pureza ritual. En el marco de interpretación de la salud y enfermedad que hemos trazado en el judaísmo, Jesús también desafía la teoría de la retribución. Si bien es cierto que establece una relación estrecha entre el perdón del pecado y la sanación, no considera a los sufrientes como juzgados por Dios. Al revés, su forma de relacionarse con ellos pone en cuestión un sistema religioso que los estigmatizaba y los separaba de la comunidad.

Por si esto fuera poco, prioriza la curación del doliente frente a prácticas religiosas como el descanso sabático. Este tipo de comportamientos convierten sus curaciones y exorcismos en prácticas subversivas y, con frecuencia, en motivo de conflicto con los líderes judíos. Esta actuación constituye una parte esencial del anuncio del Reino, pues expresa gráficamente cómo el Señor vence sobre el dolor y el sufrimiento, restableciendo el *Shalom* primigenio e impulsando el proyecto salvífico y primigenio de Dios.

---

de Dios, primero pasible y luego impasible, Jesucristo nuestro Señor» (Carta a los Efesios 7,2). Tomamos la traducción de Rivas Rebaque (2020: 191). Para un desarrollo más amplio de las consecuencias teológicas del actuar sanador de Jesús, Gesteira Garza (1991: 253-300).

BIBLIOGRAFÍA

BARTOLOMÉ, J. J. (2002): «Reseña de la investigación crítica sobre los milagros de Jesús», en R. Aguirre (ed.), *Los milagros de Jesús. Perspectivas metodológicas plurales*: 15-52. Estella, Verbo Divino.

BOHAK, G. (2008): *Ancient Jewish Magic. A History*. Cambridge, Cambridge University Press.

BORGHI, L. (2018): *Breve historia de la Medicina*. Madrid, Rialp.

BOTTÉRO, J. (2001): *La religión más antigua: Mesopotamia*. Madrid, Trotta.

BOVATI, P. (2008): *«Così parla il Signore». Studi sul profetismo bíblico*. Bologna, Edizioni Dehoniane.

CARRILLO ARRIAGA, J. G. y CAVAZOS GUZMÁN, L. (2009): *Historia y evolución de la medicina*. México, El Manual Moderno.

CHAPA, J. (2002): «Exorcistas y exorcismos en tiempos de Jesús», en R. Aguirre (ed.), *Los milagros de Jesús. Perspectivas metodológicas plurales*: 121-146. Estella, Verbo Divino.

DOUGLAS, M. (2006): *El Levítico como literatura. Una investigación antropológica y literaria de los ritos en el Antiguo Testamento*. Barcelona, Gedisa.

ESTÉVEZ LÓPEZ, E. (2003): *El poder de una mujer creyente. Cuerpo, identidad y discipulado en Mc 5,24b-34. Un estudio desde las ciencias sociales*. ABE 40. Estella, Verbo Divino.

FERNÁNDEZ URIEL, P. (1996): «Males y remedios II. La evolución de la medicina en la Historia del Mundo Griego», *Espacio, Tiempo y Forma. Serie II* 9: 195-219.

FERNÁNDEZ URIEL, P. (1999): «Males y remedios. Notas sobre la medicina en el mundo antiguo: Próximo Oriente y Egipto», en A. Alonso Ávila (coord.), *Homenaje al profesor Montenegro. Estudios de historia antigua*: 17-30. Valladolid, Universidad de Valladolid.

FOERSTER, W. y VON RAD, G. (1967): «*εἰρήνη, εἰρηνεύω, εἰρηνικός, εἰρηνοποιός, εἰρηνοποιέω*», en G. Kittel y G. Griedrich (dirs.), *Grande Lessico del Nuovo Testamento*, III: 191-244. Brescia, Paideia.

GESTEIRA GARZA, M. (1991): «"Christus Medicus". Jesús ante el problema del mal», *Revista Española de Teología* 51: 253-300.

GIL, L. (2004): *Therapeia. La medicina popular en el mundo clásico*. Madrid, Triacastela.

GONZÁLEZ LAMADRID, A. (2000): *Las tradiciones históricas de Israel*. Estella, Verbo Divino.

GRINDHEIM, S. (2019): «Exorcism, Forgiveness, and Christological Implications», en M. Tellbe y T. Wasserman (eds.), *Healing and Exorcism in Second Temple Judaism and Early Christianity*. WUNT 511: 53-75. Tübingen, Mohr Siebeck.

GUIJARRO OPORTO, S. (2002): «Relatos de sanación y antropología médica. Una lectura de Mc 10,46-52», en R. Aguirre (ed.), *Los milagros de Jesús. Perspectivas metodológicas plurales*: 247-267. Estella, Verbo Divino.

HEMER, C. J. (1986): «Medicine in the New Testament World», en B. Palmer (ed.), *Medicine and the Bible*: 43-83. Exeter, The Paternoster Press.

HOGAN, L. P. (1992): *Healing in the Second Temple Period*. Göttingen, Vandenhoeck und Ruprecht.

KEE, H. C. (1988): *Medicine, Miracle and Magic in New Testament Times*. Cambridge, Cambridge University Press.

LEÓN AZCÁRATE, J. L. de (2011): «"Yo soy Yahvé, el que te sana" (Ex 15,26): Enfermedad y salud en la Torá», *Theologica Xaveriana* 61: 65-96.

LÉON-DUFOUR, X. (1982): «Paz», en X. Léon-Dufour (dir.), *Vocabulario de Teología Bíblica*: 656-660. Barcelona, Herder.

LLOYD DAVIES, M. y LLOYD DAVIES, T. A. (1991): *The Bible: Medicine and Myth*. Cambridge, Silent Books.

MARCUS, J. (2010): *El evangelio según Marcos. 1,1-8,21*. BEB 130. Salamanca, Sígueme.

MEIER, J. P. (2000): *Un judío marginal. Nueva visión del Jesús histórico. Tomo II/2: Los milagros*. Estella, Verbo Divino.

MEIER, J. P. (2004): *Un judío marginal. Nueva visión del Jesús histórico. Tomo I: Las raíces del problema*. Estella, Verbo Divino.

MIQUEL PERICÁS, E. (2008): «Aproximación antropológica de la práctica exorcista de Jesús», en C. Bernabé y C. Gil (eds.), *Reimaginando los orígenes del cristianismo. Relevancia social y eclesial de los estudios sobre Orígenes del cristianismo. Libro homenaje a Rafael Aguirre en su 65 cumpleaños*: 143-170. Estella, Verbo Divino.

MIQUEL PERICÁS, E. (2009): *Jesús y los espíritus. Aproximación antropológica a la práctica exorcista de Jesús*. BEBM 13. Salamanca, Sígueme.

MORLA ASENSIO, V. (1994): *Libros sapienciales y otros escritos*. IEB 5. Estella, Verbo Divino.

RICHTER REIMER, I. (2012): *El milagro de las manos. Sanaciones y exorcismos de Jesús en su contexto histórico-cultural*. Estella, Verbo Divino.

RIVAS REBAQUE, F. (2020): *San Ignacio de Antioquía. Obispo y mártir* (Conocer el siglo II 1). Madrid, Ciudad Nueva.

SIMS, A. (1986): «Demon Possesion: Medical Perspective in a Western Culture», en B. Palmer (ed.), *Medicine and the Bible*: 165-189. Exeter, The Paternoster Press.

STENDEBACH, F. J. (1995): „ שָׁלוֹם “, en G. J. Botterweck, H. Ringgren y H. J. Fabry (eds.), *Theologisches Wörterbuch zum Alten Testament* VIII: 12-46. Stuttgart, W. Kohlhammer.

SWARTZ, M. D. (2018): *The Mechanics of Providence. The Workings of Ancient Jewish Magic and Mysticism*. TSAJ 172. Tübingen, Mohr Siebeck.

WOLFF, H. W. (2017): *Antropología del Antiguo Testamento*. BEB 99. Salamanca, Sígueme.

YUSTE, P. (2010): «El arte de la curación en la antigua Mesopotamia», *Espacio, Tiempo y Forma. Serie II* 23: 27-42.

«*Hay un solo médico, carnal y espiritual, Jesucristo*». Curación corporal y sanación espiritual en el cristianismo antiguo*

Francisco Juan Martínez Rojas
Instituto Teológico «San Eufrasio» de Jaén

1. INTRODUCCIÓN

En su carta a los efesios, Ignacio de Antioquía, afirma: «*Hay un sólo médico, carnal y espiritual, creado e increado, que en la carne llegó a ser Dios, en la muerte vida verdadera, [nacido] de María y de Dios, primero pasible y, luego, impasible, Jesucristo nuestro Señor*» (VII, 2; Ayán 2012: 239). Aunque el texto es más importante desde el punto de vista cristológico, destacando en Cristo la unión de la carne y de Dios, de la muerte y la vida verdadera, del nacimiento de María y del nacimiento de Dios, del carácter pasible primero y luego impasible (Muñoz 2011: 159), sin embargo, Ignacio utiliza sin ningún tipo de problema el símil del médico para referirse a Jesucristo.

Ese recurso metafórico se explicaría por la universalidad de la experiencia de la salud y la enfermedad, que mancomuna a todo el género humano, y que en la antigüedad fue objeto de profundo y continuo estudio, análisis y debate. Y ello explica que la invocación a Cristo como médico se repitiese con frecuencia en la Iglesia primitiva, apareciendo con frecuencia en los escritos de los Padres de la Iglesia (Dumeige 1972: 115-141; Dumeige 1980: 891-901; Vannier 2005: 525-534), generando incluso un modelo iconográfico en el arte paleocristiano (Knipp 1998; Papparella 2018: 423-463), y constituyendo, ya fuera del período que cronológicamente nos ocupa, un argumento para antiguas canciones luteranas, en un proceso de perdurabilidad que se detecta incluso en algunas cantatas de Johann Sebastian Bach (*cf.* Gollwitzer-Voll 2007: 21-219).

En los primeros siglos del cristianismo, la valoración positiva de la figura del médico se puso de manifiesto también en algunos textos que ensalzaban la dedicación a la medicina de algunos personajes importantes, colocando siempre en paralelo la sanación corporal y la curación espiritual que llevaron a cabo en su vida, de acuerdo con la visión antropológica dicotómica o tricotómica, entonces tan en vigor (Larchet 1992; Larchet

* Este trabajo ha sido realizado con la ayuda del Centro Español de Estudios Eclesiásticos anejo a la Iglesia Nacional Española de Santiago y Montserrat, en Roma, en el marco de los proyectos de investigación del curso 2020-2021.

2012: 47-124; Rivas 2008: 29-47). Tal es el caso del obispo de Laodicea, Teodoto, a quien Eusebio de Cesarea, en su *Historia eclesiástica*, ensalza con unas palabras que pueden considerarse antológicas:

> Pero no iba a arruinarse por esto la iglesia; antes bien el mismo Dios y salvador de todos la restableció, haciendo que inmediatamente se proclamara obispo de aquella iglesia a Teodoto, un hombre que con sus mismas obras hacía realidad lo que su nombre propio y el de obispo significan. Efectivamente, en primer lugar, destacaba en la ciencia que cura los cuerpos; pero es que en la terapéutica de las almas no tuvo igual, por su amor a los hombres, su nobleza, su compasión y su celo por ser útil a los que le necesitaban. También se había ejercitado mucho en lo que atañe a las enseñanzas divinas. Tal era Teodoto (Eusebio 1973: 503-504).

Se podrían aducir muchos más textos de la Antigüedad cristiana relativos tanto a la curación física como a la sanación espiritual, realidades que fueron abordadas a veces por separado y otras veces unidas como parte de un mismo proceso terapéutico, que respondía, en definitiva, al carácter curativo inherente a la predicación de la Buena Noticia por parte de Jesús (Avalos 1999), que von Harnack denominó *el Evangelio del Salvador y de la sanidad* (*Das Evangelium vom Heiland und von der Heilung*; Von Harnack 1892: 89).

Sin embargo, no ha pasado desapercibida la desproporción existente entre la omnipresencia del binomio salud-enfermedad en la existencia humana, y el escaso reflejo que esta experiencia universal ha tenido en la reflexión cristiana a lo largo de los siglos, convirtiéndose en motivo de análisis y estudio sólo en tiempos recientes (Gesteira 1991: 253-255). Incluso en la actualidad, no hay tapujos para reconocer claramente que la vertiente sanadora o terapéutica de Jesús de Nazaret constituye un aspecto marginal de la cristología. Esta afirmación, aunque se refiere sobre todo a la teología protestante (Honecker 1985: 307), podría, sin embargo, ser aplicada sin problema alguno a la teología católica, e incluso a la reflexión teológica ortodoxa.

2. PANORAMA BIBLIOGRÁFICO ACTUAL SOBRE CURACIÓN CORPORAL Y SANACIÓN ESPIRITUAL EN LA ANTIGÜEDAD CRISTIANA

El marco general en el que arrancaron los estudios sobre las relaciones entre medicina y cristianismo en la Antigüedad fue el que creó el interés por los contenidos médicos de la literatura no médica del mundo antiguo, que se acrecentó a mediados del XIX gracias a investigadores que, además de ser historiadores de la medicina, eran a la vez filólogos de primer orden, como el francés Charles Victor Daremberg (Daremberg 1865; Mazzini 2002: 354).

En este contexto, la primera obra relevante que analizó las relaciones entre la fe cristiana y la medicina en la Antigüedad salió de la pluma del representante más importante de la teología liberal protestante, Adolf Von Harnack (1851-1930), quien, en cierto modo, fue el pionero en reivindicar la importancia de la sanación en la Antigüedad cristiana, como parte fundamental de la expansión del cristianismo en el marco político y social del Imperio romano. En el prólogo de su obra sobre la medicina en la historia de la Iglesia antigua (Von Harnack 1892), el pensador alemán llegaba a calificar a la medicina como hermana de la fe cristiana (Brodňanská y Koželová 2013: 44).

Sin embargo, la visión novedosa de Von Harnack no fue compartida por historiadores de la medicina como James Marshall Campbell (1929: 147-152) y T. Clifford Allbutt (1921: 402), quizás debido a ciertos prejuicios ideológicos que los llevaron a afirmar que los Padres de la Iglesia no sólo estaban desinformados en temas médicos, sino también que eran francamente hostiles al conocimiento científico en general, y médico en particular (Mazzini 2002: 354).

Lo cierto es que, más allá de aprioris sin contrastar, la obra de Von Harnack fue el arranque de otra serie de estudios, que, si bien no ofrecen una visión general de las relaciones entre cristianismo y medicina en los primeros siglos de la Iglesia, sí han posibilitado la difusión del pensamiento de muchos escritores cristianos sobre esta amplia, compleja y universal temática (Mazzini 2002: 354-355).

Innocenzo Mazzini, creemos que con excesiva radicalidad, considera que la bibliografía sobre el tema que nos ocupa, aparecida hasta principios de la actual centuria, adolece de una serie de defectos que rebajan su calidad científica: mala traducción y comprensión de los textos originales; citas parciales que restringen el sentido completo de los textos; recurso a traducciones de los textos originales ya superadas; falta de colocación sincrónica y diacrónica de las nociones médicas estudiadas; valoración descontextualizada de las aportaciones de los escritores de la Antigüedad desde una óptica moderna; ausencia de principios hermenéuticos para valorar los textos, y falta de conocimientos tanto filológicos como de medicina antigua (Mazzini 2002: 356). Como contrapartida, el mismo investigador italiano ofrece una serie de presupuestos a partir de los cuales se debería llevar a cabo una investigación correcta sobre las relaciones entre cristianismo y medicina en la Antigüedad: aceptación del interés y aprecio de los cristianos por la medicina como arte humanitario; difusión, sobre todo a partir del siglo III, del culto y de la imagen de Cristo como médico, así como del trabajo terapéutico de obispos, presbíteros y monjes; importancia de algunas afirmaciones del mismo Cristo que resume su misión salvífica en términos médicos y realiza curaciones para atestiguar la veracidad del mensaje de su predicación (*cf.* Mt 4, 16; 8, 1; 9, 27; 17, 23; Mc 8, 23; Lc 10, 13; 17, 11); el alto número de cristianos, incluso eclesiásticos, que fueron médicos, como el mismo evangelista Lucas, el presbítero Zenobio de Sion a principios del siglo IV, Teodoto, médico y obispo de Laodicea, el papa Eusebio (309-310), el obispo Basilio de Ancira (336-360), el diácono Dionisio y Elpidio, médico de Teodorico el Grande, etc. (*cf.* Von Harnack 1892: 37-50). Señala también Mazzini otros presupuestos necesarios para una correcta investigación en la temática que nos ocupa: la formación clásica de los Padres de la Iglesia, que incluía nociones básicas de medicina; la institución de estructuras sanitarias organizadas, sobre todo a partir del siglo IV; la importancia del dolor y de la enfermedad en la formulación de una teología del pecado y de su sanación; el recurso a argumentos tomados de la fisiología en el ámbito de la teología, y, finalmente, la presencia de la salud y de la enfermedad en la predicación, en la naciente hagiografía y en los escritos sobre ética (Mazzini 2002: 356-357).

Desde la aparición de la obra de Von Harnack, el ámbito exegético e histórico germánico ha continuado enriqueciéndose hasta la actualidad con nuevas aportaciones, en las que las investigaciones sobre la vertiente terapéutica de Cristo en particular (Allers

1931; Fichtner 1982: 1-18; Honecker 1985: 307-323; 1986: 27-43; Hübner 1985: 324-335; Jakob 2008: 1-4), del Nuevo Testamento en general (Etzelmüller 2007: 319-337; Von Bendemann 2007: 105-129; 2010: 36-53), y, incluso de toda la Biblia (Moser 2012; Buss 2013: 166-183), son más numerosas que los estudios propiamente históricos.

Entre éstos destacan las valiosas y documentadas aportaciones de Michael Dörnemann sobre la enfermedad y la sanación en la teología de los primeros Padres de la Iglesia (Dörnemann 2003), y la visión de Cristo médico en las obras de los escritores cristianos griegos desde el siglo II al IV (Dörnemann 2009: 247-260; Dörnemann 2013: 102-124). Anteriores cronológicamente a los estudios de Dörnemann, e igualmente iluminadores son los estudios de Hermann Joseph Frings (1959), Hans Schadewaldt (1965), Heinrich Schipperges (1965: 12-20, y 1991: 686-694), Ekkart Sauser (1992: 101-123) y Gottfried Hammann (2003). A caballo entre la Antigüedad tardía y la Alta Edad Media se sitúa la obra de Christian Schulze sobre medicina y cristianismo, valiosa también por la profundidad en la investigación histórica y literaria y la riqueza de datos que aporta (Schulze 2005).

Aho Shemunkasho ha estudiado la visión de Cristo médico celestial en un ámbito de la literatura patrística menos conocido, como es la siríaca (Shemunkasho 2007: 259-280), y aunque escrito en inglés, también hay que reseñar su libro sobre la salud en la teología de San Efrén, sin duda alguna uno de los padres siríacos más representativos de esta corriente de pensamiento (Shemunkasho 2002).

Finalmente, y por la singularidad de la visión que ofrece, la obra de David Knipp sobre la figura de Cristo médico en los sarcófagos de finales del siglo IV enriquece esta densa temática con una valiosa aportación iconográfica, que completa de manera novedosa la visión cristiana de la misión taumatúrgica de Cristo en la Antigüedad tardía (Knipp 1998).

La historiografía anglosajona contemporánea sobre enfermedad y sanación en la Antigüedad cristiana, tanto en Gran Bretaña como en EEUU y Canadá, arranca con fuerza con la obra colectiva *The Healing Art* (1859), cuyo subtítulo es muy esclarecedor: *La mano derecha de la Iglesia, o, la medicina práctica, un elemento esencial del sistema cristiano.*

Esta primera aportación general ha sido superada y enriquecida por numerosos estudios y aportaciones contenidas en obras de carácter enciclopédico y general, que han incidido particularmente en la historia de la medicina en la Antigüedad (Wee 2017), en Roma (Cruse 2004), en las relaciones entre religión en general (Ferngren 2014) y cristianismo y medicina a lo largo de la historia en general (D'Insay 1930: 514-544; Dawe 1955; Sheils 1982; Porterfield 2005) o en la Antigüedad Clásica en particular (Amundsen 1982: 326-350; Aitken, Fuller y Johnson 1984; Retief y Cilliers 2005: 259-277; Ferngren-Amundsen 1994: 2957-1980; Ferngren 2009; Dube 2020), y en la interrelación entre cristianismo, medicina, pobreza y hospitalidad (Holman 2008; Bonati 2019: 15-43; Anderson 2012).

En Italia, la relación entre enfermedad y sanación tanto corporal como espiritual ha sido iluminada tanto por obras colectivas, fruto sobre todo de congresos, como los celebrados bajo el título genérico de *Cultura y promoción humana* (Dal Covolo y Giannetto 1998 y 2000). Especial relieve adquieren las investigaciones sobre el culto a Asclepio, y, tangencialmente, su relación con la actividad taumatúrgica de Cristo (Dal Covolo 2007b:

341-350; Dal Covolo y Sfameni 2008; De Miro *et al.* 2009; Dal Covolo 2011: 51-63; Dal Covolo 2020). Merecen ser reseñados también los estudios sobre la asistencia sanitaria en la Antigüedad Tardía (Marino *et al.* 2006), y la asistencia y cuidado de los enfermos en el cristianismo antiguo (Mattioli 1998: 245-278; Dal Covolo 2007b: 31-40; Cassia 2008: 53-67; Dal Covolo 2009: 277-285; Maritano 2012: 441-466), así como la medicina en la literatura patrística (Mazzini 2002: 353-372; Mazzini 2003: 241-261; D'Ippolito 2006: 49-66), tema éste último que ha encontrado también valiosas aportaciones en la historiografía francesa (Boudon Millot y Pouderon 2005).

En cuanto a la visión específica de algún Padre sobre la temática que nos ocupa, es sin duda alguna Agustín de Hipona el que ha dado lugar a un mayor número de estudios, lo que no debe extrañar si se tiene en cuenta que el escritor africano sintió una predilección especial por la visión de Cristo como médico (Arbesmann 1954a: 622 y 629; Arbesmann 1954b: 1-28; Doucet 1989: 447-461), enfatizando el aspecto curativo del encuentro con Él tanto en sus escritos como en sus sermones (Eijkenboom 1960), en el contexto general de la profesión médica como era concebida entonces en el Imperio romano (Keenan 1936: 168-190; Bardy 1953: 327-346; Courtès 1954: 43-51; Reid 2008).

Igualmente se pueden citar los estudios sobre Orígenes de Alejandría (Schweiger 1983; Bostock 1985: 191-199; Fernández 1999; Fernández 2014), Gregorio de Nisa (Keenan 1944: 150-161; Janini 1946; Schulte-Herbrüggen 1986; Douglas 2014; Jaramillo *et al.* 2019: 107-132), Gregorio Nacianceno (Keenan 1941: 8-30; Schulte-Herbrüggen 1986; Brodňanská y Koželová 2013: 43-66) y Ambrosio de Milán (Müller 1967: 193-216; Nagel 1970; Foley 2001: 400-404; Passarella 2004: 69-91), sin olvidar la aportación de Basilio de Cesarea a la organización institucional de la caridad con la creación de hospitales y otros centros asistenciales (Frensch 1965; Schulte-Herbrüggen 1986; Hayne 2015) y el influjo del monacato en la transformación de la sanidad en la Tarda Antigüedad (Crislip 2005).

Quede constancia de que esta reseña bibliográfica no pretende ni mucho menos ser exhaustiva, dada la amplitud de un objeto de estudio tan vasto y universal, como el de la enfermedad y la sanación en la historia, y de manera especial, en la Antigüedad (*cf.* amplia bibliografía en Ferngren 2009: 209-237).

3. MEDICINA Y CRISTIANISMO EN LA ANTIGÜEDAD

Cuando el cristianismo empezó a difundirse por el territorio del Imperio romano, coexistían tres tipos de medicina: la medicina racional, la medicina religiosa y sobrenatural y la medicina mágica (Marx 2018: 516; Dal Covolo 2020: 20). No se trataba de saberes y prácticas separadas radicalmente, puesto que en muchas ocasiones interactuaban mutuamente en determinados casos de enfermedades. Es cierto que la salud y la curación en la Antigüedad entraban, en gran medida, dentro del ámbito de los rituales y prácticas religiosas, y los médicos profesionales constituían sólo una opción de atención médica entre otras varias. Y, como señala Heidi Marx, es importante tener en cuenta que, en la Antigüedad, las personas que buscaban un remedio frente a la enfermedad y el sufrimiento o simplemente deseaban salud, fertilidad y bienestar continuos, tenían muchas opciones disponibles para ellos, y muchas de cuales eran lo que podríamos llamar «religiosas». Aunque la gama de opciones siguió siendo tan rica en la Antigüedad Tardía como siempre, algunas de ellas se vieron afectadas y transformadas por la cristianización del Imperio romano, el desarrollo del judaísmo rabínico y el declive de las formas tradicionales del politeísmo antiguo (Marx 2018: 511). No se puede olvidar tampoco que los límites entre los tres tipos de medicina que se han señalado eran mucho más permeables y fluidos en la Antigüedad de lo que fueron posteriormente y lo son en la actualidad, y en muchas ocasiones ante la enfermedad se respondía desde una visión híbrida, en la que entraba lo que podemos considerar hoy como medicina científica, junto con componentes religiosos y mágicos, sobre todo cuando se trataba de enfermedades espirituales o psíquicas (Marx 2018: 513-514). El mismo Galeno se presentó a sí mismo como un maestro que diagnosticaba y sanaba tanto las enfermedades físicas con la angustia psíquica (Mayer 2015: 337-351). Galeno relata historias de detección y curación del mal de amores, melancolía e ira excesiva, por nombrar solo algunas «enfermedades» espirituales (Mattern 2008: 132-136). Todos estos ejemplos sirven para poner de relieve la dificultad para trazar límites claros entre la medicina y otras disciplinas, pues, además de consultar a los médicos, los enfermos y los que sufrían pedían la ayuda de dioses haciéndoles votos, y buscaban la curación en el sueño, pernoctando en el templo –como en el caso de Asclepio– a la espera de una sanación o la revelación de una cura mientras dormían (Cilliers y Retief 2013: 69-92).

Como señala acertadamente Enrico dal Covolo, la fe bíblica en un Dios único, personal, creador, y sobre todo padre, que dispensa a sus hijos dolores y alegrías, enfermedades y curaciones de modo misterioso, pero siempre providencial, creó en el cristianismo primitivo las condiciones para una convivencia equilibrada entre dos sistemas complementarios de curación: por un lado, la medicina racional, física, que se podría denominar incluso «laica», considerándola instrumento de la acción de Dios; y, por otro lado, el progresivo desarrollo de una medicina religiosa y sobrenatural, cuyo «instrumental» prioritario era la oración, el exorcismo y el milagro, y que generalmente a través de la fe, en perfecta continuidad con las curaciones bíblicas, y especialmente las realizadas por Jesús y recogidas en los evangelios, consideran al Yahvé veterotestamentario y a Jesús, ya en el Nuevo Testamento, como los auténticos médicos, tanto de los cuerpos como de las almas (Dal Covolo 2020: 20-21).

Precedentemente, la enfermedad corporal había sido interpretada ya simbólicamente en la tradición clásica griega como terapia con vistas al futuro (pena medicinal). Del mismo modo, en la Biblia, sobre todo en el Antiguo Testamento, la enfermedad se concebía como un castigo divino, cuya sanación sólo podía venir de quien había enviado ese castigo purificador: Dios (Mazzini 1998: 159-172; Lombino 2007: 3170). Con el Nuevo Testamento, las curaciones se convierten como una prueba de la llegada del Reino de Dios con la predicación de Jesús de Nazaret. El cristianismo se inserta en este contexto religioso con la predicación de Jesús, que realiza curaciones y lleva a cabo exorcismos, pero no para acomodarse a la mentalidad helenística de la época, sino porque los signos que realizaba eran manifestación de su persona, ya que él era «autobasileias», era el reino de Dios en acción, con Él irrumpía en la historia de manera definitiva el reino de Dios (Lombino 2007: 3168).

A partir de este punto de partida, se estructuraron las relaciones entre el cristianismo y la medicina, y desde ese fundamento hay que interpretar las afirmaciones que sobre la enfermedad física y espiritual y su sanación aparecen en la primitiva literatura cristiana.

Uno de los mejores conocedores de las relaciones entre medicina y cristianismo en la Antigüedad, Gary Ferngren, sostiene que los cristianos preferían la curación «religiosa» a la curación por medios naturales, es decir, la que se podría denominar curación médico-científica o desde la medicina racional (Ferngren 2009: 13-41). Sin embargo, dada la yuxtaposición o continuidad entre religión y medicina en la Antigüedad, cualquier simplificación es peligrosa, porque aleja de la realidad. No se pueden generalizar ejemplos como el del escritor sirio Taciano, que rechazaba el uso de medicamentos (*pharmaka*) porque, según él, permitían a los demonios entrar en el cuerpo (Ferngren 2009: 27-28; Marx 2018: 518).

Lo cierto es que la mayoría de los cristianos tendía a entender la enfermedad en lo que Ferngren llama «términos naturalistas», rechazando así la creencia de que la enfermedad ordinaria era causada por demonios y que la curación se producía únicamente por el exorcismo, manifestando así una actitud positiva y de aceptación hacia la medicina y los médicos, a los que seguían recurriendo en casos de enfermedad (Ferngren 2009: 2). Por lo tanto, tanto la cristianización de gran parte de la población del Imperio como el desarrollo del judaísmo rabínico no parecen haber tenido un impacto negativo en la práctica de la medicina y su posición como profesión en la Antigüedad Tardía (Retief y Cilliers 2005: 259-277; Marx 2018: 519).

A la vez que recurrían a la medicina racional y a la religiosa o sobrenatural, los cristianos no fueron ajenos tampoco al recurso a la «medicina mágica», como hacían también los paganos. Vivian Nutton incluso llega a plantear la hipótesis de que el surgimiento del culto a Asclepio y el desarrollo de la medicina profesional, en parte a través de la canonización del corpus hipocrático, fueron parte de un movimiento más amplio para desacreditar y marginar lo que llama «alternativas mágicas». Sin embargo, los practicantes de la curación chamánica o mágica estuvieron presentes en todos los centros urbanos del mundo griego antiguo (Nutton 2004: 113-114; Marx 2018: 515), y a pesar de los esfuerzos por contrarrestar su posible influencia, es evidente que estos «profesionales» continuaron existiendo y operando en el amplio mercado médico. El curandero chamánico, ritual o mágico es más difícil de rastrear en fuentes literarias o arqueológicas, pero, sin embargo, se conservan amuletos y libros de hechizos curativos, especialmente de Egipto durante los períodos helenístico y romano (Betz 1996; Marx 2018: 515-516).

Se conocen diversos testimonios del uso de amuletos, tanto en el mundo pagano como entre los mismos cristianos. Luis Gil recuerda, por ejemplo, que Teofrasto, en su *Ética*, reprochaba a Pericles el haber sucumbido, cuando contrajo la peste, a la debilidad de colgarse del cuello un *periapton* que le dio una mujer. Platón menciona repetidamente el uso de amuletos entre los procedimientos terapéuticos normales. Su empleo creció en Roma y aumentó en la Antigüedad Tardía; los Padres de la Iglesia lo condenaron y el emperador Constantino reguló su uso legalmente según la intención maligna, lujuriosa o profiláctica del usuario.

Con el triunfo del cristianismo el recurso supersticioso a invocaciones mágicas o amuletos sobrevivió bajo nuevas formas. El amuleto más poderoso entre los cristianos era la cruz (en la que incluso se escribían palabras mágicas), pero también se usaban el pez, el anagrama de Cristo, fragmentos de la Biblia, y nombres de ángeles. Las mujeres y los niños llevaban como protección trozos del evangelio, siendo especialmente los versículos iniciales del de San Juan muy eficaces contra la fiebre, puestos debajo de la almohada, según San Agustín. Un excelente ejemplo de amuleto medicinal cristiano lo ofrece un papiro de Giessen, donde el Padrenuestro y un exorcismo de Salomón sirven de profiláctico contra toda clase de espíritus impuros y enfermedades (Gil 2004: 202-203).

Así mismo, desde el siglo III, los cristianos buscaron la sanación a través de exorcismos, la unción sacramental y la invocación del nombre de Jesucristo. En Timgad, África, una inscripción probablemente donatista, encontrada en 1919, dice: «*Rogo te, Domine, subveni, Criste, tu solus medicus sanctis et penitentibus [...]*». Por otro lado, otra inscripción griega encontrada en una casa de Frikya (Siria) expresa más o menos la misma invocación a Cristo como médico divino (Monceaux 1920: 75-83; Monceaux 1924: 78-81; Carcopino 1928: 79-87; Lombino 2007: 3177; Gollwitzer-Voll 2007: 21).

Las tres categorías de experiencia curativa –racional, religiosa y mágica– persisten en el Mediterráneo cristiano, aunque con algunos cambios importantes en cuanto a los tipos de figuras sagradas invocadas y el personal que realiza ciertas prácticas rituales de curación. Los dioses curativos tradicionales grecorromanos –sobre todo Asclepio– darán paso primero a Cristo, y posteriormente a los mártires, así como a otros hombres y mujeres santos, tanto vivos como muertos. Y hasta los sacerdotes y monjes cristianos, sobre todo en Egipto, en ocasiones, se harán cargo de la fabricación de amuletos (Mazza 2007: 437-462; Marx 2018: 516).

Quizás en esa interacción entre racionalidad, fe y superstición radique la explicación de la visión que Galeno tenía sobre los cristianos, a quienes hermanaba en cierto sentido a los judíos, mancomunándolos por su constante recurso al argumento de autoridad frente a la demostración racional y empírica (Walzer 1949: 10-16, 87-98). En su corpus literario, Galeno se refiere en seis ocasiones a los cristianos. Así, en su obra *Sobre la anatomía de Hipócrates*, Galeno menciona a Moisés: «*Por eso los médicos mencionados son comparables a Moisés, que dio leyes al pueblo judío, porque escribió sus libros sin aportar pruebas, simplemente dijo: Dios ha ordenado, o Dios ha dicho*» (Walzer 1949: 10). En su escrito *De Differentiis pulsuum* (*ca.* 176-180 d. C.), el tratadista médico de Pérgamo escribe: «*Es más fácil enseñar novedades a los seguidores de Moisés y de Cristo que a los médicos y filósofos que se aferran firmemente a sus escuelas*» (Walzer 1949: 14). Y en la misma obra afirma: «*...para que no se oiga desde el principio, como si se hubiera entrado en la escuela de Moisés y de Cristo, hablar de leyes no demostradas, y donde sea menos apropiado*» (Walzer 1949: 15).

Esa misma contraposición entre demostración racional y fe basada únicamente en la confianza, la expresa Galeno en su obra *Sobre el motor primario*: «*Si yo hubiera visto gente que enseñara a sus discípulos de la misma manera que se enseñó a los discípulos de Moisés y de Cristo, es decir, quien les ordenó aceptarlo todo por confianza, no te habría dado ninguna definición*» (Walzer 1949: 15). Sin embargo, ello no es óbice para que el famoso médico de la Antigüedad reconozca el valor del cristianismo encarnado en hombres y mujeres que él conoció personalmente, como se deduce de su escrito *Resumen de los diálogos platónicos*, cuyo original se perdió, pero que está recogido, en gran medida, en obras médicas de autores árabes de los siglos X-XIII. Así, Abu Ali Isa ibn

Ishaq ibn Zura (conocido como Ibn Zura, m. 1008 d. C.), afirma, refiriéndose al tratadista médico que nos ocupa:

> Galeno... dice al final de su resumen de La República de Platón: «En la comunidad religiosa de los seguidores de Cristo hay personas admirables que frecuentemente actúan según la perfecta virtud; y esto se puede ver no sólo en sus hombres sino también en sus mujeres». Y veo que los admira por su virtud, y aunque es un hombre cuya posición es conocida y cuya oposición al judaísmo y al cristianismo es manifiesta y clara para todo el que ha estudiado sus libros y sabe lo que dice en ellos, sin embargo, no puede negar las excelentes cualidades que los cristianos muestran en sus actividades virtuosas (Walzer 1949: 91).

4. DE ASCLEPIO SANADOR A «CHRISTUS MEDICUS, APOTHECARIUS, SAMARITANUS, BALNEATOR»

En la Antigüedad, cualquier dios podía funcionar como una deidad curativa, aunque en el siglo V a. C. Asclepio ganó popularidad como el dios sanador por excelencia, y su culto se mantuvo hasta los últimos tiempos del paganismo (Herzog 1950: 795-799; Ruettimann 1987; Edesltein 1998; Hart 2000; Wickkiser 2008: 1-9; De Miro *et al.* 2009). Asclepio era considerado el patrono de los médicos y el dios que sanaba a los suplicantes a través de la *enkoímesis* o *incubatio* en su templo. El culto a Asclepio alcanzó su máxima difusión en el siglo IV a. C., al mismo tiempo en que se produjo el más amplio desarrollo de la medicina hipocrática (Alby 2015b: 48).

Casi al mismo tiempo, los médicos comenzaron a adorarlo en muchos lugares del Mediterráneo como la deidad protectora de los profesionales médicos, de manera que éstos dejaban instrumentos médicos y otros exvotos de agradecimiento en el templo como evidencia de sus votos relacionados con sus florecientes prácticas (Nutton 2004: 103-114; Marx 2018: 515). Incluso se llevaron a cabo competiciones médicas en su honor en Éfeso (Nutton 1995: 7-8). Por lo tanto, aunque se pudiera pensar, desde criterios actuales, que los médicos y sacerdotes de los cultos curativos se encontraron en competencia directa con los médicos por el mismo conjunto de «pacientes», la evidencia de inscripciones y textos apunta al hecho de que estos últimos se identificaron fuertemente con el culto a Asclepio (Marx 2018: 515).

Algunos templos, como el Asclepion en Epidauro, mantenían registros de las curaciones realizadas allí por el dios. Una vez curado, el individuo también dedicaba una ofrenda votiva a la deidad en agradecimiento por la curación. La naturaleza de este exvoto dependía de los medios del paciente, y podía ser tan simple como una representación de terracota de la parte del cuerpo afectada y sanada, o tan elaborada como una estatua de mármol con una inscripción en honor al dios (Marx 2018: 515).

Juan Carlos Alby ha ubicado con precisión en este ambiente médico la presentación del cristianismo como «medicina filosófica», pasando revista a las influencias que contribuyeron a configurar las ideas médicas del cristianismo primitivo: el nacimiento de la medicina en estrecha vinculación con la filosofía jónica, la concepción de la medicina como *tékhne*, los trabajos fundacionales de Hipócrates, las ideas religiosas y mágicas (no solo griegas, sino también judeocristianas) sobre las enfermedades y su terapéutica, la noción de milagro, el culto a Asclepio (Alby 2015b).

Progresivamente, con la difusión del cristianismo, y dado que la salud y la enfermedad son realidades básicas de la vida humana, el culto al dios Asclepio fue cediendo lugar a la veneración de Cristo como médico, y al recurso a sus poderes taumatúrgicos. Siempre según Alby, ese proceso se basó en dos estrategias: el énfasis de los apologistas cristianos en la superioridad de Cristo –Dios encarnado– sobre Asclepio –un simple hombre divinizado– y la realización por parte de las iglesias cristianas de gestos litúrgicos semejantes a las prácticas observadas en los santuarios paganos (Alby 2015a: 185-208; Alby 2015b: 61).

Frente a Asclepio sanador y «soter» aparece Cristo como médico (Herzog 1994: 414-434). Los evangelios atribuyen a Jesús el título de médico, ya sea porque es definido como tal por sus conciudadanos (Lc 4,23), o porque se deduce por la frase con la que el mismo Jesús justifica su actividad redentora comparándose con el médico que cuida de los enfermos, ya que no ha venido a llamar a los justos, sino a los pecadores (Mt 9,12; Mc 2,17; Lc 5,31). Los Padres extrajeron la imagen médica de Cristo exactamente de este pasaje evangélico (Von Harnack 1892: 125; Lombino 2007: 3170).

La crítica al culto a Asclepio comenzó pronto, y quizás ya esté presente incluso en el mismo evangelio de Juan (Sauser 1992: 106). Los apologistas cristianos del siglo II asumieron la imagen de Cristo médico, el verdadero sanador que debe confrontarse con Asclepio, el falso dios pagano de la salud, y también puede dar respuesta a las objeciones racionalistas de los filósofos griegos que, como Celso, acusaban a los cristianos de recurrir a la magia para conseguir curaciones. Pero en esta confrontación con Asclepio, la figura de Cristo como médico es enriquecida por los escritores cristianos ampliando su función terapéutica corporal para incluir también la salvación, incluyendo así a la medicina en el ámbito soteriológico, como una imagen más de la redención. Cristo no sólo sana las heridas del cuerpo, sino que, por ser Dios, es capaz de curar la profunda herida del pecado, liberando al hombre de una enfermedad incurable, a la que el ser humano no puede dar remedio (Oio 2023: 131-150).

Justino (†165) afirma en su *Apología I* que el culto a Asclepio y las curaciones que tenían lugar en sus templos eran obra de demonios, que de esta manera querían obstaculizar la obra de salvación de Cristo. Además, continúa afirmando Justino, a diferencia de Asclepio, un simple hombre que se convirtió en dios, el Logos de Dios se hizo hombre por nosotros para participar de las enfermedades del hombre y curarlas. Por lo tanto, la imagen médica de la redención pertenece a la misma esencia de la *oikonomía*, o revelación de Dios, ya que a través de sus llagas la humanidad curada puede acercarse al Dios verdadero, el Padre de Jesucristo (Lombino 2007: 3171-3172).

Otros muchos apologistas de la fe cristiana aprovechan esta imagen de Cristo como curador del cuerpo y salvador del alma: Teófilo de Antioquía, Tertuliano (Schulz 1967; Rialdi 1968), Ireneo de Lyon, etc. Pero fue en el siglo III, gracias al proceso de inculturación de la fe cristiana en la cultura helenística o grecorromana, cuando la metáfora de Cristo como médico recibió su formulación más amplia, gracias a los escritores de la llamada *Escuela de Alejandría* (Alby 2016: 111-118).

Clemente de Alejandría, hombre dotado de un amplio y rico conocimiento de la cultura pagana de su tiempo, supo aprovechar bien las posibilidades que presentaba la figura de Cristo como médico, y así, comprendió la obra de Cristo como la de un buen médico que prepara a los fieles para el encuentro con el divino Pedagogo. El divino médico sana el alma de los fieles, dado que la buena salud espiritual es necesaria para poder conocer a Dios. De este modo, el Logos ejerce una doble función, ya que como médico cura primero las pasiones del hombre, y más tarde, como pedagogo, puede introducirlo en los misterios de Dios. Y ello sin olvidar que, frente a los gnósticos, que despreciaban lo corpóreo, Clemente afirma con nitidez que el Logos cura al hombre como un todo, espíritu y cuerpo (Lombino 2007: 3172-3173).

Orígenes de Alejandría (185-252 d. C.) otorgó en su corpus doctrinal un lugar destacado a la presentación de Cristo como médico, usando así la actividad médica como metáfora de la acción divina (Fernández 1999; Fernández 2014). Orígenes, el mayor exégeta de la Antigüedad cristiana, llega a comparar a la medicina con el conocimiento de la palabra de Dios, puesto que ambos son necesarios para la vida del hombre. De ahí que Orígenes presente con frecuencia a Cristo como médico no sólo por motivos catequéticos y razones espirituales, sino también con una clara intencionalidad apologética. De los títulos que la Escritura atribuye al Logos, el de médico es uno de los más importantes, pues califica el comportamiento del Hijo de Dios hacia la humanidad enferma. La función sanadora de Cristo, el «Gran Médico» (*archiatros*), está inscrita en el mismo plan de Dios, pues viene a curar la horrible herida de la humanidad enferma. De ahí que la misma historia de la salvación se pueda contemplar *sub ratione medicinae*: donde antes los ángeles habían fallado sobre los hombres, igual que los patriarcas y profetas, médicos superiores a todos los demás médicos, enviados para sanar a Israel, y finalmente los discípulos mismos, era necesario que se hiciese presente el único gran especialista, Cristo, médico de cuerpos y almas. Al filósofo pagano Celso, que vio en el descenso de Cristo hacia los enfermos una razón para desacreditar a la divinidad, sujeta así a la mutación, Orígenes le objeta que, a diferencia de los médicos terrenos, el Logos de Dios es inmune al contagio de los males. Cristo cura las almas por medio del Logos divino inmutable presente en él (Lombino 2007: 3173). En su diatriba contra Celso, Orígenes de Alejandría recurre igualmente a la contraposición entre Asclepio y Cristo, afirmando que el primero es un «demonio médico», y aun admitiendo que en sus santuarios se haya podido producir alguna curación, sin embargo, los curados no han alcanzado la santidad del dios pagano, mientras que los curados por Cristo sí se hacen semejantes a él, por la «*theopoiesis*» o divinización (Lombino 2007: 3173-3174).

Durante los siglos IV y V, el culto a Asclepio seguirá siendo objeto de crítica por parte de los escritores cristianos, aunque dentro del mismo paganismo perdió fuerza, como la perdieron igualmente los cultos orientales de Isis, Serapis y Mitra (*cf.* Alvar 2001: 67-97). El mismo emperador Constantino ordenó la demolición del Asclepion de Aigai, en Cilicia, para erradicar la superstición que representaban las prácticas cultuales y medicinales que en ese templo se realizaban (Eusebio 1994: 314-316). En este mismo sentido se pronuncian los escritores cristianos de la Antigüedad Tardía, cuyas críticas al dios pagano de la medicina hay que considerarlas más como reprobación genérica del politeísmo y de la magia (Lançon 1994: 331-341). Por otro lado, en estas centurias, si bien la imagen de Cristo como médico pierde interés apologético, sin embargo, gana en profundidad teológica, como atestiguan las referencias a Cristo médico en las obras de Hilario de Poitiers (Thiessen 1994), Cirilo de Jerusalén, Lactancio (Schwanitz 1975), Jerónimo, Ambrosio de Milán, y, sobre todo, Agustín de Hipona.

5. CRISTO MÉDICO EN LA OBRA DE AGUSTÍN DE HIPONA

Agustín de Hipona (354-430 d. C.) es, sin duda alguna, el escritor de la Antigüedad cristiana que más extensamente ha hablado y escrito sobre la salud, la medicina, la enfermedad (*aegritudo*) y la sanación (*curatio*), y ha recurrido una y otra vez en su vasta obra a la realidad profesional del médico para aplicarla a Dios y a Cristo, tanto en sentido literal como en sentido metafórico. De ahí que esta insistente utilización de la potencialidad sanadora de Cristo haya generado una literatura más abundante en los estudios agustinianos que en los de otros Padres de la Iglesia (*cf.* por citar algunos, Keenan 1936: 168-190; Arbesmann 1954a: 622-629; Arbesmann 1954b: 1-28; Eijkenboom 1960; Capánaga 1978: 430-434; Reid 2008; De los Reyes 2009: 51-108; Van Reisen 2014: 467-490; Sala 2022: 111-135).

En la visión agustiniana de la enfermedad y la sanación se entrelazan, de manera continua, la experiencia personal de su propia falta de salud, más acentuada en determinados periodos de su vida, y, por lo tanto, comprensible por todo el género humano, con la visión alegorizante del pecado como enfermedad, de la que sólo puede curar Cristo, a quien Agustín repetidamente se refiere como médico. No se puede olvidar que la aplicación de la figura del médico a un líder religioso también lo había conocido Agustín, antes de su conversión, en el maniqueísmo, al que estuvo ligado durante diez años (373-383), y en el que se presentaba al fundador del movimiento, Mani, como médico de las almas (Allberry 1938: 46; Encuentra 2010: 60 y 539 nota 263).

Víctor Capánaga afirma que Agustín tuvo una constitución física sana y robusta desde su infancia, que, fue perdiendo vigor paulatinamente (Capánaga 1978: 430-431). De niño tuvo un dolor muy agudo de estómago, que el santo pensó que le conducía a la muerte («*Tú viste, Señor, cómo cierto día, siendo aún niño, fui presa repentinamente de un dolor de estómago que me abrasaba y puso en trance de muerte*»; *Confesiones* I, 11; Vega 1979: 88). La segunda enfermedad propia que Agustín reseña en sus *Confesiones* la tuvo nada más llegar a Roma, en el otoño del año 383, y debió tener carácter infeccioso, a juzgar por sus mismas palabras, que hacen referencia a la fiebre («*Aquí fui yo recibido con el azote de una enfermedad corporal, que estuvo a punto de mandarme al sepulcro, cargado con todas las maldades que había cometido contra ti, contra mí y contra el prójimo, a más del pecado original, en el que todos morimos en Adán... Y agravándose las fiebres, ya casi estaba a punto de irme y perecer*»; *Confesiones* V, 9, 16; Vega 1979: 208-209). En 410 también fue asaltado por la fiebre («*De todos modos, yo no hubiese osado tratarlos si no me hubiese sacado de Hipona una convalecencia, en la que me sorprendió la llegada de tu emisario. Algunos días después se me han presentado de nuevo la fiebre y los achaques*»; *Carta* 118, 34; Cilleruelo 1986: 881), y fue la fiebre la que, finalmente, lo llevó a la tumba en el año 430, cuando contaba con 76 años de edad, tras unos diez días de enfermedad, como atestigua su biógrafo Posidio («*Decubuit febribus fatigatus*», *Vida de San Agustín*, 29; Capánaga 1969: 349).

Agustín señala en sus obras otras enfermedades que padeció: dolor de dientes que tuvo que soportar poco después de su bautismo, el año 387 (*Confesiones* IX, 4, 12; Vega 1979: 359); en el año 397, un tumor hemorroidal, siendo obispo joven, que no le dejaba estar sentado, de pie ni caminar (*Carta* 38, 1; Cilleruelo 1986: 238), y problemas pulmonares, que se iniciaron en Milán, a partir del año 386. Debieron estar relacionados con su actividad como retórico y orador, que desempeñó hasta el final de su vida, ya que hasta poco antes de fallecer siguió predicando, a pesar de no tener una buena voz. Agustín reconoce que tenía dificultad para respirar, dolor de pecho y pérdida o atenuación de la voz («*Así que cuando en este mismo verano, debido al excesivo trabajo literario, había empezado a resentirse mi pulmón y a respirar con dificultad, acusando los dolores de pecho que estaba herido y a negárseme a emitir una voz clara y prolongada...*»; *Confesiones* IX, 2, 4; Vega 1979: 350-351; Capánaga 1978: 433-434).

El paso de los años fue mermando también la disponibilidad de Agustín para realizar viajes. En el año 389 ya señalaba la dificultad para ir de Tagaste a Cartago tanto por la distancia entre ambas ciudades como por la enfermedad que lo lastraba: «*el trayecto no es corto, sino tan largo que el tomarse el cargo de realizarlo con frecuencia significaría no haber llegado al retiro deseado. Añádase a esto la debilidad corporal, por la que, como sabes, tampoco yo puedo lo que quiero y tengo que renunciar en absoluto a querer más de lo que puedo*» (*Carta* 10, 1, a Nebridio; Cilleruelo 1986: 59). Se debió de tratar de una indisposición pasajera, ya que hay constancia de numerosos viajes posteriores a esa fecha, hasta que siendo ya de avanzada edad, su ancianidad y su debilidad se lo impedían («*Yo no puedo ya sobrellevar tanto peso, pues aparte mi propia debilidad, notoria para todos los que me conocen íntimamente, se me ha echado encima la vejez, enfermedad común del género humano*» (*Carta* 151, 13; a Ceciliano; Cilleruelo 1953: 351). Como también se explica que, a los 56 años, hacia el año 410, rehusara los viajes marítimos por la misma causa, a pesar de que otros obispos, para el desempeño de su ministerio, les fuese necesario soportar molestos viajes por el mar («*Vuestra dilección debe saber que nunca me he ausentado con libertad licenciosa, sino por una servidumbre necesaria; ésta me ha obligado con frecuencia a mis santos hermanos y colegas a tolerar fatigas marinas y aun transmarinas. No ha sido la falta de devoción espiritual, sino la deficiente salud corporal, la que me ha excusado siempre de esas otras fatigas*». *Carta* 122, 1; Cilleruelo 1986: 929).

En la obra de Agustín, es mucho mayor es el número de citas relativas a la enfermedad y la sanación, y a Cristo como médico de los cuerpos y de las almas, a quien el obispo de Hipona llama *magnus medicus* (*Sermón* 175, 1; Del Fueyo y De Luis 1983: 708; *Sermón* 299, 6: De Luis 1985: 309), *omnipotens medicus* (*Sermón* 87, 11, 13; Cilleruelo *et al.*1983: 532) o *medicus et salvator noster* (*Enarraciones sobre los salmos* 130, 7; Martín 1967: 422), a las que Agustín recurre para hablar simbólicamente de su particular visión antropológica, sobre todo para profundizar en la relación entre el pecado y la gracia.

En su visión del hombre, Agustín parte del concepto de pecado original, que afecta a toda la humanidad, como consecuencia de la desobediencia de Adán:

> Pues la naturaleza del hombre en su principio fue creada inocente y sin vicio ninguno; pero en su estado actual, ella, derivada por nacimiento de Adán, reclama un médico por no hallarse sana. Todos los bienes que posee en su constitución, la vida, los sentidos, la inteligencia, los ha recibido del soberano Creador y Artífice. Mas el vicio, que obscurece y debilita tales bienes naturales, de tal modo que necesita la iluminación y el remedio, no es obra de su inculpable Creador, sino consecuencia del pecado original, que fue cometido por el libre albedrío (*Sobre la naturaleza y la gracia* 3; Capánaga *et al.* 1956: 825).

En ese sentido, Agustín afirma que el ser humano es un enfermo; el género humano es como un enfermo universal, cuya afección se particulariza en cada persona. Así lo expresa Agustín comentando un salmo, como portavoz de toda la humanidad, necesitada de medicina: «*Como enfermo te hablo; conozco al médico, no me vanaglorio de estar sano*» (*Enarraciones sobre los salmos* 42, 7; Martín 1965: 38).

Frente a los pelagianos, que negaban esa situación de postración, Agustín enfatiza la necesidad de una ayuda divina, de una gracia, ya que la situación de postración en que el hombre se encuentra como consecuencia del pecado original le impide recuperar el estado previo a la caída de Adán. Y en esa situación se inscribe la misión salvífica de Cristo, cuya encarnación no tiene más lógica que la de sanar al ser humano enfermo: «*Yace en todo el orbe de la tierra el gran inválido. Para sanarle vino el Médico omnipotente. Se humilló hasta tomar carne mortal; como quien dice, bajó al lecho del enfermo para dar recetas de salvación, y los que las ponen en práctica se libran*» (*Sermón* 80, 4; Cilleruelo *et al.*1983: 445); La razón misma de la venida del Señor al mundo es la curación del género humano: «*No fue otro el motivo de la venida de Cristo el Señor sino la salvación de los pecadores. Si eliminas las enfermedades, las heridas, ya no tiene razón de ser la medicina. Si vino del cielo el gran médico es que un gran enfermo yacía en todo el orbe de la tierra. Ese enfermo es el género humano*» (*Sermón* 175, 1; Del Fueyo y De Luis 1983: 707-708).

En su cristología, Agustín tiene especial predilección por aplicar a Cristo el título de «mediador», y usarlo también para explicitar la función terapéutica del Salvador, que condesciende, con su encarnación, hasta el lecho del hombre enfermo:

> Porque uno es Dios, uno también el Mediador entre Dios y los hombres: el hombre Cristo Jesús (1 Tim 2,5). Si no yacieras, no tendrías necesidad de mediador; pero como yaces y no puedes levantarte, Dios te extendió como brazo suyo al Mediador... Nadie, pues, diga: «Como ya no estamos bajo la ley, sino bajo la gracia, pequemos, hagamos lo que nos dé la gana». Quien dice esto, ama la enfermedad, no busca la salvación. La gracia es la medicina. El que quiere estar siempre enfermo, es ingrato a la medicina (*Sermón* 156, 5; Del Fueyo y De Luis 1983: 465-466).

Para Agustín de Hipona, la enfermedad equivale al pecado, al alejamiento de Dios, que produce consecuencias negativas en la vida del hombre, como ceguera, debilidad, pérdida de vigor y energía: «*Si confiesan con nosotros que la naturaleza humana no se cura sino haciendo el bien, confiesen que no se deteriora sino pecando*» (*El combate cristiano*, X; García-Cilleruelo-Flórez 1954: 493). Al enumerar las diferentes enfermedades humanas, Agustín tiene presente las curaciones que Jesús realizó, y que recogen los evangelios: ceguera, parálisis, hidropesía, lepra, fiebre, posesiones diabólicas..., y aplica la sanación realizada físicamente por Jesús durante su vida terrena a la sanación espiritual que puede llevar a cabo en la actualidad (*cf.* Capánaga 1974: 154-160).

La peor enfermedad espiritual que aqueja al hombre es la soberbia, ya que fue la culpable de la primera caída, y de ella brotan todas las demás enfermedades espirituales. Comentando el evangelio de San Juan, Agustín lo ilustra con un ejemplo médico fácilmente comprensible:

> El origen de todas las enfermedades es la soberbia, por ser la soberbia origen de todos los pecados. Cuando un médico deshace una dolencia, si cura lo que se produjo por alguna causa y no cura la causa misma que la produjo, parece curar temporalmente; porque la causa permanece, la enfermedad se repite. Lo diré más claro. Verbigracia, un humor produce en el cuerpo prurito o úlceras; en el cuerpo se origina fiebre grande y dolor no pequeño; se presentan ciertos medicamentos que contengan el picor y atenúen el ardor aquel de la úlcera; se aplican, y con éxito; ves sanado al hombre que estaba ulceroso y con prurito; pero, porque el humor aquel no fue expulsado, la llaga regresa de nuevo. El médico, que sabe esto, purga el humor, arranca la causa y no habrá úlcera alguna (*Tratado sobre el evangelio de San Juan* 25, 16; Prieto 1955: 647-649).

El obispo de Hipona compara incluso a la soberbia –enfermedad espiritual– con una enfermedad corpórea, un tumor o hinchazón: «*La humildad del Señor es la medicina de la soberbia del hombre... la soberbia principio de todo pecado, ¿qué medicina podría sanar la hinchazón del orgullo, si Dios no se hubiera dignado hacerse humilde?*» (*Sermón* 123, 1; Del Fueyo y De Luis 1983: 51), o una herida: «*Por la soberbia caímos, llegando a esta mortalidad. Y como la soberbia nos hirió, la humildad nos salva. (Por eso) vino humilde Dios para curar al hombre de la inmensa herida de la soberbia. Vino porque el Verbo se hizo carne y habitó entre nosotros*» (*Enarraciones sobre los salmos* 35, 17; Martín 1964: 572).

A diferencia de la curación física que Cristo llevó a cabo en diversas personas, la sanación espiritual que realiza en los creyentes que se someten a su terapia no se produce de manera instantánea, sino gradualmente, y en este proceso, a pesar de la aparente lentitud, Cristo es en realidad el médico sabio y omnipotente, que utiliza la pedagogía médica más adecuada para cada paciente, como un nuevo buen samaritano: «*Al pasar el samaritano no nos abandonó; nos curó, nos subió al jumento, a su carne; nos llevó a la posada, es decir, a la Iglesia, y nos encomendó al mesonero, esto es, al Apóstol, y le entregó dos denarios para curarnos, a saber, el amor de Dios y el del prójimo, puesto que toda la ley y los profetas se encierran en estos dos mandamientos*» (*Enarraciones sobre los salmos* 125, 15; Martín 1967: 341).

Para Agustín, las curaciones físicas que realizó Jesús en su vida terrena fueron, en realidad, como una propedéutica para la auténtica sanación, que es la espiritual, pues produce la salvación eterna:

> Resulta necesario disponer del médico que vino a sanar las enfermedades de las almas. Por esto mismo quiso sanar las enfermedades corporales: para manifestarse como salvador del alma, porque de ambas realidades es creador. En efecto, no cabe aceptar que sea creador del alma y no lo sea del cuerpo. Él quiso, por tanto, exhortar al alma a que sanase interiormente. Por este motivo curó el cuerpo: al actuar en él pensaba en el alma, a fin de que esta desease que se realizase en sí lo que veía que Jesús obraba fuera de ella. ¿Qué fue lo que obró Dios? Curó el flujo de sangre, curó al leproso, curó al paralítico. Todas estas son enfermedades del alma. Curó al cojo y al ciego, pues cojea todo el que no camina de forma recta por el camino de la vida, y es ciego quien no cree a Dios. También el derrochador padece flujo de sangre, y todo el que es inconstante y mendaz, manchas de lepra. Y es necesario que la sane por dentro quien le sanó por fuera precisamente para que desease sanar interiormente (*Sermón* 63 A, 2; Cilleruelo *et al.* 1983: 225-226).

Agustín confía de manera optimista en la sanación definitiva y plena que sólo Cristo, médico de los cuerpos, pero sobre todo de las almas, puede llevar a cabo. Y ese optimismo, como tantos otros matices en la obra agustiniana, nace de la propia experiencia personal del obispo de Hipona, que, enfermado por el pecado, recibió con su conversión la sanación a una enfermedad espiritual, que sin la gracia –medicina– de Dios, era incurable:

> Con razón tengo yo gran esperanza en él de que sanarás todos mis languores por su medio, porque el que está sentado a tu diestra te suplica por nosotros; de otro modo desesperaría. Porque muchas y grandes son las dolencias, sí; muchas y grandes son, aunque más grande es tu Medicina. De no haberse hecho tu Verbo carne y habitado entre nosotros, con razón hubiéramos podido juzgarle apartado de la naturaleza humana y desesperar de nosotros» (*Confesiones* X, 43, 69; Vega 1979: 452-453).

Por eso, desde lo que él ha vivido en su propia vida, puede animar e infundir esperanza en su auditorio, para que experimenten también, como él lo hizo, la medicina de Cristo: «*Estás enfermo, pero El cura todas tus enfermedades. No temas; se curarán todas tus dolencias. "Son grandes", dices. Pero mayor es el médico. Al Médico omnipotente no le sale al paso ninguna enfermedad incurable. Tú déjate únicamente curar*» (*Enarraciones sobre los salmos* 102, 5; Martín 1966: 679).

La omnipresencia de la enfermedad y la sanación ya sea entendida en sentido literal, ya de manera alegórica y simbólica, acompañó a Agustín hasta el final de su vida. Incluso en sus últimos días, se puso de manifiesto sus «poderes» taumatúrgicos, como su biógrafo Posidio reseña puntualmente: Taumaturgo:

> Me consta también que él, sacerdote y obispo, fue suplicado para que orase por unos energúmenos, y con llanto rogó al Señor, y quedaron libres del demonio. En otra ocasión, un hombre se acercó a su lecho con un enfermo rogándole le impusiera las manos para curarlo. Le respondió que, si tuviera el don de las curaciones, primeramente lo emplearía en su provecho. El hombre añadió que había tenido una visión en sueños y le habían dicho: Vete al Obispo Agustín para que te imponga las manos y serás sano. Al informarse de esto, luego cumplió su deseo, e hizo el Señor que aquel enfermo al punto partiese de allí ya sano (Posidio, *Vida*, 29; Capánaga 1969: 349).

BIBLIOGRAFÍA

AA. VV. (1859): *The Healing Art, The Right Hand of the Church; or Practical Medicine An Essential Element in the Christian System*. Edinburg, Sutherland & Knox.

AITKEN, J. T.; FULLER, H. W. C. y JOHNSON, D. (1984): *The influence of Christians in medicine*. London, Intervarsity Press.

ALBY, J. C. (2015a): «El paso de Asclepio a Cristo en la primera literatura cristiana», *Theologica Xaveriana* 179: 185-208.

ALBY, J. C. (2015b): *La medicina filosófica del Cristianismo Antiguo*. Santa Fe, Universidad Católica de Santa Fe.

ALBY, J. C. (2016): «El logos médico en la escuela cristiana de Alejandría», *El laberinto de arena* 3: 111-118.

ALLBERRY, C. R. C. (ed.) (1938): *A Manichaean Psalm-Book. Part II*. Stuttgart, W. Kohlhammer.

ALLBUTT, T. C. (1921): *Greek Medicine in Rome*. London-Oxford, Macmillan and Co.

ALLERS, R. (1931): *Christus und der Arzt*. Augsburg, Haas u. Grabherr.

ALVAR EZQUERRA, J. (2001): *Los misterios: religiones «orientales» en el Imperio Romano*. Barcelona, Crítica.

AMUNDSEN, D. W. (1982): «Medicine and faith in early Christianity», *Bulletin of the History of Medicine* 56: 326-350.

ANDERSON, M. A. (2012): *Hospitals, Hospices and Shelters for the Poor in Late Antiquity*. New Haven, Yale University.

ARBESMANN, R. (1954a): «Christ the medicus humilis in St. Augustine», en AA. VV., *Augustinus Magister*. Congrès international augustinien (Paris, 21-24 septembre 1954) 2: 622-629. Paris, Institut d'Études augustiniennes.

ARBESMANN, R. (1954b): «The concept of Christus medicus in St. Augustine», *Traditio* 10: 1-28.

AVALOS, H. (1999): *Health care and the rise of Christianity*. Massachussets, Hendrickson.

AYÁN, J. J. (ed.) ([2]2012): *Padres Apostólicos*. Madrid, Ciudad Nueva.

BARDY, G. (1953): «Saint Augustin et les Médecins», *L'Année Théologique Augustinienne* 13: 327-346.

BETZ, H. D. (1996): *The Greek Magical Papyri in Translation, including Demotic Spells*. Chicago, University of Chicago Press.

BONATI, I. (2019): «The (Un)healthy poor: Wealth, Poverty, Medicine and Health-Care in the Greco-Roman World», *Akroterion* 64: 15-43.

BOSTOCK, D. G. (1985): «Medical Theory and Theology in Origen», en R. P. C. Hanson y H. Crouzel (eds.), *Origeniana Tertia: the Third International Colloquium for Origen Studies*: 191-199. Roma, Edizioni dell'Ateneo.

BOUDON MILLOT, V. y POUDERON, B. (eds.) (2005): *Les pères de l'Église face à la science médicale de leur temps*. Paris, Beauchesne.

BRODŇANSKÁ, E. y KOŽELOVÁ, A. (2013): «Alegoría médica en la poesía moral de Gregorio Nacianceno», *Graeco-Latina Brunensia* 18, 2: 43-66.

BUSS, G. (2013): «Denn ich bin der Herr, dein Arzt (Ex 15,26). Einblicke in das integrale Heilungsverständnis der Bibel», *Verbum SVD* 54: 166-183.

CAMPBELL, A. M. (1929): *The Greek Fathers*. New York, Longmans, Green and Co.

CAPÁNAGA, V. (ed.) (1969): *Obras de San Agustín* 1. Madrid, BAC.

CAPÁNAGA, V. (1974): *Agustín de Hipona, maestro de la conversión cristiana*. Madrid, BAC.

CAPÁNAGA, V. (1978): «Las enfermedades de san Agustín», *Augustinus* 23: 430-434.

CAPÁNAGA, V. *et al.* (eds.) (1956): *Obras de San Agustín* 6. Madrid, BAC.

CARCOPINO, J. (1928): «L'invocation de Timgad au Christ médecin», *Rendiconti della Pontificia Academia di Archeologia* 5: 79-87.

CASSIA, M. (2008): «Christian Medicine and Late Antique Surgery: Illness and Healing in the Maltese Islands and Sicily in 4th-5th Century A.D.», en A. Bonanno y P. Militello (eds.), *Interconnections in the Central Mediterranaean: The Maltese Islands and Sicily in History*: 53-67. Palermo, Officina di Studi Medievali.

CILLERUELO, L.; CAMPELO, M. M.; MORÁN, C. y DE LUIS, P. (eds.) (1983): *Obras completas de San Agustín* 10. Madrid, BAC.

CILLERUELO, L. (ed.) (1953): *Obras de San Agustín* 11. Madrid, BAC.

CILLERUELO, L. (ed.) (1986): *Obras completas de San Agustín* 8. Madrid, BAC.

CILLIERS, L. y RETIEF, F. P. (2013): «Dream Healing in Asclepieia in the Mediterranean», en S. M. Oberhelman (ed.), *Dreams, Healing, and Medicine in Greece: From Antiquity to the Present*: 69-92. Burlington, Ashgate.

COURTÈS, J. (1954): «Saint Augustin et la médecine», en AA. VV., *Augustinus Magister*. Congrès international augustinien (Paris, 21-24 septembre 1954) 1: 43-51. Paris, Institut d'Études Augustiniennes.

CRISLIP, A. (2005): *From Monastery to Hospital: Christian Monasticism and the Transformation of Health Care in Late Antiquity*. Ann Arbor, University of Michigan Press.

CRUSE, A. (2004): *Roman medicine*. Stroud, Tempus Publishing.

D'INSAY, S. (1930): «Christian Medicine and Science in the Third Century», *Journal of Religion* 10: 514-544.

D'IPPOLITO, G. (2006): «Malattie, malati e povertà nei testi patristici», en R. Marino, C. Molè, y A. Pinzone, *Poveri ammalati e ammalati poveri. Dinamiche socio-economiche, trasformazioni culturali e misure assistenziali nell'Occidente romano in età tardo antica.* Atti del Convegno di Studi (Palermo, 13-15 ottobre 2005): 49-66. Catania, Edizioni del Prisma.

DAL COVOLO, E. y GIANNETTO, I. (eds.) (1998): *Cultura e promozione umana. La cura del corpo e dello spirito nell'antichità classica e nei primi secoli cristiani. Un magistero ancora attuale?* Troina, Oasi Editrice.

DAL COVOLO, E. y GIANNETTO, I. (eds.) (2000): *Cultura e promozione umana. La cura del corpo e dello spirito dai primi secoli cristiani al Medievo: contributi e attualizzazioni ulteriori.* Troina, Oasi Editrice.

DAL COVOLO, E. y SFAMENI GASPARRO, G. (eds.) (2008): *Cristo e Asclepio. Culti terapeutici e taumaturgici nel mondo mediterraneo antico fra cristiani e pagani.* Roma, LAS.

DAL COVOLO, E. (2007a): «Asclepio/Esculapio nella letteratura cristiana antica (secc. II-IV)», *Salesianum* 69: 341-350.

DAL COVOLO, E. (2007b): «I cristiani dei primi secoli e la medicina, l'assistenza e la cura dei malati», *Studi sull'Oriente Cristiano* 11, 2: 31-40.

DAL COVOLO, E. (2009): «I cristiani dei primi secoli e la medicina, l'assistenza e la cura dei malati», en E. De Miro, G. Sfameni Gasparro y V. Calì (eds.), *Il culto di Asclepio nell'area mediterranea.* Atti del Convegno Internazionale (Agrigento 20-22 novembre 2005): 277-285. Roma, Gangemi Editore.

DAL COVOLO, E. (2011): «Cristo o Asclepio? I primi cristiani e la medicina, la cura e l'assistenza dei malati», en S. Isetta (ed.), *Io sono il Signore, colui che ti guarisce. Malattia versus religione tra antico e moderno.* Atti del Convegno internazionale (Roma, 26-29 maggio 2010): 51-63. Bologna, Edizioni Dehoniane.

DAL COVOLO, E. (2020): *Cristo o Asclepio? I primi cristiani e la medicina.* Anagni, LBE.

DAREMBERG, Ch. V. (1865): *Le médicine. Histoire et doctrines*. Paris, Didier et Cie.

DAWE, V. (1955): *The attitude of the Ancient Church toward Sickness and Healing*. Boston, Boston University.

DE LOS REYES, D. (2009): «San Agustín o la terapia teológica ante el dolor», *Apuntes Filosóficos* 35: 51-108.

DE LUIS, P. (ed.) (1985): *Obras completas de San Agustín* 25. Madrid, BAC.

DE MIRO, E.; SFAMENI GASPARRO, G. y CALÌ, V. (eds.) (2009): *Il culto di Asclepio nell'area mediterranea.* Atti del Convegno Internazionale (Agrigento 20-22 novembre 2005). Roma, Gangemi Editore.

DEL FUEYO, A. y DE LUIS, P. (eds.) (1983): *Obras completas de San Agustín* 23. Madrid, BAC.

DÖRNEMANN, M. (2003): *Krankheit und Heilung in der Theologie der frühen Kirchenväter.* Tübingen, Mohr Siebeck.

DÖRNEMANN, M. (2009): «Einer ist Arzt, Christus: Krankheitsdeutung in den Schriften der frühen griechischen Kirchenväter», en I. Karle, y G. Thomas (eds.), *Krankheitsdeutung in der postsäkularen Gesellschaft: theologische Ansätze im interdisziplinären Gespräch*: 247-260. Stuttgart, Kohlhammer.

DÖRNEMANN, M. (2013): «Einer ist Arzt, Christus. Medizinales Verständnis von Erlösung in der Theologie der griechischen Kirchenväter des zweiten bis vierten Jahrhunderts», *Zeitschrift für antikes Christentum* 17, 1: 102-124.

DOUCET, D. (1989): «Le thème du médecin dans les premiers dialogues philosophiques de saint Augustin», *Augustiniana* 39: 447-461.

DOUGLAS, G. B. (2014): *The Image of God, Greek Medicine and Trinitarian Polemic in Gregory of Nyssa's De hominis Opificio.* Washington, The Catholic University of America.

DUBE, Z. (ed.) (2020): *Healer. Reception of Jesus as healer during Early Christianity and Today.* Cape Town, Aosis Publishing.

DUMEIGE, G. (1972): «Le Christ médecin dans la littérature chrétienne des premiers siècles», *Rivista di Archeologia Cristiana* 48: 115-141.

DUMEIGE, G. (1980): «Médicin (Le Christ)», en AA. VV., *Dictionnaire de Spiritualité* 10: 891-901. Paris, Beauchesne.

EDESLTEIN, E. J. y L. (1998): *Asclepius: a collection and interpretation of the testimonies.* Boston-London, The Johns Hopkins University Press.

EIJKENBOOM, P. C. J. (1960): *Het Christus-medicusmotief in de preken van Sint Augustinus.* Assen, Van Gorcum & comp.

ENCUENTRA ORTEGA, A. (ed.) (2010): *San Agustín. Confesiones.* Madrid, Gredos.

ETZELMÜLLER, G. (2007): «Christus, Heiler und Arzt: zur systematisch-theologischen Bedeutung der neutestamentlichen Überlieferungen von den Krankenheilungen Jesu», en G. Thomas y A. Schule (eds.), *Gegenwart des lebendigen Christus*: 319-337. Leipzig, Evangelische Verlagsanstalt.

EUSEBIO DE CESAREA (1973): *Historia eclesiástica.* Madrid, Biblioteca de Autores Cristianos.

EUSEBIO DE CESAREA (1994): *Vida de Constantino.* Madrid, Gredos.

FERNÁNDEZ, S. (1999): *Cristo médico según Orígenes: la actividad médica como metáfora de la acción divina.* Roma, Institutum Patristicum Augustinianum.

FERNÁNDEZ, S. (2014): «La medicina como metáfora del progreso espiritual según Orígenes», en https://www.communio-argentina.com.ar/la-medicina-como-metafora-del-progreso-espiritual-segun-origenes/ [21/11/2021].

FERNGREN, G. B. (2009): *Medicine and health-care in early Christianity.* Baltimore, Johns Hopkins University Press.

FERNGREN, G. B. (2014): *Medicine and Religion: A Historical Overview.* Baltimore, Johns Hopkins University Press.

FERNGREN, G. B. y AMUNDSEN, D. W. (1996): «Medicine and Christianity in the Roman Empire: Compatibilities and Tensions», en W. Haase y H. Temporini (coords.), *Aufstieg und Niedergang der römischen Welt* II.37.3: 2957-2980. Berlin-New York, Walter de Gruyter.

FICHTNER, G. (1982): «Christus als Arzt. Ursprünge und Wirkungen eines Motivs», *Frühmittelalterliche Studien* 16: 1-18.

FOLEY, D. M. (2001): «Ambrose's Adaptation of Medical Knowledge», *Studia Patristica* 38: 400-404.

FRENSCH, I. (1965): *Die Krankheitsauffassung Basilius des Grossen.* Freiburg im Br., Albert-Ludwigs-Universität Freiburg.

FRINGS, H. J. (1959): *Medizin und Arzt bei den griechischen Kirchenvätern bis Chrysostomos.* Bonn, Universität Bonn.

GARCÍA, F.; CILLERUELO, L. y FLÓREZ, R. (eds.) (1954): *Obras de San Agustín* 12. Madrid, BAC.

GESTEIRA, M. (1991): «"Christus medicus". Jesús ante el problema del mal», *Revista Española de Teología* 51: 253-300.

GIL, L. (2004): *Therapeia. La medicina popular en el mundo clásico.* Madrid, Triacastela.

GOLLWITZER-VOLL, W. (2007): «Die Christus-Medicus-Tradition: Ein interdisziplinäres Forschungsprojekt», en W. Gollwitzer-Voll, *Christus Medicus – Heilung als Mysterium. Interpretationen eines alten Christusnamens und dessen Bedeutung in der Praktischen Theologie*: 21-219. Leiden, Brill.

HAMMANN, G. (2003): *Die Geschichte der christlichen Diakonie: Praktizierte Nächsteinliebe von der Antike bis zur Reformationszeit.* Göttingen, Vandenhoeck & Ruprecht.

HART, G. D. (2000): *Asclepius: The God of Medicine.* London, Royal Society of Medicine.

HERZOG, M. (1994): «Christus medicus, apothecarius, samaritanus, balneator. Motive einer medizinisch-pharmazeutischen Soteriologie», *Geist und Leben* 67: 414-434.

HERZOG, R. (1950): «Asklepios», en Th. Klauser (ed.), *Reallexikon für Antike und Christentum* 1: 795-799. Stuttgart, Anton Hiersemann.

HOLMAN, S. R (ed.) (2008): *Wealth and poverty in early church and society*. Grand Rapids, Baker Academic.

HONECKER, M. (1985): «Christus medicus», *Kerygma und Dogma* 31: 307-323.

HONECKER, M. (1986): «Christus medicus», en P. Wunderli (ed.), *Der kranke Mensch in Mittelalter und Renaissance*: 27-43. Düsseldorf, Droste.

HÜBNER, J. (1985): «Christus medicus. Ein Symbol des Erlösungsgeschehens und ein Modell ärztlichen Handelns», *Kerygma und Dogma* 31: 324-335.

JAKOB, B. (2008): «Ein Arzt is uns gegeben Christus Medicus», *Difäm* 1: 1-4.

JANINI CUESTA, J. (1946): *La antropología y la medicina pastoral de san Gregorio de Nisa*. Madrid, CSIC.

JARAMILLO, G.; SOLANO, O. y NICOLA, A. (2019): «La medicina espiritual en Gregorio de Nisa como aporte para los retos de una Iglesia en salida», *Veritas* 43: 107-132.

KEENAN, M. E. (1936): «Augustine and the medical profession», *Transactions and Proceedings of the American Philological Association* 67: 168-190.

KEENAN, M. E. (1941): «St. Gregory of Nazianzus and early Byzantine medicine», *Bulletin of History of Medicine* 9: 8-30.

KEENAN, M. E. (1944): «St. Gregory of Nyssa and the medical profession», *Bulletin of History of Medicine* 15: 150-161.

KNIPP, D. (1998): *«Christus Medicus» in der frühchristlichen Sarkophagskulptur: ikonographische Studien zur Sepulkralkunst des späten vierten Jahrhunderts*. Leiden-Boston-Köln, Brill.

LANÇON, B. (1994): «"Magna theriaca". La médecine dans la pensée des lettrés chrétiens de l'Antiquité tardive (IV-VI siècle)», en M. E. Vázquez Buján (coord.), *Tradición e innovación de la medicina latina de la antigüedad y de la alta edad media*. Actas del IV Coloquio Internacional sobre los textos médicos latinos antiguos: 331-341. Santiago de Compostela, Universidad de Santiago de Compostela.

LARCHET, J. C. (1992): *Thérapeutique des maladies mentales. L'expérience de l'Orient Chrétien des premiers siècles*. Paris, Cerf.

LARCHET, J. C. (²2012): *Terapia delle malattie spirituali. Un'introduzione alla tradizione ascetica della Chiesa ortodossa*. Cinisello Balsamo, San Paolo.

LOMBINO, V. (2007): «Medico (Cristo)», en A. Di Berardino (dir.), *Nuovo Dizionario Patristico e di Antichità Cristiane* 2: 3168-3181. Genova-Milano, Marietti.

LÖSSL, J. y BAKER-BRIAN, N. J. (eds.) (2018): *A Companion to Religion in Late Antiquity*. Hoboken, John Wiley & Sons.

MARINO, R.; MOLÈ, C. y PINZONE, A. (eds.) (2006): *Poveri ammalati e ammalati poveri. Dinamiche socio-economiche, trasformazioni culturali e misure assistenziali nell'Occidente romano in età tardo antica*. Atti del Convegno di Studi (Palermo, 13-15 ottobre 2005). Catania, Edizioni del Prisma.

MARITANO, M. (2012): «Assistenza e cura dei malati nel cristianesimo antico», *Medicina nei secoli – Arte e scienza. Giornale di storia della medicina* 24, 2: 441-466.

MARTÍN PÉREZ, B. (ed.) (1964): *Obras de San Agustín* 19. Madrid, BAC.

MARTÍN PÉREZ, B. (ed.) (1965): *Obras de San Agustín* 20. Madrid, BAC.

MARTÍN PÉREZ, B. (ed.) (1966): *Obras de San Agustín* 21. Madrid, BAC.

MARTÍN PÉREZ, B. (ed.) (1967): *Obras de San Agustín* 22. Madrid, BAC.

MARX, H. (2018): «Religion, Medicine, and Health», en J. Lössel y N. J. Baker-Brian (eds.), *A Companion to Religion in the Late Antiquity*: 511-528. Hoboken, John Wiley & Sons.

MATTERN, S. (2008): *Galen and the Rhetoric of Healing*. Baltimore, The Johns Hopkins University Press.

MATTIOLI, U. (1998): «Assistenza e cura dei malati nell'antichità cristiana», en E. Dal Covolo e I. Giannetto (eds.), *Cultura e promozione umana. La cura del corpo e dello spirito nell'antichità classica e nei primi secoli cristiani. Un magistero ancora attuale?*: 245-278. Troina, Oasi Editrice.

MAYER, W. (2015): «The Persistence in Late Antiquity of Medico-Philosophical Psychic Therapy», *Journal of Late Antiquity* 8: 337-351.

MAZZA, R. (2007): «P. Oxy. XI, 1384: Medicina, rituali di guarigione e christianesimi nell'Egitto tardoantico», *Annali di Storia dell'Esegesi* 24: 437-462.

MAZZINI, I. (1998): «La malattia conseguenza e metafora del peccato nel mondo antico, pagano e cristiano», en E. Dal Covolo e I. Giannetto (eds.), *Cultura e promozione umana. La cura del corpo e dello spirito nell'antichità classica e nei primi secoli cristiani. Un magistero ancora attuale?*: 159-172. Troina, Oasi Editrice.

MAZZINI, I. (2002): «La letteratura cristiana antica e la medicina (I). Saggio di indagine su "Realien" e linguaggio medici nella letteratura cristiana», *Les Études Classiques* 70: 353-372.

MAZZINI, I. (2003): «La letteratura cristiana antica e la medicina (II). Saggio di indagine su "Realien" e linguaggio medici nella letteratura cristiana», *Les Études Classiques* 71: 241-261.

MONCEAUX, P. (1920): «Une invocation au Christus medicus sur une pierre de Timgad», *Comptes rendus des séances de l'Académie des Inscriptions et Belles-Lettres* 64: 75-83.

MONCEAUX, P. (1924): «Nouveau fragment de l'inscription chrétienne de Timgad relative au Christus medicus», *Comptes rendus des séances de l'Académie des Inscriptions et Belles-Lettres* 68: 78-81.

MOSER, R. (2012): *Jesus Christus, der Arzt: Krankheit und Heilung in der Bibel.* Freiburg, Schweiz Paulusverlag.

MÜLLER, G. (1967): «Artz, Kranker und Krankheit bei Ambrosius von Mailand (334-397)», *Sudhoffs Archiv für Geschichte der Medizin und Naturwissenschaften* 51: 193-216.

MUÑOZ LEÓN, D. (2011): «La carta de San Ignacio de Antioquía a los Efesios y su relación con el evangelio y las cartas de San Juan», *Fortunatae* 22: 151-181.

NAGEL, A. (1970): *Die medizinische Anthropologie bei Ambrosius von Mailand.* Düsseldorf, Institut für Geschichte der Medizin der Universität Düsseldorf.

NUTTON, V. (1995): «The Medical Meeting Place», en Ph. J. van der Eijk, H. F. J. Horstmanshoff y P. H. Schrijvers (eds.), *Ancient Medicine in its Socio Cultural Context.* Papers Read at the Congress Held at Leiden University (13-15 April 1992): 3-25. Amsterdam, Rodopi.

NUTTON, V. (2004): *Ancient Medicine*. London, Routledge.

OIO, P. D. (2023): «Salus: salud y salvación en la ciencia y en los Padres de la Iglesia», *Razón y Fe* 287: 131-150.

PAPPARELLA, C. (2018): «Sul concetto di malattia e guarigione nell'antichità cristiana. Analisi iconografica e archeologia della devozione», *Rivista Biblica* 66: 423-463.

PORTERFIELD, A. (2005): *Healing in the History of Christianity.* Oxford, Oxford University Press.

PRIETO, T. (ed.) (1955): *Obras de San Agustín* 13. Madrid, BAC.

REID, S. A. (2008): «*The first dispensation of Christ is medicinal»: Augustine and Roman medical culture.* Vancouver, University of British Columbia.

RETIEF, F. P. y CILLIERS, L. (2005): «The Influence of Christianity on Graeco-Roman Medicine up to the Renaissance», *Acta Theologica Supplementum* 7: 259-277.

RIALDI, G. (1968): *La medicina nella dottrina di Tertulliano.* Pisa, Giardini.

RIVAS REBAQUE, F. ([5]2008): *Terapia de las enfermedades espirituales en los Padres de la Iglesia.* Madrid, San Pablo.

RUETTIMANN, R. J. (1987): *Asclepius and Jesus. The form, character and status of the Asclepius cult in the second-century CE and its influence on early Christianity.* Cambridge (MA), Harvard University.

SALA GONZÁLEZ, R. (2022): «Significado de Cristo Médico en san Agustín», *Estudio Agustiniano* 57: 111-135.

SAUSER, E. (1992): «Christus medicus – Christus als Arzt und seine Nachfolger im frühen Christentum», *Trierer theologische Zeitschrift* 101: 101-123.

SCHADEWALDT, H. (1965): «Die Apologie der Heilkunst bei den Kirchenvätern», en G. E. Dann (ed.), *Die Vorträge der Hauptversammlung der Internationalen Gesellschaf für Geschichte der Pharmazie e. V. während des Internationalen Pharmaziegeschichtlichen Kongresses (Rotterdam vom 17.-21. September 1963)*: 115-130. Stuttgart, Wissenschafliche Verlagsgesellschaf.

SCHIPPERGES, H. (1965): «Zur Tradition des "Christus medicus" im frühen Christentum und in der ältesten Heilkunde», *Arzt und Christ* 11: 12-20.

SCHULTE-HERBRÜGGEN, T. (1986): *Die Bedeutung der Medizin bei den grossen Kappadokiern, Basilios von Caesarea, Gregor von Nyssa und Gregor von Nazianz.* Düsseldorf, Institut für Geschichte der Medizin der Universität Düsseldorf.

SCHULZ, H. (1967): *Die Auffassung der sexualität bei Tertullian.* München, Hans Schulz Verlag.

SCHULZE, Ch. (2005): *Medizin und Christentum in Spätantike und frühem Mittelalter. Christliche Ärzte und ihr Wirken*. Tübingen, Mohr Siebeck.

SCHWANITZ, W. (1975): *Medizinisches bei Laktanz.* Düsseldorf, Institut für Geschichte der Medizin der Universität Düsseldorf.

SCHWEIGER, K. (1983): *Medizinisches im Werk des Kirchenvaters Origenes.* Düsseldorf, Institut für Geschichte der Medizin der Universität Düsseldorf.

SHEILS, W. J. (ed.) (1982): *The Church and Healing*. Oxford, Basil Blackwell.

SHEMUMKASHO, A. (2002): *Healing in the Theology of St. Ephrem*. Piscataway (N. J.), Gorgias Press.

SHEMUNKASHO, A. (2007): «Der himmlische Arzt Jesus Christus als die Arznei des Lebens: ein Beitrag zum Konzept von Heilung und Krankheit in der frühen syrisch-christlichen Literatur», en R. Egger-Wenzel (ed.), *Geist und Feuer. Festschrift anlässlich des 70. Geburtstages von Erzbischof Dr. Alois M. Kothgasser SDB*: 259-280. Innsbruck, Tyrolia.

THIESSEN, H. (1994): *Medizinisches bei Hilarius von Poitiers.* Düsseldorf, Institut für Geschichte der Medizin der Universität Düsseldorf.

VAN REISEN, H. (2014): «Enfermo durante treinta y ocho años. La predicación de san Agustín sobre la curación en la piscina de Betesda (Jn 5, 1-18)», *Augustinus* 59: 467-490.

VANNIER, A. M. (2005): «L'image du Christ médecin chez les Pères», en V. Boudon Millot y B. Pouderon (eds.), *Les Pères de l'Église face à la science médicale de leur temps*: 525-534. Paris, Beauchesne.

VEGA, A. C. (ed.) (1979): *Obras de San Agustín* 2. Madrid, BAC.

VON BENDEMANN, R. (2007): «Christus der Arzt: Krankheitskonzepte in den Therapieerzählungen des Markusevangeliums», en J. Pichler y Ch. Heil (eds.), *Heilungen und Wunder: Theologische, historische und medizinische Zugänge*: 105-129. Darmstadt, WBG Academic.

VON BENDEMANN, R. (2010): «Krankheitskonzepte in den Therapieerzählungen des Markusevangeliums», *Biblische Zeitschrift* 53, 1: 36-53; 54: 162-178.

VON HARNACK, A. (1892): *Medicinisches aus der Ältesten Kirchengeschichte.* Leipzig, J. C. Hinrichs'sche Buchhandlung.

WALZER, R. (1949): *Galen on Jews and Christians*. London, Oxford University Press.

WEE, Z. (ed.) (2017): *The Comparable Body. Analogy and Metaphor in Ancient Mesopotamian, Egyptian, and Greco-Roman Medicine*. Leiden-Boston, Brill.

WICKKISER, B. L. (2008): *Asklepios, Medicine, and the Politics of Healing in Fifth Century Greece: Between Craft and Cult.* Baltimore, The Johns Hopkins University Press.

La edición de este libro se terminó de
imprimir en Podiprint,
día 27 de junio, festividad de San Zoilo,
patrón de los urólogos.